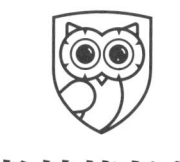

凡墙皆是门

脑科学讲义

王立铭 著

NEWSTAR PRESS
新星出版社

目 录

序言　　　001

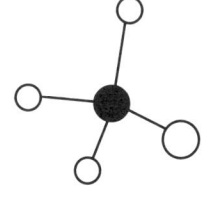

第一部分
脑科学的核心问题

- 01　心智活动的载体是什么　　005
- 02　心智活动是如何发生的　　015
- 03　只有人类才有智慧吗　　024
- 04　研究脑需要怎样的工具　　033

第二部分
脑的基本单元

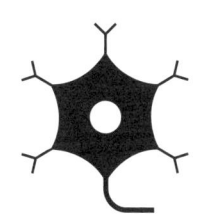

- 05　神经细胞：心智活动的基本单元　　046
- 06　动作电位：神经元的多米诺骨牌　　055
- 07　突触：神经元的交互界面（上）　　065
- 08　突触：神经元的交互界面（下）　　073

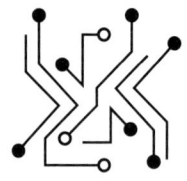

第三部分
作为计算机器的脑

09	视觉感受器：为何最精密的相机也比不过人眼	087
10	视网膜：如何提取有意义的视觉信息	097
11	视觉皮层：如何识别物体	108
12	视觉系统的特殊任务：如何辨别敌我	118
13	嗅觉和味觉：如何帮我们理解化学世界	127
14	路径整合：我们如何知道自己身在何处	137
15	肌肉：为什么机器人难以复制人的精细动作	146
16	运动模式生成：肌肉之间如何相互协调	155
17	运动皮层：脑机接口技术的科学基础是什么	165
18	小脑和基底核：如何保证运动指令的准确执行	174
19	学习：脑学到的是相关性还是因果性	183
20	突触变化：学习究竟是如何发生的	192
21	预期差：为什么得到了奖赏还是不满足	202
22	高效学习：如何形成更持久的记忆	210
23	活的智能机器：什么是"鸡娃"的正确方式	219
24	理性和经验：人工智能未来会走向何方	226

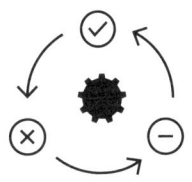

第四部分
拥有动物灵魂的脑

25	进食：为什么减肥那么困难	238
26	繁殖：男性与女性的想法有何不同	247
27	睡眠：人为何总在特定时间入睡	257
28	友好型社交：我们为什么喜欢"抱团取暖"	265
29	敌对型社交：如何抑制自己的攻击本能	274
30	情绪：从脑产生还是从身体产生	283
31	价值：人类为何需要情绪	292
32	危险：如何应对恐惧和焦虑	300
33	快乐：抑郁症的脑科学基础是什么	309
34	两性：动物灵魂是否存在性别差异	319

第五部分
拥有理性的脑

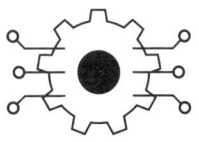

35	人类语言：我们如何发明和表达思想	330
36	时光旅行：人脑如何预测未来	340
37	理性：人脑如何理解复杂世界	350
38	自我意识：如何回答人生的终极问题	363
39	自由意志：是人的尊严还是脑的幻觉	373

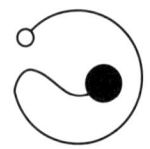

第六部分
作为生物器官的脑

40	起源：最早的神经元从何而来	386
41	诞生：神经元如何分化出不同的功能	397
42	分叉：神经元的标志性外观是如何形成的	407
43	连接：神经元间的突触是如何打通的	417
44	枢纽：为什么需要一颗中心化的脑	425
45	微雕：脑的精细化结构是如何产生的	433
46	智慧载体：人脑为何与众不同	443
47	谢幕：如何预防脑的衰老和死亡	453

第七部分
脑的未解难题

48	先天和后天：大脑功能到底如何造就	468
49	灵魂和肉身：灵魂离体的感觉是怎么回事	479
50	现在和未来：脑机接口能否带来脑的升级	488

后记　498

参考文献　503

序 言

这本书，我想送给每一位把脑作为指导日常生活和工作的利器，但又时常对这件利器的工作原理深感困惑的读者。

日常生活中，我们常常会有一些说不清、想不透的感受：为什么刚遇到一个人，却莫名觉得早就认识？为什么昨天发生的事已经模糊，童年的片段却记得清清楚楚？为什么有时候会突然对某样东西"上头"，难以自控？……这些看似偶然的体验，背后都有一套大脑特有的运作机制。

工作时，我们也会遇到各种难以掌控的状态：为什么一着急上火，就很难冷静思考？那些声称能摆脱脑雾和健忘的方法，真的靠谱吗？人到中年，智商还能再提高吗？……这些问题看起来跟情绪、记忆，甚至智力水平有关，但其实，脑的工作原理才是真正的关键。

再往深处想，我们每个人或许都问过自己一些更本质的问题：我是谁？我的想法真的由我自己掌控吗？在人工智能迅猛发展的时代，我们还有哪些不可替代的能力？……这些关于自我、意识与未来的追问，最终也都指向同一个出口——脑。

脑是我们一切心智活动的载体。我们的三观五感、七情六欲，是靠脑来感知的；我们的清醒明智、理性思考，是靠脑来运转的；我们人类在万物面前赖以骄傲的高级智慧，同样来源于肩膀上这颗我们尚未彻底看透的脑。

正因如此，在人类的全部科学探索中，**脑科学是和我们关系最直接、最密切的那一个，同时也是难题最多、困惑最多的那一个。**

很多人将脑科学称为"人类科学最后的前沿"。过去 10 余年间，美国、欧洲、日本，当然还有中国，都先后启动了雄心勃勃的脑研究计划，试图揭开人类双耳之间、颅骨之内这区区 1.5 千克的"神秘宇宙"的奥秘。

但很可惜，脑科学越受关注，关于它的误解就越多。各种似是而非的论断甚至比真相更容易流行开来——

人类只开发了 10% 的大脑，因此还有巨大的潜能等待被挖掘；孩子的大脑就像一张白纸，越早训练就越有优势；左右脑分别掌管理性和感性，每个人都有惯常使用的一半，而"男生数理化学得好"的说法也与此有关……

不好意思，这些说法有的完全错误，有的甚至连错误都谈不上（not even wrong）。它们当中的大部分都只是披着脑科学外衣的"伪科学"或者"玄学"，在各种宣传和营销中被当成噱头反复使用。

在过去十几年里，我始终从事与大脑相关的研究，持续追踪它的运行机制与科学进展。看到这些模糊甚至荒谬的观念广泛传播，我逐渐萌生了一个念头：写一本书，梳理一套清晰、可信的知识体系，让更多人真正理解这门学科的基本面貌。

你现在拿在手里的这部讲义，当然会回应许多关于大脑的现实问题，但我更希望带给你的，不只是××说法是伪科学，××是正知正见，而是一整套完整清晰、可持续更新的认知框架，帮助你看懂脑科学的整体结构。毕竟，要真正理解这门庞杂、深奥、仍在快速演进的学科，仅仅停留在表层现象是不够的。我们必须深入它的运行机制与影响因素，建立起系统性的理解。只有这样，面对形形色色的碎片化信息时，你才会知道如何判断和安放它们。

同时，我也希望这部讲义不止于对现实疑惑的解答，还能回应植根于我们心灵深处、每次"露头"都会震撼或者困扰我们的终极问题：在我们脑中，世界的本质是什么？人类如何理解世界，又如何看待自己？……脑科学或许无法给出终极答案，但它会带来一种全新视角，让我们再次思考生命、意识与存在的意义。

为了达成这个目标，我花了不少时间梳理脑科学的核心内容，并反复推敲全书的结构与讲述方式。

在最终版本，也就是你现在看到的版本中，我会先从脑科学的四个核心问题出发，帮你建立一个整体性的理解框架。紧接着，我会为你介绍脑的基本单元，即那些微小而独特的神经细胞，来看它们是如何协同工作的。

掌握了这些基础知识之后，我们将正式进入讲义的主体内容。我将从"脑的四个角色"切入，循序渐进地展开对它的探索——

脑的第一个角色是人体中的智能计算机器。在这个部分，你将了解到大脑是如何感知外部世界、如何控制身体行动，以及如何完成学习和记忆的。这些看似基础的功能，其实正是许多现实问题的根源所在。比如，学习效率到底受哪些因素影响？"鸡娃"到底有没有科学依据？脑科学给出的解释可能会超出你的直觉，甚至颠覆你原本的经验。

脑的第二个角色是本能和情绪的容器。 从饥饿到性爱、从睡眠到社交、从恐惧到快乐，这些随时随地侵入我们脑海、影响我们思想与行动的力量，究竟是如何在大脑中产生和实现的？这正是本部分讨论的重点。你将更直观地理解"七情六欲"是怎么回事，也会更好地认识、接纳、调控自己的情绪。

脑的第三个角色是人类独特智慧的载体。 我们具备许多其他动物不具有的能力，比如组织复杂的语言、进行理性而有逻辑的思考，甚至涌现出自我意识和自由意志。这些能力究竟是如何通过大脑产生的？通过这一部分的讨论，我相信你会切身感受到：正是大脑的独特运转方式，让我们拥有了身而为人的尊严，使我们能够创造文明、组织起高度复杂的现代社会。

脑的第四个角色是人体的核心器官。 我们将回到脑最本质的生物学面貌，看它如何在胚胎中逐步发育，又如何走向成熟、衰老甚至死亡。在这个过程中，你将更深刻地理解人脑为何如此独特，又为何如此脆弱。

全书的结尾部分，我们还将一同探讨脑科学领域至今仍未解开的重大谜题，以及这些谜题可能指引人类走向的未来方向。

最后，和你分享一个我很喜欢的小笑话：

"脑是全身最重要的器官。"

"但这可是脑告诉你的。"

仔细想想,它其实提示了一个很深刻,也很让人困扰的问题:研究大脑,可能是宇宙中唯一一种"自身探索自身"的工作。在这样的探索中,我们注定会遇到许多前所未有的难题,也一定会收获许多意想不到的惊喜。

那就让我们出发吧!一起试图理解人类智慧的秘密。

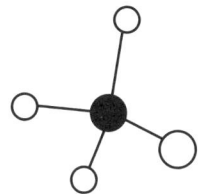

脑科学的核心问题

第一部分

人类的心智从何而来？
脑是怎样孕育出思想、情绪与智慧的？
这一部分将从这些核心问题出发，
带你初探脑科学的奥秘。

在现代科学体系里，脑科学是一个极其庞大而复杂的领域。它涵盖从感觉输入到运动输出，从神经细胞的形成到大脑结构的建立；既研究如吃喝拉撒等基本本能，也探讨如思考人生、体验爱情等高级认知功能；既包括胎儿发育阶段的脑部缺陷筛查，也涉及老年人群中常见的阿尔茨海默病等神经退行性疾病。这些看似跨度极大的问题，其实都属于脑科学的研究范畴。

更让人挠头的是，脑科学的各个子领域之间，不仅研究重点差异巨大，甚至连话语体系都难以互通。举例来说，一位研究神经细胞形成的脑科学家，日常工作的关键词是基因序列、蛋白质生产和降解、细胞分裂与死亡；而一位研究人脑高级认知的脑科学家，则可能以信号解码和编码、模式识别系统、网络鲁棒性这样的术语来描述自己的工作。别说是外行读者，即使对于脑科学界的研究者而言，要想对脑科学有个全览也并不容易。

所幸，想要理解脑、理解脑科学，并不一定需要深入掌握所有技术细节。甚至我倒是觉得，若是以"第一性原理"切入，抛开技术层面的纷繁细节，直接追问脑到底在做什么，以及是怎么做到的，反而更有可能建立起对这门学科本质的认识，尤其是对它所代表的独特思维方式的理解。

在我看来，下面这四个基本命题，长期处于脑科学研究的最中心。从它们出发，我们能够快速理解脑科学研究的基本逻辑。这四个命题是：

第一，心智活动的物质载体是什么？

第二，在这个物质载体的基础上，心智活动是如何产生的？

第三，基于以上两个问题，人类智慧在多大程度上是人类独有的？

第四，为了回答以上三个问题，脑科学目前依赖哪些研究工具，还需要哪些新的技术手段？

接下来，我们将依次探讨这四个关键命题。

01

心智活动的载体是什么

在讨论第一个问题,即"心智活动的物质载体是什么"之前,我要声明,这个问题其实隐含了一个基本假设,那就是心智活动至少是有物质载体的。

这看起来似乎就是一句废话。但你要知道,不少哲学思想认为"心外无物",心智活动不存在,也根本不需要物质载体。而且你还要知道,这种观点并不如看上去那般荒谬:以我们自身的经验为例,人类对所谓客观世界的认知,其实完全是通过心智活动间接获得的。我们能够确认的是,"我看到一颗苹果""我闻到了它的香气",甚至"我感受到它下肚后的满足感";但我们并不能确认"这个世界上真的存在一颗苹果"。在一些哲学家看来,前者是可以被经验直接感知和确认的,而后者是未经验证的假设。

这个思辨过程值得你再花点时间细细琢磨,但作为一门脑科学课,而不是一门脑哲学课,我们需要把讨论限制在"心智活动至少有一个物质载体"这个大前提上。

- **心智活动的载体是脑，而不是心脏**

在人类早期文明中，几乎所有文化都不约而同地将心脏视为心智活动的物质载体。在你忍不住想嘲笑我们的祖先之前，我得提醒一句：这个想法其实非常符合人类的自身体验。

你或许也有类似经历：当愤怒、恐惧、兴奋等强烈情绪出现时，通常伴随着心跳加速，甚至感觉心脏快要跳出胸口。正是这种生理反应让我们的祖先坚信，心脏是这些强烈情绪的源头。

亚里士多德还进一步指出，在所有人体器官里，心脏最为活跃，因为人类一生中心脏都在不断跳动。而人类的思想同样不断变化、充满活力，这似乎暗示两者之间存在某种关联。

这种直观的体验，加上亚里士多德本人的巨大影响力，使"心脏主导心智活动"的观点在随后数千年间被奉为圭臬。

当然，你可能也已经做好心理准备：亚里士多德固然伟大（而且他的伟大经常是被低估的），但他对具体规律认识的准确性其实不怎么样，我们在中学课本里学到的例子，许多是他当年的误判。这一次也不例外。

到了公元 2 世纪，古罗马的盖伦医生通过实验，将人们的注意力从活泼的心脏引向了看似平淡无奇的脑。

盖伦当着一群政治家与学者的面，请屠夫剖开猪的肚皮，猪随即剧烈挣扎、惨叫不止。这时候，盖伦动刀切开猪耳后的皮肉，剥离出一对从脑干延伸出来的神经纤维细丝[1]，切断后用细线固定，猪立即停止了惨叫，但仍然在挣扎。相比之下，单纯挤压猪的心脏虽然会影响心跳，甚至一度令其暂停，但猪依然尖叫不止。

这个实验表明，控制发声的并不是心脏，而是大脑，而且是通过喉返神经这一特定通路精确实现的——它只控制叫声，却不影响肢体动作。

此后，盖伦不断在其他动物身上重复这一实验，反复验证喉返神经的功能，愣是把严肃的脑科学实验变成了公开表演。

尽管如此，盖伦在自己的理论中仍为心脏"保留"了一席之地——虽然理性思考源于脑，但情绪和意志仍旧归心脏负责。这种"心脑分工"式的解释在当时影响深远，直到今天仍有一定的生命力。

不过，也正是从盖伦的实验开始，科学家们逐渐意识到：心智活动的载体可能不是心脏，而是脑。毕竟，像控制声音这种心脏做不到的事，脑反而能做到。

请注意，当人们意识到脑是心智活动的载体后，随之而来的是一些新问题：脑是作为一个不可分割的整体在工作，类似于一团真气或者魂魄，还是多个独立的部件各自工作又相互配合，类似于一台复杂的机械装置？

---

[1] 被命名为"喉返神经"，因为它从脑干延伸出来后，会向下经过胸腔，再向上延伸到喉咙。

- **是整体运作，还是分工合作**

在关于大脑功能的探索中，有一派观点认为，脑的工作方式是整体性的，功能弥散于各个区域，无法被进一步分割。

亚里士多德认为驱动生物变化的是三种不同的"灵魂"：植物拥有植物灵魂，负责成长发育；动物拥有植物灵魂和动物灵魂，后者掌管感觉、运动、情绪和欲望；而人类还拥有第三种灵魂，即理性灵魂，它负责思考和理性判断。在这种理论中，灵魂被视为一个不可分割的整体，主导着生物的各种活动。

17世纪，法国人笛卡尔认为脑和由水力驱动的机器类似，内部有大量彼此联通的微小管道，而动物灵魂在管道内流动，并使生物产生了感觉、运动、情绪和欲望。有意思的是，笛卡尔认为人的理性灵魂不是这么工作的，它"居住"在松果体[1]这个脑中的微小结构里，是人类理性的源泉（这也为后世不少气功和特异功能爱好者提供了灵感来源）。同时期的欧洲科学家还尝试用液体流动、声波振动、弹簧伸缩等类比方法来解释脑的功能。

到了18世纪，意大利医生路易吉·加瓦尼（Luigi Galvani）发现电流能让青蛙腿部的肌肉不断收缩。19世纪的研究进一步显示，微弱电流的刺激能让知了鸣叫、萤火虫发光，甚至让尸体重新睁开眼睛。如果用电流刺激人的舌头，还会让人产生并不存在的味觉体验。

---

[1] 位于人脑中央的一种微小腺体，质量约为100～150毫克。它的一个已知核心功能是分泌褪黑素，从而参与调节人的昼夜节律，即睡眠与觉醒周期。

这些发现让人们开始觉得,是电的流动驱动了脑的活动。

从水流到电流,在这些思考背后其实有一个相似的假设:脑是作为一个整体开展工作的,脑的功能依赖于整个系统的运动,而非个别部件的独立作用。

另一派观点则认为,脑的不同区域是彼此独立工作的,不同的脑区对应着不同的心智活动。

19世纪初,德国人加尔(Franz Gall)及其学生奥地利生理学家施普茨海姆(Johann Spurzheim)提出了颅相学。该学说认为,大脑的不同心理功能分布在37个特定区域,而这些区域的大小会影响颅骨外部的形状。因此,通过观察或触摸颅骨形态,就能推测出一个人的性格和能力。

由于缺乏实证精神,颅相学最终也走向了伪科学和群体狂热。但它所代表的"脑的功能可以细分到不同区域"的思维方式,至今仍有很大的生命力。

这一派理论真正建立起科学基础,是在19世纪60年代。法国医生布洛卡(Paul Broca)在尸体解剖中发现,很多患上语言障碍的患者,他们脑的某个特定区域[1]都出现了病变或遭受了损伤。他由此推断,这一区域控制语言表达功能,后被命名为"布洛卡区"。

类似地,通过研究特定脑功能障碍患者,并定位其脑部的病变或受损区域,研究者逐步建立起"特定心智活动对应特定脑区"的认

---

[1] 大致位置在耳朵上方的颅骨内部,今天被称为"颞叶"。

识。在脑科学发展史上，有两位广为人知的患者，其病例成为这一理论的重要支撑。

一位是美国铁路工头盖吉（Phineas Gage）。1848 年，他在一次事故中被一根近一米长的铁棍贯穿头部（图 1-1）。虽然他奇迹般地活了下来，但却性格大变——原本认真负责、与人为善的他，如今却粗暴易怒、毫无自制力可言。盖吉去世后，人们发现那根铁棍刺穿了他的前额叶皮层区域，因此认定这个脑区和人的许多高级认知功能，如推理、决策和情绪控制等密切相关。

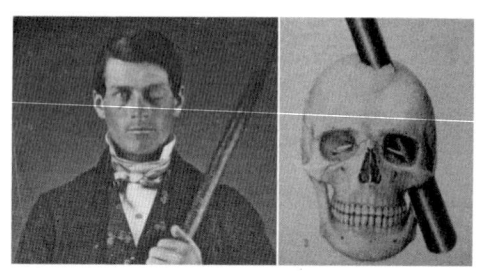

图 1-1　盖吉和他受伤的头部

另一位是出生于 1926 年的美国人亨利·莫莱森（Henry Molaison）[1]。他在 27 岁时接受脑外科手术——为了控制癫痫，医生切除了他脑中的海马体区域。手术虽然有效缓解了癫痫，但也严重破坏了莫莱森的记忆功能：他仍能回忆起手术前的往事，却无法形成手

---

[1] 他在医学界以"H.M."之名广为人知，是 20 世纪最具影响力的神经科学病例之一，至今仍被广泛引用。

术后的新记忆，例如记住新认识的人，或刚吃过的早餐。H.M. 的案例为科学界提供了关键证据，证实海马体在新鲜记忆的形成中发挥着不可替代的作用。

- **两种观点之争的终结**

上述两种观点看起来针锋相对：第一种观点认为，脑的功能来自整体运作，那就像切断主干水管和电线会让整个水网和电网瘫痪一样，破坏关键局部就会影响脑的整体功能。而根据第二种观点，破坏脑的局部只会影响和这个局部有关的、特定的脑功能，例如布洛卡区受损导致语言表达障碍，但对其他功能没有影响。

但有趣的是，随着科学研究的深入，这两种看似对立的观点逐渐以一种独特的方式实现了融合。

19世纪末至20世纪初，西班牙科学家卡哈尔（Santiago Cajal）通过显微镜观察首次发现，大脑和其他组织器官一样，是由细胞构成的，尤其是神经细胞。他描绘出神经元的典型结构：以圆圆的细胞核为中心，向周围伸出长长的细丝并彼此相连，从而实现信息的传递和处理。在那之后，人们就习惯了在神经细胞的层次讨论脑的功能。

20世纪30年代，英国科学家霍奇金（Alan Hodgkin）和赫胥黎（Andrew Huxley）在乌贼体内首次观测到了顺着神经细胞快速传导的电活动，也就是一种由钾离子和钠离子流动引发的微弱电流。这种电流可以跨越神经细胞之间的连接，一层层地持续传递下去。

换句话说，脑的结构可以细分到微观的神经细胞层面（人脑大约包含860亿个神经元），而脑的功能又是彼此联通的，微弱的神经电活动可以在神经细胞内部、神经细胞之间持续地流动和传输。**这也正是目前脑科学中广泛接受的观点：脑中亿万个神经细胞及其彼此之间的连接，是一切心智活动的容器和载体。**

但是请注意，仅仅是发现容器和载体，并不意味着破译了脑的全部奥秘。我们需要直面一个更深刻的问题：能够被我们直接感知到的各种心智活动，是怎么从数量庞大又体积微小的神经细胞内部涌现出来的？面对亿万个神经细胞在显微镜下的图像，我们能自信地说自己已经理解脑了吗？

我打一个脑洞很大的比方：如果有一天外星人光临地球，发现很多地球人喜欢看一种叫"报纸"的东西。即便他们收集了世界各地所有的报纸，分析清楚了报纸纸张和油墨的精细化学组成，也不可能宣称自己"读懂"了报纸。因为报纸承载的信息不在于纸张和油墨，而在于油墨在纸张上的排列方式在读者头脑中激起的意义和联想。

这正是脑科学研究中一个关键挑战。

在这个问题上，不得不提一个重要的思想实验——"莱布尼茨的磨坊"。

这个思想实验的提出者是大名鼎鼎的德国哲学家、数学家莱布尼茨（Gottfried Leibniz）。他设想有一座风力磨坊，人走近去仔细研究，看到它相互咬合的齿轮和各种机械零件如何控制力的方向，应该能理解它是如何运作的。但进一步假设，这座磨坊因为安装了各种新的机械零件而产生了意识，这时人走近去仔细研究，是否就能理解它的心智活动呢？莱布尼茨的回答是否定的，因为人看到的仍然是相互咬合的齿轮和各种机械零件,无法轻易从中理解磨坊在想什么。

莱布尼茨提出这个思想实验,本意是想在心灵和物质之间划定一道鸿沟。他认为心灵无法被还原成物质,客观测量不能代替主观感受,因此我们根本不可能客观地了解人类的心智。这一点和脑的特殊作用密切相关——脑的功能是我们唯一能够直观感知、体验的东西,其他所有信息都只能通过脑的活动被间接理解。既然如此,我们当然就很难用主观感受去研究主观感受到底是什么,而如果用客观手段研究主观感受,得到的结果反而会更进一步远离我们的主观感受(图1-2)。

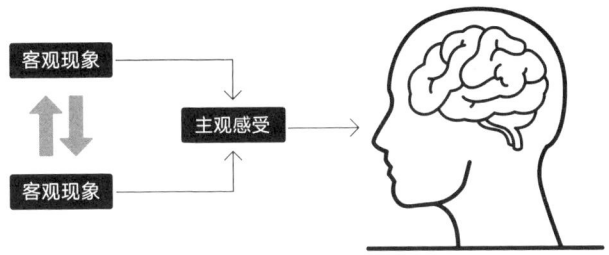

图 1-2 莱布尼茨的磨坊

在传统的自然科学中,我们通过观察外部世界、提炼规律、建立模型,从而形成对世界的合理解释。而在脑科学中,这一工作方法虽然有效,但却可能无法获得让我们满意的解释,因为脑的功能是我们唯一可以直观感知的东西。

这个思想实验的阴影,至今仍在脑科学的探索之路上徘徊不去。在探究心智活动的物质载体的道路上,我们仍然需要不断停下来思考，到底什么样的解释是能用科学方法得到的，什么样的解释是能让我们满意的，我们的探究又不得不在哪里停下来，把剩下的问题交给每个人自己去处理？比如，人生的意义和生活的目的就很难通过脑科学研究得到放之四海而皆准的回答。

当然，今天我们开展脑科学研究的时候，不必被莱布尼茨的思想束缚，但仍然可以从中得到启发：不管磨坊是否在思考，也不管磨坊是如何思考的，我们至少知道，仅仅看到磨坊内部的齿轮和机械零件还不足以理解磨坊，起码要看到风力如何推动轴承和齿轮转动，才算是对磨坊有了正确的理解。

以此类推，仅仅知道"心智活动的物质载体是什么"还不足以让我们理解心智活动，起码要知道心智活动是如何通过物质载体（即神经细胞）的活动产生的，才算真正逼近了脑的本质。

02

心智活动是如何发生的

上一节提到,脑可以细分为一个个微小的神经细胞,而亿万个神经细胞及其彼此之间的连接,构成了所有心智活动的物质载体。这就引出了一个更深层的问题:在神经细胞的层面,某个具体的心智活动——比如饿了想吃饭、困了想睡觉,甚至伤春悲秋、睹物思人,究竟是怎么产生的?

围绕这个问题,脑科学界再次分化出了两种截然不同的观点。

- **心智活动可以细分到单个神经细胞吗**

有一派继续走功能细分的路子,主张脑的功能也许可以不断细分,最终落实到一个个不同的神经细胞上,不同的神经细胞承载不同的心智活动。这一派观点的极端代表,就是著名的祖母细胞和镜像神经细胞。

祖母细胞是指美国科学家杰罗姆·莱特文(Jerome Lettvin)在 1969 年提出的一个学术猜测。他认为,人脑中应该有一个或者一群特定的神经细胞专门处理与其祖母相关的各种信息；如果这些神经细胞死亡，那么个体将失去与祖母相关的所有记忆与情感。

这一设想曾长期停留在理论层面，直到2005年，美国加州理工学院与加州大学的研究团队在人脑中发现了类似功能的神经细胞。当受试者看到特定人物的照片（例如美国前总统克林顿和演员詹妮弗·安尼斯顿）时，脑中的某些神经细胞会产生强烈的电活动。更令人惊讶的是，即使只是听到这些人物的名字，相关神经细胞也会被激活。而对其他人物，这些细胞则几乎没有反应。

这项发现被许多科学家视为"祖母细胞"存在的有力证据，说明不同的神经细胞可以单独编码、存储不同的信息，如有关不同人物、不同知识、不同回忆等的信息。

再来看镜像神经细胞，它是在20世纪80至90年代，由意大利帕尔马大学的一群科学家在猴脑中首次发现的。当猴子伸手抓取食物时，这些细胞会产生强烈的电活动，这说明它们可能参与了运动控制。但更有意思的是，如果猴子观察到面前其他同类做出伸手抓取食物的动作，这些细胞也会产生类似的电活动（图2-1）。

换句话说，这些神经细胞能够同时对两种互为"镜像"的信号做出反应——要么是动物自己在做一件事，要么是动物观察到别人在做同样的事。后来也有一些证据表明，人脑中也存在类似的镜像神经细胞。很多科学家认为，镜像神经细胞对人类的心智活动至关重要，因为它让人得以学习他人的行为、理解他人行为的意图，甚至使人产生自我意识和共情能力。

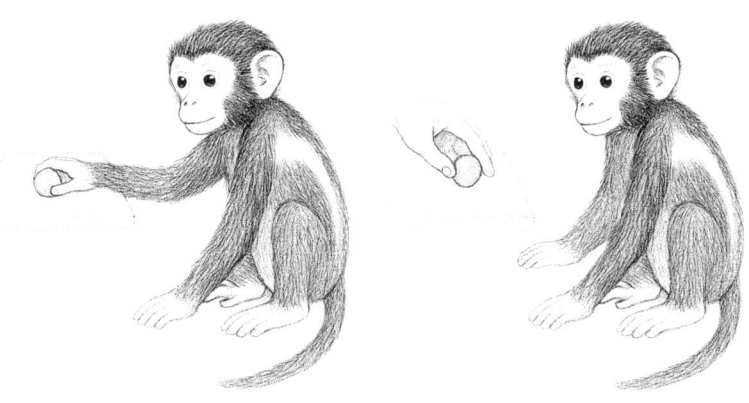

图 2-1 镜像神经细胞示意

假设这些研究是可靠的,那么它们是否支持"脑功能可以无限细分,甚至每一种心智活动都对应某一类具体的神经细胞"的观点呢?

恐怕还是不行,因为这个观点在逻辑上有几个无法克服的障碍。

首先,在关于祖母细胞的假说中,如果有关詹妮弗·安妮斯顿的信息是由少数几个神经细胞所记录的,那么如果这些细胞死了,理论上我们应该会突然丧失某些记忆片段。考虑到人脑中总是在不断损失少量的神经细胞,这件事应该经常发生,可我们日常的经验好像不是这样的。

其次,也更重要的是,脑是一个非常耗能的器官,虽然它只占人体重量的 2%,但却消耗了全身约 20% 的能量。所以,**在进化的驱动下,脑的结构极为紧凑高效,脑中已有的神经细胞理论上都已经被赋予了重要功能**。坊间广为流传的"普通人只开发了脑的 10%",你当

第一部分 脑科学的核心问题

成笑话听听就行了。

可如果是这样的话,许多人类独有的知识和技能——比如开汽车、拍短视频,甚至打游戏——在漫长的进化史中从未出现过。既然大脑中没有专门为这些技能"预留"区域,那么我们又是如何学会它们的?将人类作为一个整体来考虑,其学习能力几乎是无限的,而人脑又是怎么为那些尚未出现的无限新知留出空间的?

• 脑的"标记线"

因此,在今天的脑科学领域,大家普遍认为**只有极少数生死攸关的、基于动物本能的、不太需要频繁调试和改动的心智活动,是通过脑功能和神经细胞一一对应的方式来工作的,这种工作方式也被称为**"标记线"(labeled line)。

比如,动物饿了会进食,困了会入眠,在发情期会性欲高涨,看到危险信号会逃跑或战斗,这些活动确实可以对应到具体的某一群神经细胞上。以饥饿为例,小鼠下丘脑中存在大约数万个与进食相关的神经元。当它们感到饥饿时,这些神经细胞会被显著激活。2008年,美国科学家发现:即便在小鼠并不饥饿的情况下,只要人为激活这些神经细胞,哪怕只激活其中的几百个,就足以诱发强烈的进食行为,其进食量甚至可以达到平常的10倍。

我想你应该能同意,起码针对这些本能的感觉和行为,莱布尼茨的问题不会构成很大的障碍:如果有一群神经细胞会在动物饥饿时开始活动,且如果人为强制它们活动,即使动物不饿也会开始大量进食,那么我们当然可以推断这群神经细胞的主要功能就是感知饥饿、启动进食。我们甚至完全可以设想，当我们感到饥肠辘辘的时候，脑中某个区域负责感知饥饿、启动进食的神经细胞正在争先恐后地产生并发送电信号。

当然，我们也可以理解，**用这种标记线的方式来控制动物的本能，在进化上是一个很合理的安排。**

首先，这类生死攸关的心智活动是有限的，不会耗费太多的脑空间进行存储。这样一来，每种生死攸关的、本能的心智活动都可以有足够数量、功能一致的神经细胞来控制，即便这些神经细胞中有少许死亡了，也不影响个体感觉的产生和行为的输出。

其次，因为这些心智活动是生死攸关的，所以必须保证动物出生就会、无须借助学习来获得。在这种情况下，让一群位置固定、身份明确的神经细胞来控制最合适不过了。

最后，既然是由一群神经细胞共同控制某种心智活动，那么被激活的神经细胞的数量就可以很自然地表征心智活动的强度。例如，在前面小鼠进食的实验里，研究者们就发现激活的神经细胞数量越多，小鼠的进食量越大。

- **脑的群体编码**

除了极少数生死攸关的、基于动物本能的心智活动，较为复杂的心智活动更可能是通过某种网络化的方式来开展工作的，这种工作方式也被称为"群体编码"（population coding）。我们可以通过一个简单的例子来理解一下。

假设某种动物的脑中只有 5 个神经细胞，如果按照标记线的方式工作,这种动物的脑最多只能执行 5 种不同的功能,每个神经细胞对应一种功能。但如果按照群体编码的方式工作,这 5 个神经细胞作为群体的 5 个节点,可以代表大量不同的脑的工作状态。

我们用"1"代表一个神经细胞正在活动,用"0"代表它处于静默状态,那么 5 个神经细胞最多可以呈现出 2^5,也就是 32 种不同的状态。11100 是一种,11001 就是另一种。请注意,在这种模式下,每个神经细胞的活动和静默本身不表征任何具体信息,只有把这 5 个神经细胞的活动作为整体考虑才有意义。比如,第一个神经细胞同样是活动状态,也就是"1",但 11000 和 10100 却可以代表两种截然不同的含义(表 2-1)。

表 2-1 群体编码示意

神经细胞1	神经细胞2	神经细胞3	神经细胞4	神经细胞5	输出状态
静默	静默	静默	静默	静默	00000
活动	活动	静默	静默	静默	11000
活动	静默	活动	静默	静默	10100
……					
活动	活动	活动	活动	活动	11111

这种工作模式最重要的优势是编码空间被大大拓宽了,有限的脑可以近乎承载无限的信息输入和处理功能。5 个神经细胞所能代表的状态,在标记线模式下是 5 种(每个细胞一种),但在群体编码模式下有 32 种,后者当然可以让脑执行更多功能,也让脑有更多空间学习新的技能。

这种增长是指数级的：如果神经细胞的数量是 100 个，那么两种模式下脑的状态的数量差别就是 100 和 2^{100}。也就是说，神经细胞的数量越多，群体编码的优势就会越明显。在如此巨大的信息编码空间的支持下，对新信息的学习和记忆，对旧信息的加工，都将成为可能。

在嗅觉系统的研究中，群体编码的优势已经被清晰地揭示。果蝇的嗅觉系统中有大约 1300 个神经细胞负责直接检测气味分子，这些神经细胞可以按照其气味识别谱分成 60 多种。而我们已经知道，每种气味都可以激活多种神经细胞，每种神经细胞也可能对不同的气味产生反应。越是相似的气味，激活的神经细胞群体越相似；越是不同的气味，则越倾向于激活分布差异较大的神经细胞。有研究证明，人类可以识别、区分 1 万亿种气味，这远远超过了人脑所拥有的神经细胞的总数量，而这种惊人的识别能力也只有用群体编码来解释才说得通。

- **标记线与群体编码协同工作**

不过，如果回到莱布尼茨提出的问题，我们仍然要追问：我们能否证明动物脑中产生的具体感受，的确是通过"标记线""群体编码"这两种机制实现的呢？

目前我们还无法在人脑中做这样的检验，也无法进入动物的脑去体验它们的感觉。但通过分析动物行为，特别是其本能行为（这类行为已经能用标记线理论充分解释），我们可以进行间接但有效的证明。2012 年，一项由麻省理工学院研究团队主导的实验，成为这方面的一个关键突破。这个团队关注的问题是，动物如何在大脑中记录和唤起对空间环境的记忆？

科学家已经知道，脑中的海马区域负责对外部空间信息进行编码。每当我们进入一个新的房间——无论其面积、结构、颜色或装饰风格如何不同——海马区域中总会有一组特定的神经细胞被激活。但是，当这群神经细胞被激活时会发生什么？我们是否就直接感受到了这个房间的环境，甚至调动出了和这个房间有关的回忆呢？

于是，这个团队用一个很复杂的方法，标记出了当小鼠处于不同笼子时，其脑中海马区域哪些神经细胞产生了活动。他们发现，在不同的笼子中，小鼠脑中的海马区域都只有5%左右的神经细胞被激活，而且在不同的笼子中，被激活的神经细胞的分布也不同。

然后，科学家在一个特定的笼子里给小鼠施加强烈的电击刺激，使其感受到剧烈的疼痛。之后更有意思的事情发生了：如果在安全的笼子里激活代表受到电击的笼子的空间信息，也就是小鼠脑中海马区域那5%的神经细胞，小鼠会立刻进入浑身僵硬的状态——这是小鼠面对危险时的常用姿态。换句话说，激活这部分神经细胞，确实唤醒了小鼠对那个带电的笼子的回忆，唤醒了它脑中一段不堪回首的痛苦感受。这个实验很好地证明了海马区域神经细胞的群体编码让笼子的空间信息唤醒了小鼠的主观感受。

所以，**标记线和群体编码这两种方式在某些场合是可以共存的**。比如在视觉系统里，那些源自进化史的危险信号（如猛兽、空中突然出现的阴影、充满恐惧的面孔等）会通过标记线的方式被大脑感知到，并且快速引发相应的情绪和身体反应；而其他林林总总的新奇文字、图像和视频,脑则需要用群体编码的方式一层一层地对其进行分析和处理,并从中提取有价值的信息。

一项在小鼠中进行的研究证明,即便一只小鼠失去了视觉信息处理能力,也能够对头顶突然出现的阴影产生反应。对它们来说,这种阴影往往意味着从天而降的鸟类捕食者。另一项研究则表明,给人类被试看一张一闪而过的充满恐惧的人脸,即便被试根本没有意识到自己看到了什么,他的恐惧情绪也会被激发出来。这些反应的快速性和自动性,很可能正是"标记线"在发挥作用。

03

只有人类才有智慧吗

在前面两节中,我们分别讨论了心智活动的物质载体和发生方式,不知道你是否从中嗅到了一些微妙的不协调——

一方面,我们反复强调人类心智活动的独特性,认为它能够被我们直接体验和感受,却很难准确地向他人描述,更难以用客观指标进行分析;另一方面,我们又不断地用不同物种,如乌贼、果蝇、小鼠和猴子进行脑科学研究。**如果人类的心智活动真的如此独特,那么,我们又有什么理由用其他物种的研究来支持我们对人类智慧的推测呢?**

在脑科学研究的历史上,这确实是个让人困扰的难题,以至于在很长一段时间里,有关人类自身心智活动的讨论只能在哲学和心理学的层面进行。即便是在科学研究方法大行其道的18、19世纪,人们已经确定了脑就是心智活动的载体,发现部分脑结构的损伤会导致某些心智功能障碍,并且观察到电流能操控人脑的部分功能,如肌肉收缩和眼球转动,但仍然有很多科学家坚定地认为人类的心智活动是唯物主义世界中唯一的例外，它无法用物质和物质之间的运动来解释。

所幸，这时达尔文出现了。

- **进化论：人类智慧没有任何特殊性！**

1859 年，达尔文出版了酝酿多年的巨著《物种起源》，系统阐述了物种的演化机制。1871 年，他又在《人类的由来及性选择》中进一步将人类纳入进化论的视野，首次以生物学视角解释了人类本身的起源。在达尔文进化论的框架里，人类不再具有任何特殊性，只是物种演化进程中的普通一员，是非洲猿猴的某个远房亲戚。更重要的是，在达尔文进化论的框架里，人类智慧也被祛魅了——它只是自然选择长期积累的产物之一，没什么特殊性。

根据进化论，物种的演化遵循着"可遗传的变异—生存竞争—自然选择"的路径。简单来说，生物会在一代代的繁殖中出现各种随机的、不可预测的变异，这些变异使得其后代出现微小的性状差异。这些拥有微小性状差异的后代需要与同一物种内部的其他个体、其他物种及自然环境展开竞争，以争夺有限的资源，确保自身的生存和继续繁殖。最终，竞争的胜利者获得生存和繁殖的权利，并得以把自身的变异传递给下一代，而下一代继续进行新一轮的变异、竞争和选择。

既然如此，在生物进化的过程中，其不同器官的形态和功能必然会出现持续的变化，例如长颈鹿的脖子会越来越长，猎豹的奔跑速度会越来越快，雄性孔雀的羽毛会越来越艳丽。达尔文意识到，作为生物重要器官之一的脑，自然也遵循着类似的变化规律（图 3-1）。而既然脑是心智活动的物质载体，物质载体发生了变化，心智活动自然也会发生变化。

这一推理的结果非常清晰：**我们没有理由认为人类智慧是进化中孤立的、不可理解的现象。**既然我们可以通过研究动物的身体结构来理解人类的身体结构、可以通过研究动物的运动来理解人类的运动，那么我们自然也可以通过研究动物的脑和心智活动来理解人类的智慧。

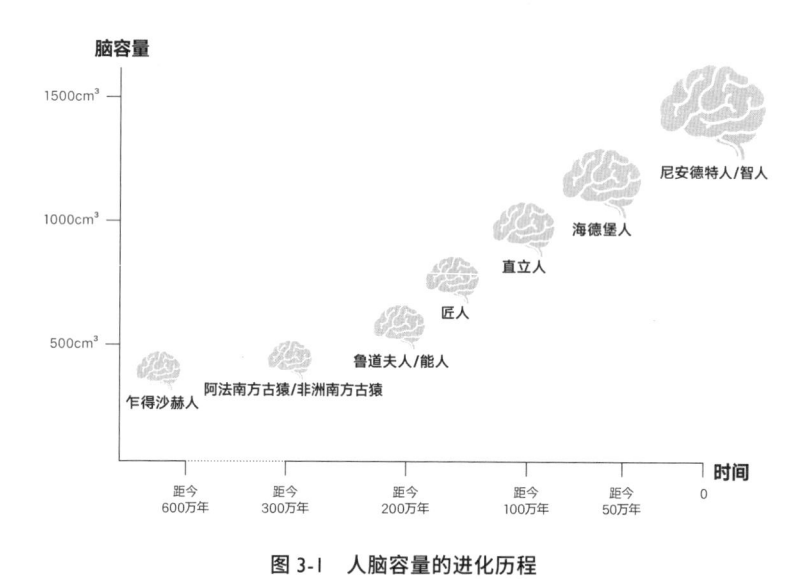

图 3-1　人脑容量的进化历程

进一步来说，从进化论的角度可以知道，越是举足轻重的脑功能，如进食、繁殖、运动、控制呼吸、调节体温，在进化树同一分支上表现得越稳定、传承得越长久，我们也就越可以通过研究简单动物的脑功能和对应的脑结构来间接推测人脑是如何工作的。

关于这一点更详细的论证，可以参考我的另一本书[1]，这里只进行简单的提示：进化是有很强的路径依赖的。在持续不断的高强度竞争中，即便某个技能和结构已经不够理想了，生物也不太可能彻底放弃它，然后慢慢从头发展一个全新的。而且，越是生死攸关的技能和结构，越不可能被彻底放弃。这就像一架正在高空飞行的飞机，就算它的机翼和发动机出了问题，也只能凑合使用，不可能临时更换。

- **人类的升级迭代版本 vs. 动物的原始粗糙版本**

但这个推导也会遇到一个问题——与其他生物相比，人类确实存在一些看起来更复杂的心智活动，如情绪、语言、理性决策和自我意识等。对于这些心智活动，是不是就无法套用进化论的框架进行分析了？

要回答这个问题当然要更困难一些，但事实上，进化并不阻止生物发展和积累新的技能。从达尔文开始，生物学家们还是倾向于认为绝大多数心智活动都不是人类独有的，或者即便是人类独有的，在其他动物身上也能找到更简单、更粗糙的版本。

就拿情绪这个看起来与人类的主观感受直接相联结的概念来说，我们能鲜明地感觉到与爱人分离时的痛苦、美餐一顿后的满足、与人争吵时的愤怒，我们也能用语言绘声绘色（虽然不可能完全准确）地把自己的情绪告诉他人。

---

[1] 王立铭：《王立铭进化论讲义》，新星出版社 2022 年版。

那么问题来了：如果情绪是如此主观的体验，我们又该如何判断动物是否也有情绪？更进一步，它们的情绪与人类的情绪真的相似吗？

我认为有三个关键评估标准，可以判断动物的情绪状态是否具有与人类"对等"的性质。

第一个标准是"看起来像"。具体来说，动物在进入某种情绪状态时的外在表现，如身体姿态、动作、声音等，应该与处在同种情绪下的人类"看起来像"。达尔文在1872年出版的《人类和动物的表情》中列举了很多这样的例子：人高兴时会情不自禁地拍手、跳跃，而一匹家养的马被带到旷野中时也会做出跳跃的动作；人在恐惧的时候会出汗，犀牛也会；等等。

至今，人们仍然在用这种标准来研究动物的情绪。例如，人在抑郁状态下会对很多事物失去兴趣，而小鼠的抑郁模型中有一个分析方法就是看小鼠在纯水和糖水之间选择喝哪个——正常小鼠会倾向于选择糖水，抑郁小鼠则可能完全不在乎水甜不甜。

对此，你可能会有疑问：仅仅"看起来像"真的够了吗？毕竟，同样是人类，有的国家的人用点头表示同意，有的国家的人却用摇头表示同意。而且，所谓的"看起来像"也很难有客观的判断标准，例如达尔文在《人类和动物的表情》中提到愤怒的人和猫都会把背部弓起（图3-2），可起码我就没有这样的体验。

面对这种疑问，我们就需要引入**第二个标准，即"机制类似"。**

"机制类似"是指如果认为动物有人类才有的某种情绪，我们就得证明两者在底层的脑科学机制上也有某种对应关系。举个例子，我

图 3-2
《人类和动物的表情》中一只背部弓起、试图恐吓同类的猫

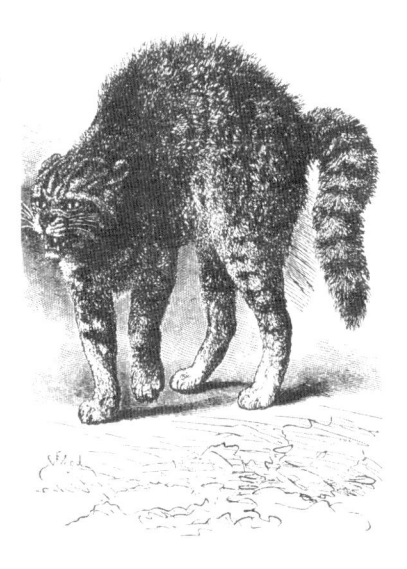

们认为恐惧是动物普遍存在的一种情绪，一是因为它攸关生死，在进化过程中应该高度稳定；二是因为动物在面对天敌时会出现类似于人在感到恐惧时的身体姿势和防御动作；三是因为科学研究发现，人类和其他哺乳动物的恐惧反应都由脑中一个名为杏仁核的特殊结构控制——人的杏仁核位于大脑颞叶内，其大小和形状都与杏仁类似。同样，我们在猴子和小鼠脑中也能找到类似的杏仁核结构，如果切除该结构，这些动物也会彻底失去恐惧反应——面对蛇、猫或更强壮的同类时，它们不再逃避或防御，表现得无动于衷。这表明，动物和人的恐惧情绪不仅表现形式类似，其背后的脑科学机制也高度一致。

第三个标准是"药物反应"。它指的是，如果我们基于前两个标准建立了某种动物的情绪模型，而之后又找到了某些药物或非药物的

干预手段（如外科手术、特定神经细胞的激活和抑制）能够同时改变动物和人类的同一种情绪，就能进一步验证这类情绪在两个物种之间的可比性。

以前面提到的抑郁情绪为例，我们之所以认为小鼠也有抑郁情绪，一个很重要的原因就是不少对人类有效的抗抑郁药物也能改变小鼠那些"看起来像"抑郁的行为，例如会提升小鼠对糖水的兴趣，让小鼠在身处困境（如被扔在水中、被提着尾巴倒吊起来）时更愿意花时间和精力去努力挣扎和摆脱困境。

需要强调的是，这三个标准并不是孤立的，它们构成了一个循序渐进、层层递进的验证体系。人们往往是先假设动物拥有某种和人类类似的心智活动，然后才会去寻找动物与人类"看起来像"的表现，之后再去比较、分析这些与人类"看起来像"的表现背后是否有与人类类似的脑结构、神经细胞类型和基因参与其中。而有了这些实质上的相似，我们会更进一步地相信动物和人的情绪确实是同一种，才会用动物模型来辅助开发和评估药物。因此，人们究竟在多大程度上相信动物也具备与人类相同的某种情绪，其实是一个见仁见智、时移世易的动态问题。

利用这三个标准，人们确认了大多数心智活动在动物身上普遍存在，包括呼吸、吃饭、做爱、感觉、运动、学习等。甚至那些看起来非常高级，似乎应该是人类独有的心智活动，如在不同选择之间权衡取舍、选择性地关注某些重点事项、使用结构复杂的语言，乃至建立自我意识和理解他人心理等，可能也都能在动物身上找到比较原始的形态。

我们不妨继续以一种常被视为高度人类化的情绪——共情——为例来讨论。所谓共情，就是设身处地体会、感受和理解他人的感情，它是人类形成群体和社会的基石之一。著名经济学家亚当·斯密在其《道德情操论》一书的开篇就指出，"无论人们会认为某人怎样自私，这个人的天赋中总是明显地存在着这样一些本性……这种本性就是怜悯或同情，就是当我们看到或逼真地想象到他人的不幸遭遇时所产生的感情。"

问题是，动物也具备这种感受力吗？如果我们把共情定义成"对其他个体感同身受"，即看到他人处于痛苦之中，自己也能感受到痛苦，如同孟子讲的"禹思天下有溺者，由己溺之也；稷思天下有饥者，由己饥之也"，那么动物应该是有这种情绪的。

2006年，一项非常有趣的研究发现，一只肚子上挨了一针、处在疼痛中的小鼠，如果看到附近还有一只也处在疼痛中的小鼠，它自身的痛感就会大大增加。当然，前提是另一只小鼠是它所熟悉的。如果它与另一只小鼠从未谋面，就不会有这样的反应。反过来，如果给其中一只小鼠打吗啡止痛，那么另一只也会感觉疼痛感稍微减轻了一点。也就是说，小鼠起码在某些场景下是能体验到其他同类个体的痛苦的。

一项在2021年发起的研究进一步指出，这种感受同类痛苦的能力主要依赖于小鼠脑中某些特定的结构，如前扣带皮层和杏仁核，而这两个结构也参与人类的情感调节。

基于这些研究，你不妨用上述三个标准来评估一下，共情这种非常特殊的情绪是否也能在人类之外的动物身上找到"落脚点"。而基于本节的内容,我们足以相信,通过比较人类和动物的心智活动,深入研究动物的心智活动,并且把类似的发现在人脑中进行印证,我们就可以一点点探索人类智慧的底层规律。

04

研究脑需要怎样的工具

前面三节,我们一直在脑科学的疆域里探讨心智活动的基本原理。有了这些讨论作为基础,我们现在可以追问一个看起来更技术性的问题:为了回答这些关于心智活动的基本问题,我们目前有哪些研究工具?又还缺少哪些?

我想提醒你注意,下面这些讨论可不纯粹是技术细节问题。实际上,在科学世界里,在整个人类理解世界的过程中,技术在很大程度上决定了我们能回答什么问题,决定了我们对一个问题的理解能到哪一步,甚至决定了问题是否有机会被解答。关于这一点,我非常赞同著名神经科学家悉尼·布伦纳(Sydney Brenner)的一句话:"科学进步依赖于新技术、新发现和新思想,而且大概率是按这个顺序发生的。"[1]

---

[1] 这句话的原文是:Progress in science depends on new techniques, new discoveries and new ideas, probably in that order.

具体到脑科学领域，我想你可能已经感受到了：这个领域的核心问题往往有两个来源。一个是自下而上的，也就是从脑结构、神经细胞，甚至基因和分子层面出发，试图揭示这些物质载体及其特定结构究竟是如何参与和塑造心智活动的；另一个是自上而下的，也就是从我们的主观体验和心理现象出发，反过来追问这些复杂心智活动背后的生物学基础与运行机制。

相应地，脑科学所依赖的研究工具，也可以大致划分为这两类：一种自下而上，服务于结构与机制的揭示；另一种则自上而下，致力于行为与体验的捕捉。

- **自下而上的研究需要什么工具**

我们先来看自下而上的脑科学研究需要什么工具。

事实上，作为一种典型的还原论方法，自下而上的研究路径不仅是脑科学领域重要的研究思路，也广泛应用于生物学乃至整个自然科学体系之中。所以，只要熟悉任何一个自然科学领域的研究路径，你对这个思路就不会感到陌生。

举个例子，如果想研究某一个或者某一群神经细胞是否参与了某种特定的心智活动，我们会用到哪些研究工具？

单纯从逻辑上说，至少需要两类工具。第一类是观察工具，用来观察这个或这群神经细胞在某种心智活动开展时是如何活动的；第二类是干预工具，用来研究如果人为激活或者压制这个或这群神经细胞的活动，是否会影响该心智活动的进行。

观察工具提供的是相关性证据（correlative evidence），试图回答某种心智活动的发生是否伴随着某个或某些神经细胞的活动。脑科学家会在实验动物的脑中插入极其微细、尖端直径只有数十微米的电极，实时记录电极附近位置神经细胞的电活动。当动物感受到某种外部刺激，或者做出特定反应时，如果这个或这群神经细胞的电活动出现了明显的变化，那我们就可以推测它（们）可能参与了这些心智活动。前文讨论过的祖母细胞和镜像神经细胞，都是通过这样的方式发现的。

利用干预工具得到的是因果关系的证据（causal evidence），试图回答某种心智活动是不是由某个或某群神经细胞产生的。最古老的干预方法包括直接用外科手术切除、用药物注射的方式破坏、通过强电流刺激激活某个特定的脑区，但这些手段往往不够精确，容易波及周边组织，也难以控制强度和时效。直到 2005 年，脑科学研究迎来了一个关键突破——光遗传学技术 (optogenetics)。研究者们找到了一些对光敏感的蛋白质分子，如来自绿藻的紫红质通道蛋白-2（ChR2）和来自嗜盐细菌的视紫红质蛋白（NpHR），把它们放入神经细胞中，就可以通过照射特定波长的光线操纵该神经细胞的活动。

光遗传学技术逐渐成了最流行的干预手段，在很多场景下都是有效的（图4-1）。举个例子，假设研究者在动物的脑中发现了一群神经细胞，它们在动物饥饿时活跃度显著上升，在动物吃饱后活跃度下降。如果用光遗传学技术激活这群神经细胞，动物即便已经吃饱了也会再多吃一

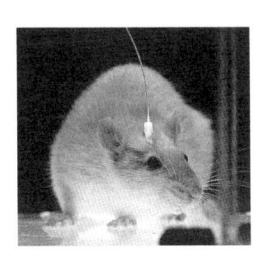

图 4-1 通过光纤将特定波长的光导入小鼠脑中，用于定点激活或关闭特定的神经细胞

些；而如果抑制这群神经细胞，动物即便饥肠辘辘也会拒绝进食。那么我们就可以明确地认为，这群神经细胞的功能是感知饥饿、启动进食。

- **自上而下的研究需要什么工具**

接着我们来看自上而下的研究需要什么工具。

相比自下而上的研究，自上而下的研究有一个先天优势，就是这类研究直接以人作为研究对象，而人可以通过语言汇报自己的感受，也可以完成更复杂的认知任务。这一点对于复杂心智活动，如情绪、语言、自我意识、权衡和决策等的研究至关重要。

不过，这种研究方法也有一个先天缺陷：在观察工具层面，我们显然不能直接在人脑中随意插电极；在干预工具层面，我们也不能像对待实验动物一样随意改变人的基因和脑结构，或者用光遗传学技术干预人的脑活动。因此，自上而下的研究只能依赖一些相对间接和粗糙的工具。

在观察工具方面，最常用的方法是通过脑电图（EEG）、功能性磁共振成像（fMRI）和正电子发射断层扫描（PET）来测量人的脑活动。例如，前文讲过脑中负责语言输出的布洛卡区，这块区域在人说话的时候会出现明显的功能性磁共振信号增强的表现。但严格来说，脑电图只能捕捉大脑皮层大量神经元同步放电所产生的电信号，空间分辨率较低，仅为厘米级别。功能性磁共振成像和正电子发射断层扫描测量的都是神经细胞电活动增加所引起的新陈代谢活动，即局部血流量和氧气消耗的增加，因此其时间分辨率（几秒）和空间分辨率

（几立方毫米）无法呈现单个神经细胞的实时活动状态。所以，这三种技术都只能粗糙地检测脑活动。

而干预类研究至今仍然在很大程度上依赖人类患者的反馈。我们前面提到的两位著名患者——盖吉和莫莱森，都是这种研究路径中的经典案例——他们因为事故或者疾病失去了某些特定脑结构，于是人们可以分析他们的心智活动出现了哪些缺陷，从而反过来推测这些脑结构的功能。

此外，癫痫患者也为脑科学的发展作出了卓越的贡献。部分癫痫患者需要通过手术切断连接左右脑半球的胼胝体，以防止病灶蔓延。那些经过切断手术的患者——也被称为"裂脑人"——成为研究左右脑功能分工的重要对象。20世纪60年代，加州理工学院的罗杰·斯佩里（Roger Sperry）通过对"裂脑人"的研究，发现语言功能主要由左脑负责，右脑虽然也能观察世界并做出反应，但本质上是个哑巴，只能依赖左脑进行语言输出。

在当今的分子生物学时代，人们也会寻找携带某些基因缺陷的人群，来探索特定基因和脑功能的对应关系。例如，人类基因组里一个名叫FOXP2的基因就与人类语言有密切关系。一旦它出现缺陷，个体往往会丧失几乎全部的语言功能。

这种研究手段当然非常有价值，但局限也非常明显。从逻辑上说，科学家们研究的始终是患者的脑功能，而非健康人的脑功能。更为关键的是，并非所有脑区都能被如此研究。假设某个脑区一旦受损人就会死亡（如控制呼吸的脑区），我们必然就无法通过这种手段来研究其功能细节。

想要对健康的人做脑功能干预，目前只有一种还算常用的方法——经颅磁刺激（TMS）。该技术通过将一个"8"字形的线圈放置在人脑外侧，线圈通电产生强大的磁场，从而通过电磁感应暂时改变邻近神经细胞的电活动（图 4-2）。但是，这项技术的空间分辨率很差，只能达到立方厘米的水平，因此也无法提供人脑功能的细节信息。

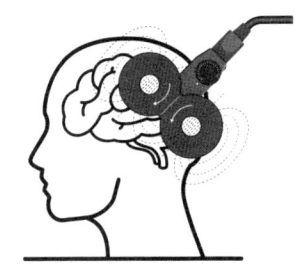

图 4-2　经颅磁刺激

- **哪种研究方法更好**

很明显，自下而上的研究和自上而下的研究目标是完全一致的，都是希望在神经细胞的活动和心智活动之间建立联系。只不过前者是从神经细胞的层面向上走，探究某个或某群神经细胞控制了什么心智活动；后者则是从心智活动的层面向下走，探究某个心智活动的形成需要哪个或哪些神经细胞参与。

但因为人的特殊性，或者说脑科学的特殊性，脑科学研究手段都有比较明显的缺陷。

第一个缺陷是，自下而上的研究虽然可以利用一切先进技术手段，尽可能提高观察和干预的时间和空间分辨率，却无法直接在人脑上做实验；自上而下的研究虽然可以直接研究人脑，却只能在安全和合乎伦理的范围中使用较为粗糙的技术。

针对这些缺陷，改进的方向也是显而易见的：我们应该致力于开发能够在人脑中安全地记录和操纵神经细胞活动的工具，且其时间和空间分辨率都最好是达到刚刚描述的那些微电极的水平。甚至很多脑科学家认为，当下整个脑科学研究的核心都应该是先把满足上述需求的技术工具开发出来，因为只有这样才谈得上回答更多的脑科学问题。

在这方面，一个引人瞩目的尝试是埃隆·马斯克参与创立的神经连接公司（Neuralink）。2019年，该公司发布了一套全新的电极技术——用高分子复合材料制作成2厘米长、5～50微米宽、4～6微米厚的柔软电极，每根电极上可以分布多达32个独立的电信号记录单元，记录脑中不同深度的神经细胞活动（图4-3）。此外，他们还开发了自动化植入机器人，可以高效、自动地将大量电极定点插入动物和人的脑组织。理论上说，研究者可以一次在人的同一脑区植入96根电极，同步记录超过3000个神经细胞的活动。如果在不同脑区同时进行这一操作，可以记录的神经细胞数的活动还能大大增多。

这项技术已经初步具备了能长期、安全植入人脑的可能性。2023年，美国药监局已经批准了这款产品用于人脑测试。也许有一天，同步记录上百万人脑神经细胞的实时活动将会成为可能，而我们也就能更深入地在神经细胞层面理解人类的心智活动。

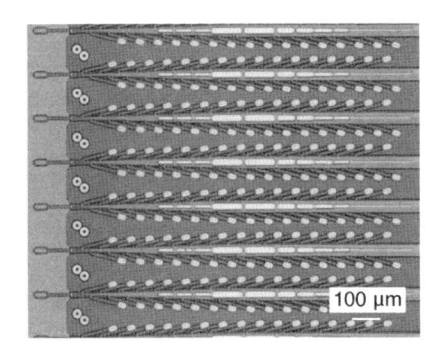

图 4-3　神经连接公司发明的微电极，每根携带 32 个记录单元

第二个缺陷更复杂一点：自下而上的研究和自上而下的研究之间存在缺环，脑科学研究的最终目标是两者在中间汇合，形成一套链条完整的解释系统，让我们对人类心智活动的解释可以从具体感受和体验层层深入，从大脑到大脑的某个具体结构，再到某群神经细胞，最后到单个神经细胞的层面。但目前两者之间存在着巨大的鸿沟：自下而上的研究能带我们到达一个或一群神经细胞，自上而下的研究能带我们到达特定的脑区，然而，即便是一立方毫米大小的脑结构中也有差不多十万个神经细胞，这些神经细胞之间又会产生数百万到千万个连接。

如果这一立方毫米脑结构中的神经细胞恰好功能类似，那还好办——我们可以直接假设这个脑区执行的是单一的功能。但如果这些神经细胞属于不同的类别，彼此之间有复杂的分工，那就麻烦了。

作为人体中（也可能是整个地球上）最复杂的结构，人脑的外形有着明确的模块化特征，像是前额叶皮层、杏仁核、海马等，都是肉眼可辨识的结构模块。**我们也有理由相信，人脑的功能同样是高度模块化和分层的。**以感受饥饿、启动进食为例，我们完全可以想象脑中有一群神经细胞负责检测血糖波动，同时还有一群神经细胞负责检测脂肪含量，只有两类神经细胞采集的信息结合起来，另一群神经细胞才能对身体的整体能量需求做出系统评估；而评估完能量需求并感知到饥饿后，又会有特定的神经细胞启动进食和压制其他行为的输出；当然，在那些负责启动进食的神经细胞里，也会有一部分负责控制手将食物送入口中，一部分负责控制咀嚼，还有一部分负责控制吞咽。

考虑到这一点，我们可能需要事先对神经细胞进行精细的分类和定位，了解它们通过什么信号和彼此通信，靠什么方式彼此连接，这样才能更好地解释大规模电信号记录的结果。否则，我们可能很难从浩如烟海的神经电信号记录数据中挖掘出其中的生物学含义。

这就是近年来兴起的神经环路研究（Neural Circuitry）致力于解决的问题。打个比方，神经环路研究有点像一张标记了重要地标的草图，有了它的帮助，脑探险家们才更容易把观察到的神经信号一点点描绘在地图的正确位置上。而在这张地图足够完备之前，我们可能不得不接受一个现实——关于心智活动的底层规律，我们的理解时而深入、时而粗糙，时而系统、时而零散。在某些问题上，我们或许能够追溯到特定脑区、特定基因，甚至某种神经信号模式；但这些发现往往是片段式的、层级跳跃的，距离构建一个连续、递进、闭环的解释链条仍有相当距离。

这是今日的脑科学留给我们的遗憾，但我们也应该拥有足够的信心，相信它们不会是永远的遗憾。

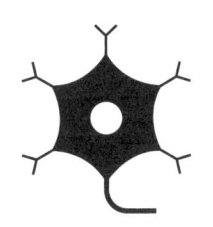

脑的基本单元

第二部分

●—●

脑由什么组成？
本部分带你了解神经细胞、电信号、突触等关键结构，
它们共同构成了所有脑功能的基础运作单元。

在本书的第一部分，我们花了相当的篇幅讨论了脑科学想要直面和解决的几个核心问题——心智活动的物质载体是什么？在这个物质载体的基础上，心智活动是如何产生的？人类智慧在多大程度上是人类独有的？脑科学目前依赖哪些研究工具，还需要哪些新的技术手段？

这些问题不会随着内容的推进而被搁置。我希望它们能成为接下来所有探索与讨论的背景板。无论我们走得多远，都要时不时回顾这些问题，思考我们的探索从哪里出发，以及已经取得了怎样的成就。

而现在，我们正式站在这场探索的起点。本部分将聚焦于大脑中一切心智活动的最基础构造与执行单元——神经细胞。我们将会看到，正如布莱克（William Blake）所写，"一粒沙里有一个世界，一朵花里有一个天堂"，尽管健全的人类大脑依赖数百亿个神经元协同运作，但哪怕是微米级尺度的神经细胞本身也蕴藏着巨大的计算潜力与信息处理能力。它们不仅是生物结构意义上的脑"最小单位"，也可能是我们理解情绪、记忆、语言和意识的钥匙。

05

神经细胞：心智活动的基本单元

我们知道，脑作为动物体的一个器官，和身体的其他组织一样，是由大量细胞构成的。这一基本认识来自细胞学说。

早在 17 世纪，英国科学家罗伯特·胡克（Robert Hooke）便通过自己发明的光学显微镜，观察从栎树树皮上切下来的薄片，发现它是由一个个微小且形状规则的方形腔室排列组成的。这是人类首次直观地观察到植物细胞结构的样貌。尽管胡克本人并不知道这些腔室其实是已经死亡的植物细胞残留下的细胞壁，他还是将这种结构命名为"cell"[1]，因为它们让他联想到修道士居住的没有任何内部装饰的小房间（图 5-1）。

---

[1] 词源是拉丁语中的 cella，意为小房间。

图 5-1
胡克绘制的显微图片，他将图中这些微小、规则的腔室命名为"细胞"

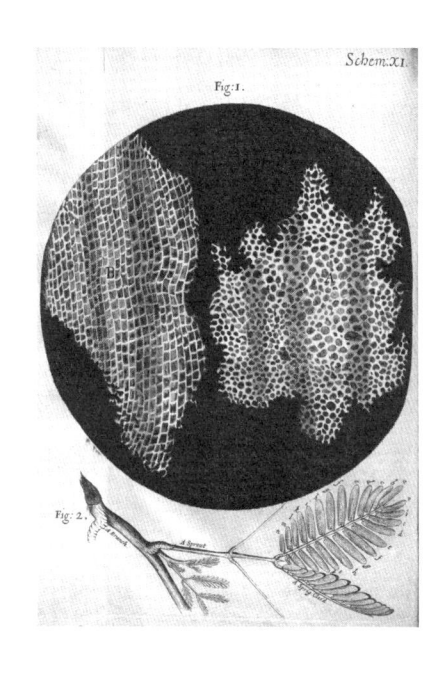

顺便说一句，胡克不仅在生物学上有开创性的发现，在光学和力学领域也成就斐然，是 17 世纪英国最重要的实验科学家之一。然而，他与同时代的牛顿一生"相爱相杀"。你可能听说过牛顿那句名言，"如果我能看得更远一点，那是因为我站在巨人的肩膀上。"据说这句话其实是用来嘲讽胡克的，因为胡克身材矮小、驼背严重。牛顿借"巨人"之说暗中表达——即使我从前人的工作中受益，也与你无关。

到了 19 世纪 30 年代，植物学家施莱登（Matthias Schleiden）和动物学家施旺（Theodor Schwann）进一步提出，所有地球生物都是由数量不等的细胞组成的，每个细胞都有独立的结构和功能，且都来自其他细胞的分裂。这就是所谓的细胞学说，它被很多人看成是人类从理念层面开始解释复杂生命现象的关键一步。

在细胞学说的解释框架下，同类细胞在基本功能、形态和大小上差别不大，而不同生物体之间的宏观差异，主要来自体内细胞的数量、类型，以及它们之间的组织方式。这样一来，神秘复杂的生命活动就被彻底还原到了细胞的层面，可以用细胞自身的特征及细胞之间的活动来解释。

但即便到了半个多世纪之后的 20 世纪初，脑仍然被学术界认为是细胞学说唯一的例外——很多脑科学家坚定地认为，脑不是由大量独立的细胞构成的，它更像是一个通过细胞之间紧密连接构成的庞大网络。

这种观点之所以长期存在，背后既有深厚的思想传统，也有现实中的技术限制。

在思想史上，这种整体性假设可以追溯到古罗马医生盖伦，17 世纪的法国哲学家笛卡尔也持有类似观点。正如前文提到的，笛卡尔用"流动于管道中的动物灵魂"来解释脑的功能，把脑视作一个以流体为动力的机械整体。

更重要的则是技术层面的原因：相比于其他类型的生物组织，脑组织更软，更难以切割出形态完整的薄片用于显微观察；此外，脑中的细胞有极其特殊和复杂的结构，它们彼此缠绕，使得显微镜下的图像看上去像是一个难解的整体结构——观察者很难判断眼前究竟是一张连通的网络，还是由彼此独立的细胞单元拼接而成。你不妨想象一团紧密缠绕在一起的毛线球，在彻底把线团解开前，你确实很难判断里面究竟是有很多根线还是只有一根线。

这正是脑科学在当时所面临的困境，而它也催生了脑科学历史上可能是最重要的一次争论。

- **高尔基与卡哈尔的神经细胞结构之争**

19 世纪末，意大利科学家高尔基（Camillo Golgi）发明了一项对脑科学意义深远的技术——高尔基染色法。他把一小块脑组织泡在硝酸银和重铬酸钾溶液中，几周后惊奇地发现，其中只有大约 1%～3% 的神经细胞被染黑，细胞内部沉积出黑色的铬酸银颗粒——这一选择性染色机制的确切原理至今仍不完全清楚。但正因为仅有极少数神经细胞被随机染色，它们得以在其他未染色细胞的"背景"中脱颖而出，从而在光学显微镜下清晰地呈现出完整的轮廓和精细的结构细节。

如图 5-2 所示，典型的神经细胞拥有一个椭球形的细胞体（细胞核也在其中），细胞体的相反位置会伸出两类不同的凸起：一根细细的长凸起，长度可能数倍乃至数十倍于细胞体的尺寸，它被称为轴突；还有一丛细而密的短凸起，它被称为树突。

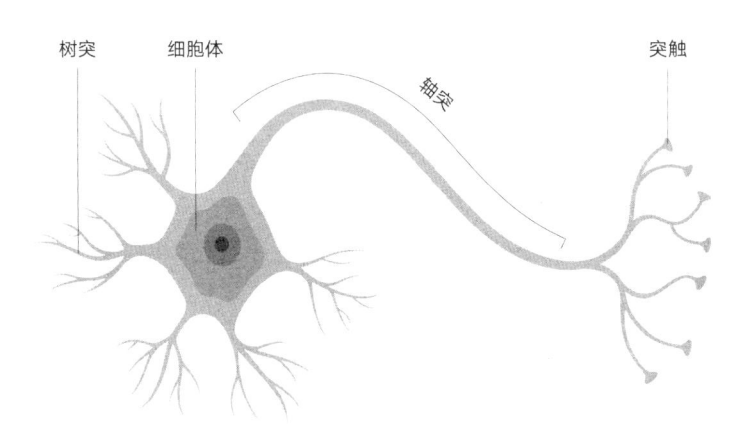

图 5-2 神经细胞的典型结构

值得注意的是，尽管高尔基通过自己的染色法首次清晰呈现了神经细胞的结构轮廓，但他依然坚持认为，不同神经细胞的轴突末端是彼此融合的，整个脑由此形成一个连续的管道网。

换句话说，尽管这项技术揭示了神经细胞的结构轮廓，但却没有动摇高尔基原有的信念，反而让他更加确信：大脑的复杂构造无法用传统的细胞学说来加以解释。然而，与他同时代的西班牙科学家卡哈尔从相同的技术出发，走出了完全不同的科学路径。

卡哈尔在高尔基染色法的基础上进一步优化实验流程，并广泛地应用于各种动物的大脑组织切片。他亲手绘制了超过 1500 幅精美的神经细胞图像（图 5-3），并根据这些观察，认定神经细胞就是一个个独立的结构和功能单元。

特别有说服力的是，卡哈尔在某些染色图片上观察到一些神经细胞的轴突并没有与其他被染黑的神经细胞产生联系，看起来像是孤零零地游离在外，有时甚至会在末端盘绕卷曲成一个特殊的结构。这种

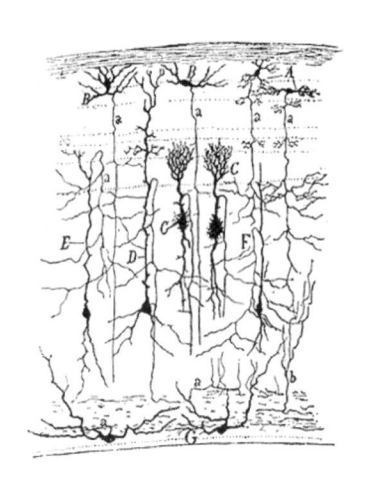

图 5-3
卡哈尔手绘的神经细胞染色图片，图中神经细胞游离的末梢清晰可见

结构显然有悖于所有神经细胞均连接成网的理论。这就像你观察一个毛线团时发现有很多根单独的线头裸露在外，这时你当然可以判断这个毛线团是由很多根毛线，而不是由一根毛线缠绕而成的。而如果高尔基的理论是对的，那所有被染黑的神经细胞之间应该是彼此联通的才对。

颇具戏剧性的是，尽管在理论上存在重大分歧，卡哈尔与高尔基仍因在神经系统结构研究方面的杰出贡献，于1906年共同获得了诺贝尔生理学或医学奖。然而，在颁奖典礼上，两人仍然在自说自话地介绍自己的学说，顺便反驳对方的理论。

• 卡哈尔超越时代的论证

公平地说，在当时的技术水平下，高尔基的误判是可以理解的。一直到20世纪50年代，借用能达到纳米级别分辨率的电子显微镜，人们才真正观察到了神经细胞之间的信息交换边界——两个神经细胞之间的距离仅有20~30纳米，远远超出了光学显微镜的分辨能力。

也正因如此，卡哈尔的理论更体现出了超越时代的伟大。除了正确地判断神经细胞是一个个独立单元，他还进一步推测了神经细胞的工作方式，整个论证过程充满了逻辑的美感。

第一，神经细胞的内部信号传递有明确的方向性，即从树突传递到细胞体，再从细胞体传递到轴突。 在卡哈尔所处的时代，人们还无法从技术上验证这一点——能够用微电极记录神经细胞电活动的技术要等到几十年后才会出现，但他居然仅凭显微镜观察就做出了正确的推测。

卡哈尔看到，动物的眼睛里有一些特殊的神经细胞，这些神经细胞的树突靠近能接收光线的视网膜区域，但长长的轴突却顺着视神经进入了脑。既然眼睛的功能是采集视觉信息并告知脑，那这些神经细胞的信息流动方向就只能是从树突到轴突了。卡哈尔在其他感觉器官中也印证了这个推测。

第二，在神经细胞的轴突末端，神经信号能够跨越细胞之间的间隙，进入下一个神经细胞的树突。既然神经细胞之间并不直接融合，那信号的传递自然需要一个界面，这个界面被同时期的英国科学家谢灵顿（Charles Sherrington）命名为"突触"。这个重要概念我们后面还会详细讨论。

卡哈尔还敏锐地发现，树突上有不少微小的凸起，类似于树干表面的瘤子。他也正确地推测出，这些树突的凸起部位就是信号进入神经细胞的地方。就如前面所说，这些推测直到半个多世纪之后才得到直接证明。

第三，在发育过程中，神经细胞的轴突会持续伸长、生长，找到需要连接的下一个神经细胞的树突。既然神经信号传递有赖于轴突和树突的接触界面，那信号上游的轴突显然需要定位到下游的树突。卡哈尔观察了处在发育过程的动物的神经组织，看到了在不同时间节点，神经细胞轴突从无到有、从短到长、一路向着目标前进的过程。他也因此推测出，在脑发育的过程中，神经细胞的轴突会根据周围环境的信号指引，一边延长，一边不断调整前进的方向，最终抵达目的树突附近。

也就是说，卡哈尔仅凭观察和描绘静态的显微图像，就推测出了作为脑的基本结构和功能单元的神经细胞是如何形成信号网络,并彼此传递信息的。而既然脑和其他动物器官一样,也是由微小的细胞堆积而成的,那么我们也就没有理由认为心智活动在本质上优于或异于其他生理活动。它应当和心脏泵血、肠道吸收营养一样,能够被科学理解和解释。

在卡哈尔之前,围绕人类心智活动的哲学和心理学讨论已经持续了数千年;而在他之后,人们终于不再把心智视为某种神秘而不可触碰的存在,而是将其置于科学研究的对象之列。卡哈尔也因此被誉为"现代神经科学之父"。

卡哈尔将神经细胞命名为神经元(neuron),他的这些洞察也被后世冠以"神经元学说"(neuron doctrine)之名。我觉得,neuron 的中文翻译"神经元"相当传神,它蕴含了神经系统基本单元的含义,所以迅速成为比"神经细胞"更流行的代称。

也许只有在百年后的今天,在我们习惯了电子计算机、互联网和人工智能的存在的情况下,我们才更加清晰地理解神经元学说的价值。

试想,如果人脑真如早期学者所设想,是一个由管道构成、液体流动其间的整体网络,那它充其量只是一个信号通道,很难具备复杂的信息处理功能。但在神经元学说的框架下,每一个神经细胞都可以被看成独立的信息处理单元,它可以独立地从其他神经细胞那里通过树突这一结构接收信号,也可以独立地通过轴突这一结构发送信号。而既然是独立的信息处理单元,每个神经细胞就都有可能同时接收不同来源、不同性质的信号,并在加以内部整合和处理之后输出一个新的信号。这样一来,复杂的信息处理就有可能发生了。更进一步来说,每一个神经细胞对内部信号整合、处理的模式还有可能会根据过往经验随时发生变化。这样一来,学习和记忆也就有了解释的可能。

此后的百余年里,神经科学的发展不断印证卡哈尔的远见。从突触可塑性、群体编码到神经网络建模和人工智能算法的设计,几乎所有重要突破都在某种程度上延续了神经元学说的核心思想。

因此,在接下来的几节内容里,我们就顺着卡哈尔指引的方向,一起来还原神经细胞是如何参与神经信号处理和心智活动的。**而为了体现神经元学说的价值,在之后的内容中,我们统一用"神经元"来代替"神经细胞"的说法。**

06

动作电位：神经元的多米诺骨牌

通过上一节的介绍，我们知道神经元作为心智活动的基本结构和功能单元，能够接收来自其他神经元的信号，对这些信号进行处理和整合，再把信号传递给其他神经元。这一节我们继续追问：神经元所接收和传递的这种信号，其本质到底是什么？

尽管这个问题涉及一些技术细节，理解上可能稍显复杂，但我仍期待你和我一起深入思考——因为它正是大脑得以运算、智慧得以产生的根本所在。

前面我们多次提到，神经信号的本质是电活动。但在理解这一点时，人们往往会把神经元，尤其是那根细长的轴突，想象成一根金属导线，认为神经信号就像电流一样，从一端流向另一端，以此完成信息的传递。这种类比虽然直观，却忽略了神经系统自身的复杂性。事实上，神经信号的传导方式不仅远比金属导线中的电流传输复杂得多，也精妙得多。

- **神经元的信号传递难题**

神经元最引人注目的结构之一，是那根细长的轴突。它就像一条高速公路，把神经元发出的信号送往身体的远端。人体中最长的轴突可能超过 1 米，从脊柱延伸至脚趾；而在长颈鹿体内，最长的轴突可能会达到 5 米。你很容易就会想到，这种结构正是为了满足远距离的信息传输需求。

然而，任何一种远距离传输信息的方式都面临一个共同的技术难题：**如何避免信号在传输过程中衰减和失真？**

我们可以把两个位置不同，但通过轴突和树突彼此相连的神经元想象成两个隔着一道山谷，但需要随时通信的哨兵。假如远方有敌人来犯，哨兵甲想要通知哨兵乙，用化学信号（如释放一种刺激性气体）显然是不太理想的，因为气体分子的扩散没有方向性，容易在空气中扩散，很快就会被稀释，无法传得太远；他也可以尝试大喊一声，通过声波传播信息，但声音同样会随着距离的增加而减弱，可靠性大打折扣。

相较之下，电信号具有更强的定向传播能力。比如在两位哨兵之间扯一根电线，通过开关电流，也就是发电报的方式传递信息，就能在很大程度上减少信息在其他方向上的损耗。但电信号也不是完全没有损耗的。电线有电阻，绝缘层也无法做到完全无泄漏，因此随着距离增加，电流也会逐渐衰减（图 6-1）。

神经元的轴突面临着类似的问题。我们可以把神经元想象成一根根极细的水管，里面流淌着能导电的液体。由于这些液体有电阻，再加上轴突本身非常细（直径大约 1 微米），所以电阻更是惊人得大。

而包裹这根水管的细胞膜虽然绝缘性不错，但仍然有微弱的漏电问题。因此，如果轴突仅仅是被动地传输电流，那么它必然无

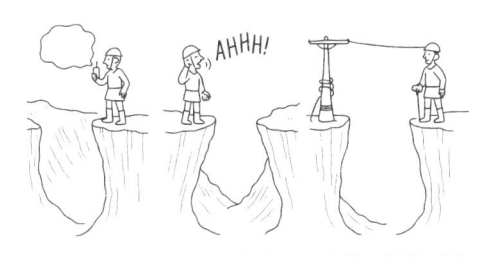

图 6-1 化学信号、声学信号、电信号传播对比

法克服神经信号随距离变远而衰减的问题。

更复杂的是，不同神经元轴突的长度不同，信号在它们之间的衰减程度也不一样。**这就意味着当一个神经元接收到一个微弱的电信号时，它其实无法判断这是来自一个距离很近的神经元的弱信号，还是来自一个距离很远的神经元的强信号。**这就从根本上使神经信号的精确传输成了一句空话。

那么，神经元是怎么解决这个问题的呢？

- **神经元信号传递的原理**

神经元的信息传递机制，实际上采用的是一种更复杂也更巧妙的方式，用一场精心策划的多米诺骨牌游戏来形容它也毫不为过——在长长的轴突内密密麻麻地摆放了许多块多米诺骨牌，当神经信号传递启动时，就像从轴突一端推动第一块骨牌，进而带动后续骨牌一块块依次倒下，形成一道稳定向前推进的波浪。这种传输方式的最大优势，在于它能够有效避免长距离传递过程中的信号衰减与失真。就像你熟悉的多米诺骨牌游戏一样：无论链条摆得多长、多曲折，也无论最初推动的力道是强是弱，只要第一块骨牌被成功推倒，后续的连锁

反应都是确定且一致的。

我们可以继续借用多米诺骨牌的比喻，从三个关键步骤来拆解神经信号的传递原理：一是骨牌如何摆放，二是第一块骨牌如何被推倒，三是前面的骨牌如何带动后续骨牌倒下。神经元内部的信号传递机制恰好也可以通过这三个步骤来解释。

首先是骨牌的摆放方式，也就是神经元开工前的状态。

既然神经信号的本质是电信号，那么神经元起码要储备一些能产生电的材料。恰好，在神经元细胞膜的两侧有几种带电的离子，分别是钠离子、钾离子和氯离子，且它们的分布非常不对称。钠离子和氯离子是细胞外多、细胞内少，钾离子则是细胞内多、细胞外少。细胞外侧富含钠离子和氯离子，细胞内则富含钾离子。这种不对称的分布建立了一种看似稳定、实则高度紧张的电化学平衡。

以钠离子为例：在细胞外其浓度高达约 140 毫摩尔 / 升，而在细胞内只有约 12 毫摩尔 / 升，形成了一个强烈的向内"渗透"驱动力。换句话说，钠离子始终想跨越薄薄的细胞膜，进入细胞内部。这种潜在的流动趋势，就像一块块摇摇欲坠、随时准备被推倒的骨牌（图6-2）。

顺便插句话，为什么神经元恰好使用这几种离子来产生电活动？我们其实可以从进化源头找到线索：电流的产生本质上就是带电离子的运动，而钠、钾、氯正是海水中最常见的带电离子。生命演化之初就"就地取材"，用这些资源建立起电活动机制。直到今天，这一传统仍深刻地影响着我们的生理状态。比如人出汗后要补充盐分（氯化钠），注射死刑中使用高浓度的氯化钾，其实都与这些离子在调控神

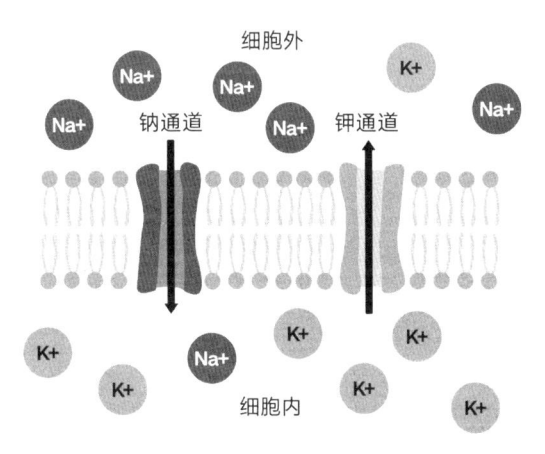

图 6-2　钠、钾离子在细胞膜内外的分布示意

经电活动中的作用密切相关。

其次，神经元的骨牌是如何被推倒呢？

神经元细胞膜上分布着一种特殊的结构——钠离子通道，它们像一个个只能被特定条件触发的"闸门"。在正常状态下，这些通道是关闭的，钠离子无法通过。然而，当神经元的某一处位置受到刺激，电压发生微小变化，部分钠离子通道就会被打开，允许细胞外的钠离子迅速流入。

这个过程极其迅速，在不到 1 毫秒内，细胞膜内外的电压就会发生剧烈改变，产生一次短暂的电冲动。在脑科学领域，神经元的这样一次微型电活动被称为一个"动作电位"（action potential），代表着一块神经元多米诺骨牌的倒下。在大多数神经元内部，第一个动作电位往往出现在轴突根部、靠近细胞体的位置——这一带的钠离子通道密度最大，最容易引发动作电位的产生。

最后，神经元的骨牌为什么会接连倒下呢？

这一环节的关键在于，钠离子通道不仅会因为电压变化而打开，它本身在被打开后，钠离子的流动又会进一步引发电压的变化。这就构成了一个典型的正反馈过程：当某一段轴突上的钠离子通道被打开后，钠离子迅速从细胞外涌入细胞内，导致该区域的电压发生变化。像这样的电压变化又会向前扩散，刺激下一个区域的钠离子通道也随之打开。沿着轴突的方向，这种局部电活动像接力棒一样被不断"传递"下去，如同一排排多米诺骨牌依次倒下。我们可以说，神经信号的传输始于第一批钠离子通道的开启，终于最后一批钠离子通道的开启，它们一层层接力，共同完成了整条轴突上的信号传导（图6-3）。

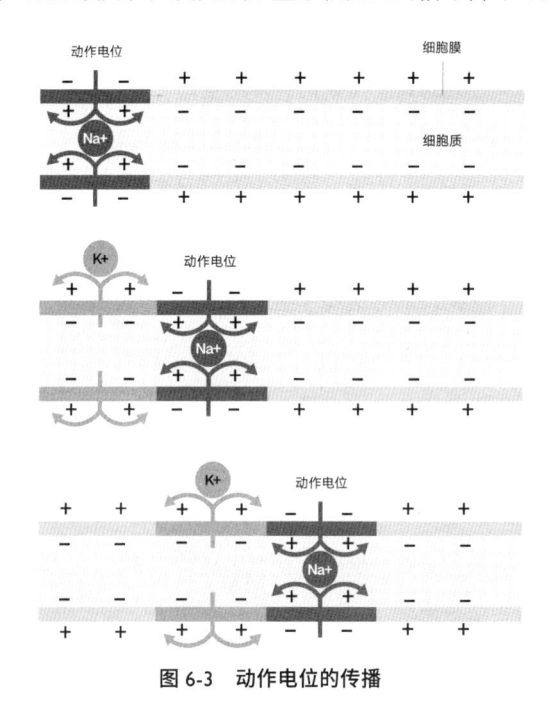

图6-3 动作电位的传播

所以，正如我们一开始所说的那样，神经信号的传递并不是像电流那样沿着轴突简单地"流过去"，而是靠钠离子垂直穿过细胞膜，触发一连串局部的电压变化。每一个局部电压变化都会引发下一个区域的钠离子通道打开，钠离子再次流入，形成新的动作电位。就这样，动作电位像骨牌一样依次产生，沿着轴突方向层层推进，最终完成一场高效而有序的神经信号传导过程。

这种看起来烦琐的传输方式，恰恰解决了长距离信号传输中最棘手的问题——信号的衰减与失真。它之所以能做到这一点，依赖于两个相互配合的机制：第一，当每一个动作电位产生时，只要钠离子通道被充分打开，钠离子就一定会从细胞外涌向细胞内，直至达到平衡状态。也就是说，在每一个动作电位产生时，细胞膜电压变化的幅度是恒定的，只与钠离子的浓度相关。第二，一个动作电位产生时带来的电压变化足以打开临近的钠离子通道，推动下一个动作电位的产生。

简单来说，这种传导机制具有"全或无"的特性：要么没有动作电位，要么一旦产生，它的幅度和形态都是一致的，能够稳稳地传递到底。正因如此，神经信号才能穿越从脊柱到脚趾的长距离，而不会在中途被削弱或走样。

- **神经信号传递机制的影响**

这套独特的信号传递机制，产生了三个意义深远的影响。

第一，生物体必须设法提升神经信号的传输速度。

从效率的角度看，神经信号的传递其实相当"慢"。如果它像金属导线中的电流一样在轴突中流动,理论上传输速度可以达到光速。但在现在这套模式下,一个动作电位产生,再引发临近区域产生动作电位,一个个动作电位持续接力传输下去,速度当然就慢下来了。因此,即便是最基础的信号传输,其速度也只有 1~2 米/秒,比人走路还慢。在某些生死攸关的场合(比如察觉疼痛、躲避危险),这样的速度就显得不够用了。

为了提高神经信号的传输速度,生物体在进化的过程中发展出了两套截然不同的策略。前面提到过,轴突中神经信号衰减有两个原因,一个是轴突本身有电阻,另一个是细胞膜漏电。相应地,提高神经信号传输速度的两个策略就分别是增大轴突的直径以减小电阻,以及减少膜电流泄漏以延长动作电位的有效传播距离。

第一种策略的代表是枪乌贼。它体内某些控制喷射运动的神经元,其轴突直径可以达到 1.5 毫米,是人类轴突的 1000 倍。这样的"巨型轴突"让神经信号的传输速度大幅提升,可达到每秒 25 米,帮助枪乌贼在危险来临时迅速喷射逃生。

要知道,轴突越粗,内部电阻越小,电信号在局部区域内传播得就越远。当轴突某一位置产生动作电位时,电压变化可以影响到更远的下一段膜区域,提前在那一段触发新的动作电位,从而有效提高传输速度。

第二种策略则是脊椎动物广泛采用的做法——用髓鞘包裹轴突。髓鞘是一种富含脂质的绝缘物质,它像绝缘胶带一样缠绕在轴突上,防止信号在传输过程中"漏电",从而大幅提升了信号的推进效率,使神经信号的速度可达每秒上百米。

第二，神经信号的传输会有一个单一的方向。

按理说，一个动作电位产生后能向邻近各个方向的细胞膜扩散，就像石子被投入水引起的涟漪。但从信号传输的角度，神经元需要保证神经信号有一个明确的传输方向——动作电位从轴突根部产生，之后要沿着轴突向前传播，直到轴突末端。

这就涉及动作电位的恢复过程。当一个动作电位产生后，细胞膜的电压需要快速恢复，以产生新的动作电位。恢复过程中，钠离子通道关闭，钾离子通道打开。细胞外少、细胞内多的钾离子会从内向外离开细胞，在接下来的1~2毫秒内将细胞内外的电压重新拉回正常水平。到这个时候，神经元就可以随时产生新的动作电位，接收和传输新的神经信号了。这个环节，你可以参考前面图6-2中钾离子的流动。

考虑到有这个电压恢复的环节，你就可以理解为什么神经信号的传输会有一个明确的方向了——向前传输没有问题，但向后传输就会迎头碰上钠离子内流刚刚结束，钾离子通道正在试图帮助细胞膜恢复原样，短期内无法产生新的动作电位。这样一来，我们就总是看到神经元沿着一个方向传递信号，比如沿着轴突前进，从根部到尖端。还是用多米诺骨牌作类比，钠离子的流动代表骨牌的倒下，而钾离子的流动代表推倒的骨牌被重新扶起来，而后者有一点点时间延迟。这个时间差就保证了动作电位只能一路向前而无法回头。

第三，由于这套机制的运作成本极高，脑成了生物体中能量消耗最大的器官。

动作电位沿着轴突传导的过程本身是不太耗能的。在钠离子通道和钾离子通道先后打开之后，钠离子和钾离子会自动从高浓度区域向低浓度区域流动。但是，维持两种离子在细胞膜内外巨大的浓度差异本身需要消耗很多能量。神经元利用一种叫作"钠－钾离子泵"的蛋白质，像真正的水泵一样，不断把钠离子从含量已经很低的细胞内抽向细胞外，把钾离子从含量已经很低的细胞外运往细胞内。据推算，仅这一项操作就占据了神经元约 75% 的能量消耗，"钠－钾离子泵"因此可能是整个生物体中能耗最高的蛋白质。

这也就解释了一个令人惊讶的事实：**虽然脑只占人体体重的 2%，却消耗了全身约 20% 的能量。为了维持这个高能耗器官，生物在进化中不得不为之让步，重构了包括代谢、循环、结构等在内的多重生理系统。**

这对人类的演化路径产生了深远影响。具体来说，我们的脑是最容易感到能量缺乏，也最容易感到缺氧的器官，毕竟细胞产能也需要氧气。有研究发现，当一个人长时间从事有智力挑战的工作时，脑的能耗还会提高 5%～10%；反过来，如果脑的能耗太高，能量供应不上，人脑的工作能力就会下降，甚至自我控制能力也会下降。

所以，案头工作久了，确实该适时"换换脑子"。短暂走动、呼吸新鲜空气、吃点东西，都会帮助你恢复状态。有研究表明，适当摄入含糖饮料也会带来立竿见影的效果——因为大脑最主要的能量来源正是葡萄糖。

不过，也不要指望高强度思考就能减肥。简单计算下就能知道，即便你的脑全天都在高强度思考，顶多也就能消耗大概半个苹果的能量。

07

突触：神经元的交互界面（上）

在上一节中，我们以多米诺骨牌为比喻，探讨了动作电位如何在神经元的轴突膜上传导，确保信号既不衰减也不偏离方向，顺利跨越可能长达几米的距离。然而，这一类比主要适用于单个神经元内部的信号传导。

根据卡哈尔的神经元学说，神经元是独立的细胞，彼此之间相互靠近但并不融为一体。而上一节又讲过，动作电位的传导是沿着轴突的细胞膜推进的。

把这两点结合起来看，你可能会发现不对劲：按照这个逻辑，神经信号在传导到两个神经元交界处时就会被打断，因为两个神经元的细胞膜并不直接相连。但常识又告诉我们，神经信号不会就此中断，否则一系列的心智活动就根本无法进行了。

因此，当动作电位一路向前抵达轴突的末端时，需要进行神经信号的交接——神经信号需要离开这个神经元的轴突，而下一个神经元的树突在接收到信号之后，也需要把外部信号转换成自己内部的电信号,再沿着自己的轴突向前传导。

这就引出了一个关键问题:神经信号是怎么跨越神经元之间微小但实实在在的间隙,顺利到达下一个神经元的呢?

如果说神经元内部的信号传输主要是保证信号能无损、准确地长距离投送,那么,神经元之间信号交接的内涵则更加丰富。我们常说脑是一台超级计算机,它除了要传输信息,还要对信息进行处理。**而这种信息处理的最小单元,在神经元之间信号交接的过程中**。我会分两节来讲清楚,神经信号在不同神经元之间是如何传递的。这一节的重点,是理解神经信号是怎么从一个神经元发出的。

- **神经元如何发出信号**

两个神经元之间的信号交接场所是一个形态特殊的结构——突触。所谓突触,形象一点来理解,就是突起的部位相互接触。你可以试着双手握拳,拳面在胸前相撞,那个样子就有点像突触。你的左臂是前一个神经元的轴突,左拳是轴突末端的膨大结构;右臂是下一个神经元的树突,右拳则是树突末端的膨大结构。两个拳头之间贴得很近,但中间仍有微小的缝隙,这正是神经信号完成"交接"的地方(图7-1)。

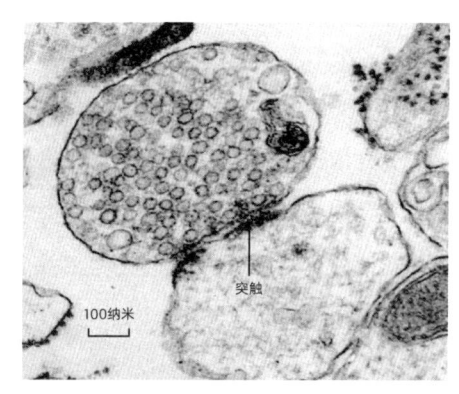

图7-1 电子显微镜下的突触,左上的球形是突触一侧的轴突末端,右下的球形是突触另一侧的树突末端,两者的交界面构成突触

两个神经元之间的缝隙仅有约 20 纳米宽，远远小于传统光学显微镜的分辨率极限，必须借助电子显微镜才能分辨清楚。[1] 在卡哈尔所处的时代，哪怕他已经通过染色技术发现神经元彼此并不相连，仍无法直接看到这些"断点"。因此，神经元到底是彼此独立，还是像血管一样连成一张网络，一度成为学界激烈争论的问题。直到 20 世纪 50 年代，人们才第一次看到并证明了突触的存在。

但突触的存在，实实在在地阻断了动作电位在细胞膜上的直接延续——这就好像多米诺骨牌排得好好的，到了突触这里却突然中断了。那么，神经系统是如何"跨越"这个断点的呢？

答案可能会让很多人意外：在不同神经元之间，化学信号反而成为主角。尽管我们在上一节提到，化学信号在长距离传输中容易发生衰减，不适合用于同一个神经元内部的信号传导。但在突触这样极短距离的结构中，化学方式却成了一种高效而精准的介质。

具体来说，当动作电位传导到轴突末端（也就是你左拳所代表的位置）时，会引发一系列分子反应，促使储存在细胞内的化学物质释放出来。这些化学物质穿过突触缝隙，到达另一侧的树突末端（右拳）时，又能触发新的神经电活动，产生新的动作电位。这个过程本质上是一种"电信号—化学信号—电信号"的三段式转换。

---

[1] 在少数情况下，不同神经元之间确实会呈现一种更接近彼此融合的状态。一个神经元的轴突和下一个神经元的树突紧密贴合在一起，彼此接触的界面上还存在大量的离子通道，允许两侧的带电离子自由流动。借助这种结构，动作电位可以毫无障碍地跨越细胞间隙并一路向前，有明显的速度优势。科学家将这种特殊的神经连接称为电突触。

而这些在突触中扮演中介角色的化学物质，就是神经递质（neurotransmitter）。你可能已经对它们耳熟能详——多巴胺、血清素、肾上腺素……这些常在情绪、行为、药物开发甚至流行文化中频频出现的名词，其实都是神经递质（图7-2）。

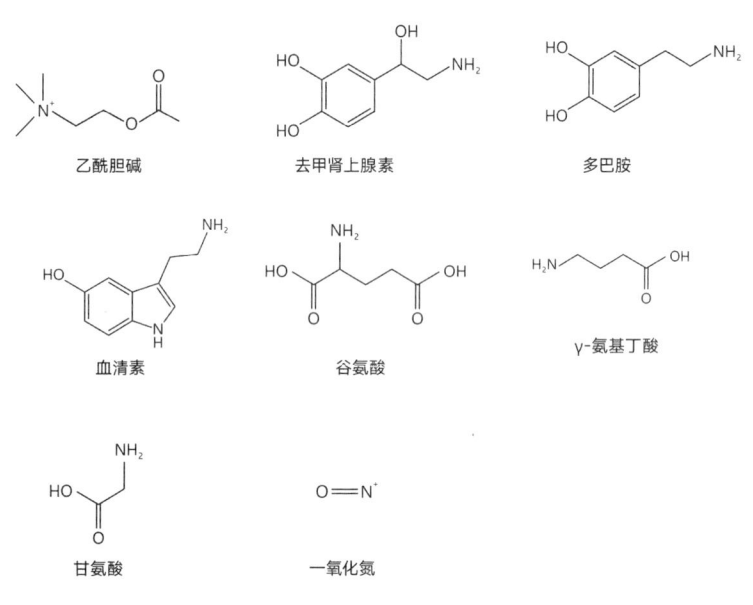

乙酰胆碱　　去甲肾上腺素　　多巴胺

血清素　　谷氨酸　　γ-氨基丁酸

甘氨酸　　一氧化氮

图 7-2　几种神经递质的化学结构

• 电信号如何转换为化学信号

现在我们知道了，**一个神经元向下一个神经元发出信号的过程，本质上是电信号转换为化学信号的过程**。而一个负责发出信号的神经元需要完成四个关键动作——神经递质的合成、装载、释放和清除。下面我们分别来看看这四个动作是如何完成的。

动作一，神经递质的合成。神经元需要合成自己所需的神经递质分子，这一过程通常需要多种酶的参与。例如，多巴胺的合成原料是苯丙氨酸（一种常见的膳食氨基酸），它会依次经过苯丙氨酸羟化酶、酪氨酸羟化酶和多巴脱羧酶的催化，最终转化为多巴胺。而多巴胺还可以用来合成另一种神经递质肾上腺素。

在帕金森病的治疗中，一个被广泛采用的方法是服用左旋多巴，这是一种能够在体内转化为多巴胺的"原料"。帕金森病患者的大脑中，负责合成和释放多巴胺的神经元大量死亡，导致多巴胺水平显著下降，从而引发运动控制障碍。通过服用左旋多巴，患者体内残存的多巴脱羧酶仍可发挥作用，将左旋多巴转化为多巴胺，从而在一定程度上补充多巴胺的不足，改善运动功能。

不过，光合成神经递质还不够，这些神经递质还需要在神经电信号的驱动下集中释放，这样才能完成从电信号到化学信号的转换，将信号传递到突触另一侧的神经元。**这就是神经递质的装载和释放，即动作二和三。**

在神经元的轴突末端常常聚集着成百上千个直径仅几十纳米的微小囊泡，每个囊泡中装载着数千到数万个神经递质分子。它们是如何释放出来的呢？

我们还是想象两拳相撞的场景。当动作电位传导到左拳时，细胞膜电压的变化会驱使一部分囊泡靠近左拳的表面并与表面的细胞膜融合，从而将其中储存的大量神经递质迅速释放到突触间隙中。这一过程也有些像烧水时水沸腾的场景：许多小气泡从水底升起，到达水面后集中破裂。神经递质的释放同样是一种爆发式的过程，能够在大约一毫秒内完成一次快速而高效的释放（图7-3）。

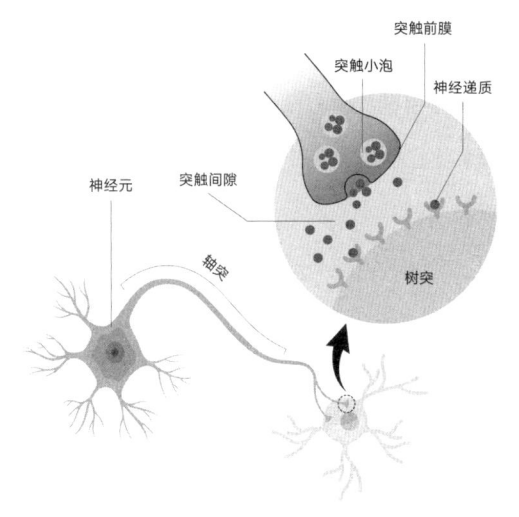

图 7-3 在轴突末端，神经递质的装载和释放

动作四是神经递质的清除。进入突触空间的神经递质分子处在自由扩散的状态，可以轻松到达约 20 纳米之外的另一个神经元[1]。但为了保证突触可以迅速"归零"、迎接下一次神经递质的释放，这些分子必须被及时清除。具体的清除方法有两种，一种是通过酶将其降解，另一种更常用的方法则是被轴突末端重新吸收，并储存在囊泡中，等待下一轮的释放。

以乙酰胆碱为例，这是一种参与运动控制的关键神经递质。在突触中，它会被一种叫胆碱酯酶的酶迅速分解。因此，临床上有一类药物可以抑制胆碱酯酶的活性，从而延长乙酰胆碱在突触中的作用时间，常用于治疗如重症肌无力这类神经肌肉疾病。

---

[1] 突触间隙的宽度大约相当于几十个神经递质分子排列起来的总长度。

同样，在抑郁症的治疗中，也有一类非常重要的药物，叫作选择性血清素再摄取抑制剂。它们的作用机制是延缓血清素这一神经递质的清除过程，从而增强其在突触中的作用，改善情绪和认知状态。

- **信号转换过程中如何解决精度问题**

经过神经递质的合成、装载、释放和清除这四个动作后，神经信号就完成了从电信号向化学信号的转化。

不过，在转化过程中，还有一个关键问题需要解决——那就是精度问题。沿轴突传导的电信号是一种高度"数字化"的信号：只要动作电位被触发，它就能以恒定的幅度、不衰减地沿细胞膜向前传导，直至轴突末端。神经元要传递更多的信息，主要依靠调节动作电位的频率——有些神经元每秒可以发出多达1000次的动作电位。

相比之下，化学信号则更像一种"模拟信号"。神经递质在突触间隙中以液体分子的形式自由扩散，扩散的数量、速度和方向都不容易精确控制。那么，等到电信号传输过来后，相应地要释放多少化学信号呢？

神经元在突触中提供了一个相对标准化的"最小释放单位"。我们之前提到，轴突末端分布着成百上千个用来装载和释放神经递质的小囊泡，动作电位一旦抵达，只要触发释放，就至少会释放一个囊泡的含量。换句话说，神经递质的释放是以囊泡为单位的——释放量必须是囊泡数量的整数倍。

这种机制让神经递质的释放呈现出类似物理学中"量子化"的特点——一段时间内到达轴突末端的动作电位越多，释放的囊泡就越多，进入突触空间的神经递质分子也就越多。这样一来，神经元内的电信号就能在一定程度上定量地转化为突触中的化学信号。

当然，我要强调一下，即便如此，神经元从电信号转化为化学信号依然会损失一部分时间上的精度。毕竟，化学物质的扩散没有电信号的传播快。这可能也是为什么在某些需要快速反应的场合，如防御和逃跑时，电突触会比化学突触更有价值。

然而，化学突触的独特优势在于，它能为神经信号赋予更加多样和复杂的功能含义。不同类型的神经递质在突触后膜上的作用可以截然相反。例如，有些神经递质能够激活突触另一侧的神经元，如乙酰胆碱和谷氨酸；有些则能够抑制突触另一侧的神经元，如γ-氨基丁酸和甘氨酸。这两类递质在装载、运输和释放的基本机制上非常类似，关键区别在于神经元所合成的分子类型不同。

所以从概念上说，不同的神经元只需要调换一下用于合成神经递质的几种酶，就可以用同样的动作电位，向其他神经元传递完全不同的信息。打个比方，这就好比在同一条饮料灌装生产线上，只需调整几个工艺参数，就能装瓶不同口味的产品——可口可乐、无糖可乐，甚至芬达。

你可以把这种设计理解为神经元的一种功能模块化策略：在细胞内部，所有神经元都使用统一的动作电位作为信号传输方式，便于高效批量制造；在细胞外部，通过不同神经递质的组合，使神经网络可以表达出极为复杂的信息。这种结构的灵活性和可扩展性，可能正是化学突触在生物进化中被广泛保留的关键原因。今天，人脑中绝大多数的突触都是化学突触。

08

突触：神经元的交互界面（下）

上一节讲到，在突触空间，两个相互独立但彼此靠近的神经元，能够顺利完成神经信号的发送与接收。神经递质的发送，本质上是电信号到化学信号的一次转换，要经历神经递质的合成、装载、释放和清除四个环节。而从神经递质穿越突触间隙，到达突触另一侧的那一刻开始，神经信号的接收过程便随之启动。

所谓接收，其实是将化学信号再次转换为电信号的过程——这一转换过程不仅完成了神经元之间的通信，更体现了神经元作为基本计算单元的强大能力。

那么，化学信号是如何转化为电信号的呢？

一个简单的解释是，当神经递质分子扩散到突触另一侧时，它会被另一侧神经元树突表面的特殊蛋白质分子识别和捕获。这些蛋白质被统称为"神经递质受体"（neurotransmitter receptor）。而神经递质与其对应的受体结合之后，就像钥匙插进了锁孔转动，受体蛋白质的结构会发生微小的变化，这种变化能开启细胞膜上的离子通道，让带电离子能够跨越细胞膜流动起来，产生电流。这样一来，化学信号就又变成了电信号。

这个过程看起来很简单，但其实有一件很麻烦的事——虽然树突膜上的电流可以在局部产生微弱的电位变化，但这些变化本身并不足以触发动作电位。这就相当于它只能被动接收神经信号，但无法主动利用动作电位将信号无损地向下一个神经元传播。

那么，神经信号究竟是如何继续向前传输的？而树突作为神经元接收端的存在价值，又体现在哪里？

• 作为"处理器"的树突

我认为，先理解树突的重要性，能帮你一点点推导出神经信号是如何激活下一个神经元的。如果说轴突是神经信号的长距离传输通道，那么树突则更像是许许多多微弱神经信号的处理器，能够将接收到的各种神经信号整合起来。自下而上来拆分，树突的信号整合功能大致可以分为三个层次。接下来，我们就以一种假设的神经递质 X 为例，来对其做一个简单的讨论。

第一层整合发生在神经递质受体层面。

我们先回顾一下信号传递的基本过程：在上一个神经元内部，神经信号顺着轴突传导到突触，引起神经递质 X 的释放。随后，这些 X 分子通过扩散进入下一个神经元的树突区域，并与树突膜上的 X 受体结合。

这种结合通常持续时间很短，X 和 X 受体会在几毫秒到几十毫秒之后重新分开。但在这段时间里，细胞外一部分带正电的离子，如钠离子和钙离子会流入细胞内，从而改变细胞膜局部的电压变化。整个过程如图 8-1 所示。

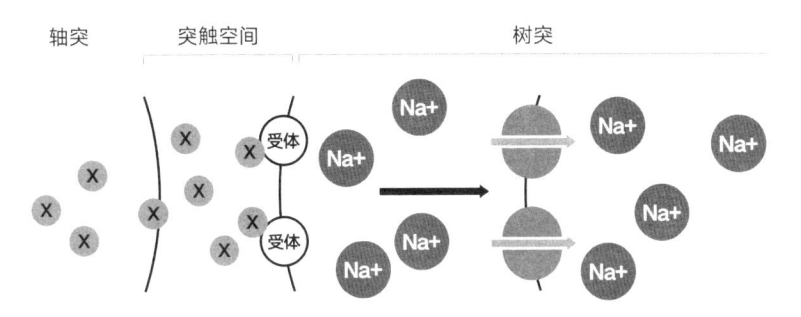

图 8-1　神经递质受体层面的信号整合

但是请注意，在这个阶段，树突虽然接收到了电信号引发的膜电位变化，但这还不足以触发新的动作电位。这就像你用指尖轻轻碰了一下第一块多米诺骨牌，它也许会轻轻晃动，但不会倒下；一旦手指移开，骨牌仍会重新站稳，什么都不会发生。

然而，如果在极短时间内（以毫秒为单位）有更多的 X 分子释放，并与更多的 X 受体结合，促进产生新的离子流动，那么前后两次电压变化就有可能在时间上略有重叠——前者尚未彻底消退，后者就已出现。这个机制保证了突触前的神经信号能以相对定量的方式传导到突触后——上一个神经元动作电位产生的频率越高，神经递质释放的频率就越高，下一个神经元细胞膜的电压变化就越密集，累积的电压也就越有可能达到触发动作电位的阈值。

类比来说，这就像你用手指连续多次推动第一块骨牌，那么它最终倒下的概率就会大大提高了。

第二层整合发生在不同神经递质之间。

上一节讲过，不同神经递质所携带的信息可能是完全不同的，有些起到了激活神经元的作用，如乙酰胆碱和谷氨酸；有些则起到了抑制神经元的作用，如 γ - 氨基丁酸和甘氨酸。具体而言，前者会打开阳离子通道，允许钠离子和钙离子进入细胞内，从而提高细胞内的电压；后者则会打开阴离子通道，允许氯离子进入细胞内，从而降低细胞内的电压。这个过程如图 8-2 所示。

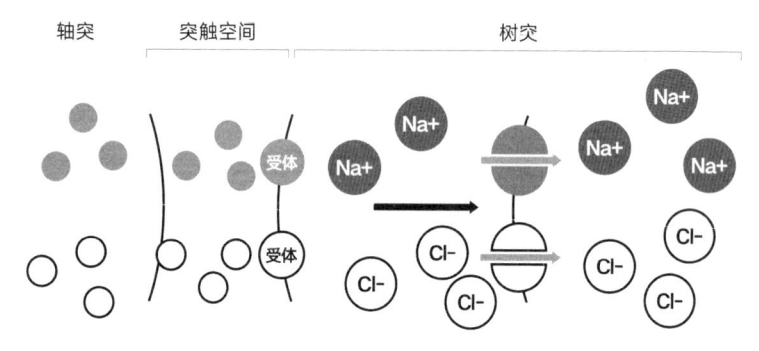

图 8-2　不同神经递质之间的信号整合

假设树突的某个部位同时存在两种作用完全相反的神经递质受体，会发生什么呢？两种受体蛋白质同时打开，带正电的钠离子、钙离子和带负电的氯离子通过不同的通道同时进入细胞。对细胞膜的整体电压来说，其影响一正一负，形成相互抵消的效果。就好比一边有人推倒多米诺骨牌，另一边却有人试图把它扶正，两股力量相遇，最终可能谁也无法让骨牌彻底倒下。

第三层整合则发生在树突的不同位置。

与每个神经元通常只拥有一根轴突不同，树突是呈树状分支的复杂结构。从细小的末梢开始，树突不断分叉，逐层汇聚，最终连向靠近细胞体的主干区域。你可以把它想象成一棵倒长的大树：无数"叶子"收集信号，通过"树枝"逐层传导，最后集中到"树干"进行处理。这个过程如图 8-3 所示。

这种分支结构带来了非常复杂、有趣的结果。我们可以设想，

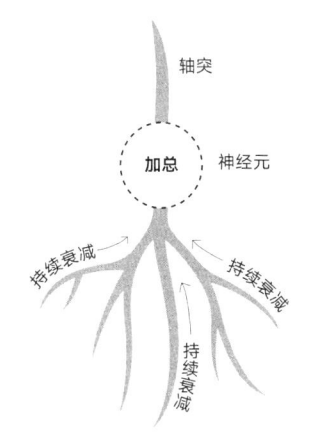

图 8-3　树突不同位置的信号整合

如果电信号来自较长的树枝末端，距离树干很远，那么它在传输过程中就会持续衰减，最后到达树干时会比较弱。而且，电信号传输的速度是恒定的，它出现的位置越远，就需要越长的时间才能到达树干。相反，如果电信号出现的位置比较靠近树干，它就能更快、更保真地传输到树干。而在树干部位，神经元还会再次整合来自不同树枝的电信号，做最后一次加总。如果此时汇聚的电信号强度足够大，能够引起动作电位的产生，神经元就会整体活动起来；否则，电信号就到此为止，神经元会表示信号收到，但我对此不感兴趣！

正是因为具备了这些多层次的整合机制，神经元才能像高度精密的计算机那样工作。要知道，人脑的每个神经元平均拥有超过一万个突触，它们接收的神经信号频率不同、影响各异，向细胞体传输的路径和距离也有很大的差异。所有这些信号最终都会被整合到一个关键位置——轴突与细胞体之间的"交汇点"，也就是靠近轴突根部的区域。只有当这个位置的电压变化累积到足以突破"启动阈值"，神经

元才会真正被激活，产生动作电位。这个动作电位随后沿着轴突向前传导，直达末端，并传递给下一个神经元。

- **作为"计算机"的神经元**

下面我会以"老鼠躲猫"为一个假想例子，帮你理解神经元的整合和计算能力。

一只老鼠在出窝活动时，需要时刻提防猫的出现。那么，它是怎么判断附近有没有猫的呢？

假设老鼠大脑中有一个神经元，专门负责检测猫的气味，我们称之为"猫气味神经元"。当猫距离老鼠非常远时，猫的气味非常淡，这时猫气味神经元的树突检测到的信号很弱，不足以产生动作电位，老鼠就可以安心活动。但如果猫在不断靠近，猫的气味越来越强烈，猫气味神经元的树突就会不断地被这种信号刺激，而当信号强到一定的程度，它们彼此叠加，就可能足以让猫气味神经元开始活动。这就是我们刚刚讨论的第一层整合过程。

在这个例子里，猫气味神经元起到了评估信息强度的作用。它有点像计算机科学里的阈值逻辑门电路，只有在信号强度到达某个阈值时才会产生输出。

当然，想要判断猫的存在，光靠气味似乎还不够。老鼠的脑中一定还有各种类似的神经元，如猫形状神经元、猫颜色神经元、猫叫声神经元等，分别用来识别猫的形状、颜色、叫声等，提供来自不同"渠道"的信息。

那么，这些信息在何处汇总呢？还是在某一个神经元汇总，我们就叫它"猫神经元"。假设猫神经元通过三根不同的树突，分别接收来自猫形状神经元、猫气味神经元和猫叫声神经元的信号，然后进行信息汇总和判断，那么，只有这只动物形状像猫、气味像猫、叫声也像猫，才足以激活猫神经元，让老鼠知道猫的存在，如图 8-4 所示。如果只有一两个信号出现，整体强度不够，猫神经元便不会被激活。这就是我们刚刚讨论的第三层整合。

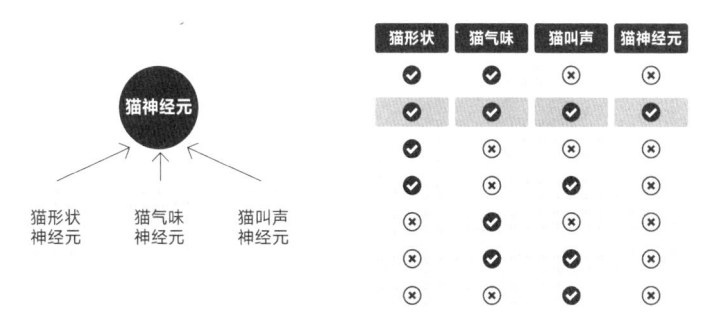

图 8-4 猫神经元激活的条件

这两个例子展示了神经元的整合能力。那么更进一步来说，神经元是如何通过计算，在各类信息中做出权衡和取舍的呢？

还是用猫神经元来举例。假设老鼠大脑中的猫神经元被激活了，向它发出警报：附近有猫，赶紧躲回洞里！问题是老鼠又特别饿，急着找食物，那它到底要不要冒险呢？

我们设想老鼠脑中还有一个"觅食神经元"，它的作用是让老鼠去找食物。这个神经元也有三个树突，分别接收三种截然不同的信息：我是不是很饿、周围有没有食物，以及周围有没有猫。

如果前两个树突有信息输入——我很饿，而且周围有食物，觅食神经元就会被激活，老鼠会直奔食物而去。但如果这时猫出现了，第三根树突就会传来猫的信号，对觅食神经元产生抑制作用。这样一来，如果老鼠不是很饿，激活信号就会被抑制信号覆盖，觅食神经元无法活动，老鼠也就会躲回洞里。但如果老鼠实在是太饿了，激活信号非常强，猫信号不足以抵消它的影响，那么觅食神经元就会继续活动，老鼠就会在猫的威胁下冒险去找吃的。整个过程如图 8-5 所示。这就是我们讨论的第二层整合。

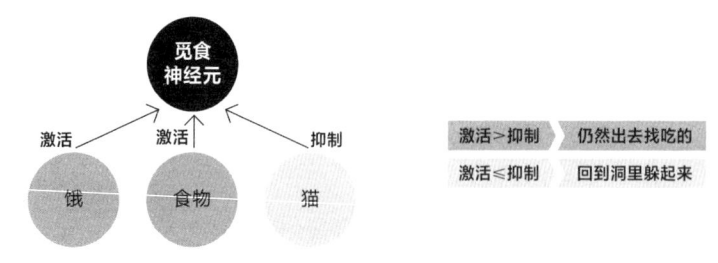

图 8-5　觅食神经元的激活过程

我们再深入一步思考：假设这只老鼠实在太饿了，要躲着猫出去觅食。那么，它是怎么判断猫的具体方位，以保证自身安全的呢？

这时，我们还要考虑一个新的因素：时间。因为不同树突接收到的信号可能并不是同时到达，神经元就有机会通过比较它们的先后顺序，来判断信号发生的时间差。

这种计算略微要烧脑一些。假设猫神经元的功能主要是通过猫的叫声来分辨其具体方位，那么它就需要有两个树突，分别接收来自左耳和右耳的猫叫声信号，而且只有两边的信号同时到达，猫神经元才会开始活动。

这时，我们要做一个不对称的区分："左边猫叫声神经元"里，左耳信号的树突长，右耳信号的树突短；"右边猫叫声神经元"的情况则正好相反，如图 8-6 所示。

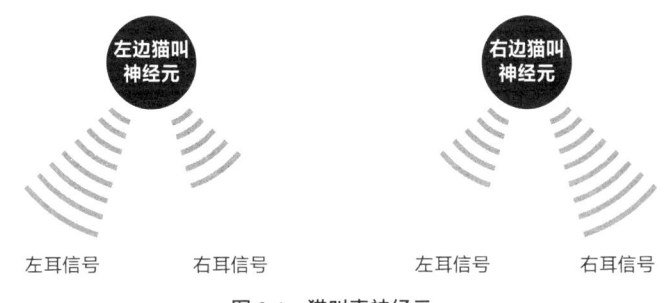

图 8-6　猫叫声神经元

这样一来，如果猫在老鼠的左边，它的叫声就会先传入老鼠的左耳，左耳的神经信号也会更早进入大脑。但左边猫叫声神经元的树突更长，信号在树突上的传输时间更久；与此同时，右耳的信号虽然稍晚进入大脑，却走的是更短的树突路径。结果是两个信号同时到达树干部位，左边猫叫声神经元加总信号后开始活动。这样一来，老鼠就能分辨猫的具体方位了。我们所说的"听声辨位"，靠的正是神经元对信号时间差的精密计算。

你看，一个小小的神经元，就能完成如此复杂的信号识别与信息处理。而人脑中大约有 860 亿个神经元，每个神经元平均接收来自一万个突触的输入。这些神经元协同工作、分工明确，构成了一套庞大而精密的计算网络，支撑着人类多样而丰富的思维和行为。当然我们要知道，现实中的神经元计算远比这个"老鼠躲猫"的例子复杂得多，后面的内容中我们还会继续展开讨论。

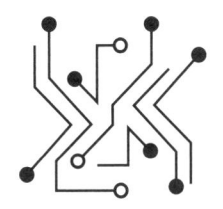

作为计算机器的脑

第三部分

我们是怎么感知和理解这个世界的？
从感觉输入、运动输出到基于经验的学习，
这一部分展示的是脑在感知和计算上的高效机制，
背后藏着许多精彩纷呈的设计。

上一部分讨论了脑的基本结构和功能单元——神经元。我们看到，即便是微米尺度的神经元，也能完成复杂而精密的计算。这一部分将以神经元为建筑材料，构造一台在尺度和功能上都更为恢宏壮观的计算机器——脑。

本书开篇就提到过，在不同的年代，人们总是习惯于把脑类比成各种自己更为熟悉的复杂系统，比如早期的水渠和电话，后来则是集成电路和电子计算机。当然，我们也已经知道，人脑的具体结构和电脑有本质区别。但如果从更宏观的层面来看两者的基本功能，它们之间确实存在某种巧妙的相似。

电脑本质上是一台能够根据不同的输入产生相应输出的计算机器。输入可以来自键盘的敲击、鼠标的点击，也可以来自摄像头和话筒等媒体输入设备；而输出可以是一个运算结果、一个网络地址、一个文件，也可以是一段编辑后的媒体信息。输入与输出之间的转换规则既可以是预设的、写入硬件的，也可以由程序代码动态决定。

从这个角度来看，动物的脑也具有类似的基本功能——它帮助动物应对瞬息万变的自然环境，增加其生存和繁殖后代的机会。动物脑的输入可以来自外部环境，如光线、声音和气味，也可以来自动物自身，如对自身营养状态的感知；输出则往往表现为不同的行为，如逃跑、争斗、进食和交配。和电脑一样，动物脑的输入和输出之间的运算法则可以是固定的，例如饥饿总是能引起食欲；也可以根据经验不断调整，例如"一朝被蛇咬，十年怕井绳"。

这一部分，我们就从感觉输入、运动输出和基于经验的学习这三个角度，来讨论脑这台生物计算机器的基本功能是如何实现的。

09

视觉感受器：为何最精密的相机也比不过人眼

脑能够感知来自外部环境的多重信号。在佛法中有所谓"六根六尘"的说法，其中"六根"是指眼、耳、鼻、舌、身、意，对应的"六尘"则是色、声、香、味、触、法。可以看出，"色、声、香、味、触"对应的正是我们熟知的视觉、听觉、嗅觉、味觉和触觉。

"六根"中的"意"和"六尘"中的"法"的含义比较复杂，抛开佛法本意，我认为不妨将其理解为人体对自身状态的感知，例如是否饥渴、是否清醒、是否感觉寒冷等。

在这些感觉系统中，视觉在人类生活的信息获取中占据了压倒性的比重——超过 90% 的外界信息都通过视觉而来。因此，我们从视觉系统开始，来看看脑是如何接收、处理感官输入的。

- **视觉系统的输入**

抛开技术细节不谈，任何一种外部环境信号想要转换为脑的感觉输入，都有以下三个关键步骤。

第一，神经信号转换。外部环境中的物理或化学信号，必须先被感受器转化为脑可以"读取"的语言——也就是单个神经元的电活动信号。

第二，基本信息收集。在神经信号转换的过程中，单个神经元要收集外部环境信号的一些基本信息，例如光的颜色和位置、气味的具体特征等。

第三，复杂信息整合。多个神经元会对其采集的信息进行比较、处理和整合，从而形成对外部世界更丰富、更精准的整体感知。

顺着这个逻辑，我们来看看视觉系统的输入是如何进行的。

视觉系统所感知的环境刺激的性质很简单，就是光。更准确地说，是特定波长的电磁波。而承担感光任务的器官，自然就是眼睛。

不同动物的眼睛结构和功能千差万别：最简单的眼睛可能仅由两个细胞组成，只具备分辨光暗的能力；而最复杂的动物眼睛，例如人类和章鱼的眼睛则拥有复杂的光学结构和高超的图像识别能力。

实际上，眼睛这个器官在进化历史上很可能独立出现过多次。而考虑到视觉信息对生物生存和繁殖的巨大价值，这一点并不令人感到意外。但特别值得注意的是，所有动物的视觉系统当中，负责直接感光并把光转换为神经电信号的核心元件是高度接近的。这说明整个动物世界感光能力的进化可能只发生了一次，此后一直被广泛和持久地利用和继承。

这种能直接感光、并将光信号转化为神经电信号的核心元件，是一种名为"视紫红质"的蛋白质复合物。它由两个成分结合而成——一个名为"视蛋白"的蛋白质，另一个则是名为"视黄醛"的小分子有色物质。当光子接触到视紫红质时，光子所携带的能量会被视紫红质吸收，而这会导致视蛋白和视黄醛分离，进而启动神经元内一系列的化学反应，最终导致细胞膜上的离子通道被打开或关闭，细胞膜内外的电位出现变化。这样一来，光信号就被转换成了神经元内的电信号。

顺便说一句，视黄醛的前身是维生素 A，而人体无法自行合成维生素 A，必须通过饮食摄取。这也解释了为什么如果长期缺乏富含维生素 A 的食物，比如胡萝卜或动物肝脏，眼睛的感光能力会显著下降，严重时甚至可能导致夜盲症。古人常说"吃肝明目"，医学之父希波克拉底曾建议夜盲患者蘸蜂蜜生吃牛肝，本质上也是为了补充维生素 A。当然，我们有了现代科学知识，如果真遇到类似的问题，直接服用营养补剂就可以了。

在人眼的内部，视网膜上密密麻麻地排布着超过 1 亿个负责感光的神经元，它们当中都携带着视紫红质这样的感光元件，如图 9-1 所示。当外部光线通过眼球的折射击中视网膜时，被光照亮的神经元就会被激活并产生电信号，视觉产生的第一步就被启动了。

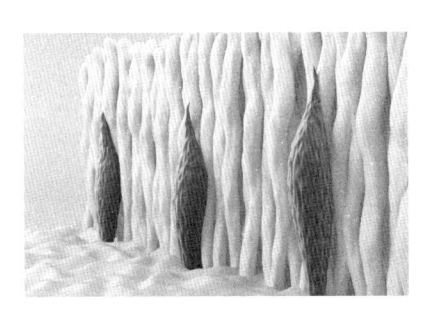

图 9-1 视网膜上的感光神经元，包括细长的视杆细胞和短粗的视锥细胞

• 动物眼睛为什么更厉害

眼睛感光的过程可能会让你想到数码相机。拿手机里常用的 CMOS 感光芯片来说，小小一枚芯片上密布着数以千万计的像素点，每个像素点都是一个微型的感光二极管，可以将光信号转换为微弱的电流变化，再通过信号放大和转换最终生成我们能看到的图片。但与 CMOS 感光芯片相比，动物眼睛的感光过程有两个重大的不同。

第一，动物眼睛的动态检测范围更广，能同时检测到非常明亮和非常黑暗的信号。

只要你用手机拍过照片，肯定遇到过类似的情况：夜晚明月当空、星光点点，用肉眼看得分明，用手机拍下来却是一片漆黑；眼前的美景在你看来光影迷人，拍出来却天光惨白，细节尽失。原因就在于手机相机的"动态范围"有限。地球上天然光源的动态范围大约是八个数量级，从正午刺眼的阳光到夜空微弱的星光，其光强相差大约一亿倍。但受限于感光二极管的技术指标，手机相机的动态检测范围大约只有三到四个数量级，比这个范围更亮或者更暗的光信号就会被统一处理成惨白或纯黑。

但是，动物眼睛的动态检测能力要比相机强得多。人眼视网膜上主要的感光细胞被称为视杆细胞，数量大约是 1.25 亿个，它们有极强的信号放大能力。在视杆细胞上，单个光子被视紫红质吸收，后续能影响细胞膜上大约 200 个离子通道的开关，改变神经元细胞膜大约 1 毫伏的电压。这样一来，一个属于微观世界范畴的信号（单个光子）就被转化成了宏观可感知的信号（1 毫伏电压波动）。正是这种信号放大能力，赋予了人类眼睛极高的感光能力。

早在半个多世纪前，科学家就发现，人眼可以主观感知到极其微弱的光信号，甚至是只有几个光子的存在。到了 2016 年，研究者进一步证明，哪怕只有一个光子落在视网膜上，也有可能被人眼察觉——这几乎已经触及了光感知的物理极限。

但同时，人眼视杆细胞的感光范围能完美适配自然光源的明暗变化。毕竟，如果仅仅是光敏感度极高，人眼在明亮的阳光下只会看到一片白茫茫，就像看过曝的照片。人眼的感光范围之所以能完美适配自然光源的明暗变化，主要是因为视网膜的两个特殊能力：一方面，CMOS 感光芯片上各个像素的敏感度是被统一设定的，但人眼的像素，也就是视网膜上的感光细胞的光敏感度却是可以独立快速调节的。如果视网膜上一个区域接收到的光线强，它会快速降低这部分感光细胞内部的离子浓度，从而降低这个区域的光敏感度，同时其他区域的光敏感度不受影响，这便保证了人眼能够看到明亮和暗淡并存的风景；另一方面，在环境光强整体发生变化时，如从夜晚到白天、从室内到室外，只需几分钟时间，人眼就能通过调节视紫红质的储备量，完成对整体光敏感度的适应，从而在更大范围内保持清晰的视觉感知。

当然，考虑到人眼调节整体的光敏感度需要几分钟的时间，早上起床时还是不要"唰"一下直接拉开窗帘为好，起码给我们宝贵的眼睛一点适应白天环境的时间。

第二个区别是，动物的眼睛有非常专注的色彩感知能力。

CMOS 感光芯片本质上并不区分色彩，任何波长的光子到达感光芯片都可以激发电流信号。想要用手机拍出彩色照片，工程师需要在 CMOS 感光芯片的像素点上方安装不同颜色的滤镜。例如，某个像素点上方有一个绿色的滤镜，只有绿光可以通过这个滤镜并投射在该像素点上，这个像素点就只能检测绿光。理论上说，通过添加特定的滤镜，CMOS 感光芯片可以检测任意的色彩，包括人眼无法识别的红外光和紫外光。举一个极端的例子，在手机摄像头外面蒙上一层黑色胶带，彻底阻挡可见光穿透，甚至可以把手机变成一台能检测高能射线辐射的机器。这是因为 CMOS 感光芯片可以无差别地检测各种电磁信号，在可见光被彻底阻断后，它记录下来的信号就是穿透能力更强的高能射线辐射了。CMOS 感光芯片的色彩感知原理如图 9-2 所示。

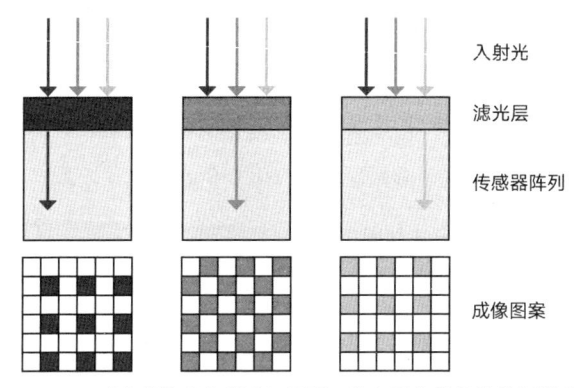

图 9-2 CMOS 感光芯片的色彩感知原理，从左到右的箭头分别代表红光、绿光和蓝光

但动物眼睛的情形大为不同。以人眼为例，人眼中负责色彩感知的视网膜细胞，即视锥细胞，有大约 700 万个，集中在视网膜的中央。视锥细胞分为三类，分别利用三种类似于视紫红质，但结构与视紫红质稍有差异的感光蛋白，来分别检测红光、绿光和蓝光——三种

光的峰值敏感度波长大致为 575 纳米、535 纳米和 445 纳米。人类能感知的所有色彩大约有 1000 万种，而它们其实都是这三种"原光"按不同比例调配而成的。

看到这里，你可能会有一个疑问：CMOS 芯片能检测任意波长的光，人眼却只能区分三种，怎么反而说人眼更强呢？

因为人眼的色彩感知本质上不是为了完整覆盖自然界存在的所有色调，而是为了专门检测对人类生存至关重要的那些色彩。毕竟，生存和繁殖才是生物的头等大事。

举一个具体的例子。哺乳动物的眼睛整体的色彩感知能力不算出众，如鼠、猫、牛、马的眼睛都只有绿色和蓝色两个色彩感受器，这可能是因为哺乳动物的祖先长期生活在黑暗的地下和洞穴中，而这些环境光线暗淡，分辨色彩对它们来说没有太大的生存价值。但在大约两千万年前，灵长类的祖先眼睛中负责检测绿光的色彩感受器的基因发生了复制错误，由一个拷贝变成了两个。之后，这两个拷贝又发生了一些微小的序列变异，使其眼睛的色彩识别能力分别对应了绿光和红光。当然，也有研究认为灵长类祖先的眼睛是先发生了色彩识别能力的变异，之后才出现了基因复制错误。

不管哪种解释是正确的，最终结果都很明确——因为这次突变，人类、猩猩、狒狒和猕猴这些在亚洲和非洲大陆生活的灵长类动物的眼睛从此具备了三种色彩感受器，也就是多了一种感受红光的。相应地，生活在美洲大陆的灵长类动物，除了人类和白天活动的吼猴，大多数的眼睛还是双色视觉。

这种新生的红光感受器能帮助灵长类动物在绿色的丛林中准确找

到成熟的水果，对其生存和繁衍的意义不言而喻，因此都被长期保存和传递了下来，甚至不少灵长类动物还因此在发情期进化出了鲜红的臀部，用于吸引异性的注意。

这个例子很好地说明了色彩感知的存在，本质上是为了帮助动物更好地识别那些对其自身生存和繁衍至关重要的环境信息，如食物、配偶、天敌。

- **脑与外部世界**

将动物眼睛与 CMOS 芯片的差异放在一起比较，我们不仅更容易理解视觉系统的巧妙设计，也能进一步思考一个更深层的问题：脑与外部世界之间到底是一种怎样的关系？

唯物主义和唯心主义是传统哲学思考的核心命题之一，前者认为世界的本质是物质的，人只是被动地接收来自物质世界的信息输入，正如霍布斯（Thomas Hobbes）所说的"物体是独立的客观实在"；后者则认为世界的本质是精神的，是人的意识从无到有创造出了外部世界的想象，正如贝克莱主教（George Berkeley）所说的"存在即是被感知"。

但是，基于上面的讨论，更合理的解释可能正好在两者之间。

用哲学家康德的话说，我们永远无法理解客观世界的真面目，而只能尽力去追求理解它的"表象"，原因在于人脑存在一套与生俱来的、无法改变的认知事物的特殊机制，也就是他所谓的"先天认知形式"。换句话说，**人与其说是在观察外部世界，不如说是在用自身固有的思路乃至偏见往外部世界上套。**在视觉信息采集的第一步，我们就已经看到了"先天认知形式"的威力和束缚。

地球环境中的光信号绝大多数来自太阳光，而太阳的核聚变已经进行了约 46 亿年，无数光子穿越 1.5 亿公里到达地球，不会因为地球上渺小的生物而发生任何改变。但是，地球上的生物却可以根据自身的需要来采集一部分特定的光信号，并利用这部分光信号在脑中重建视觉空间。显然，每个物种、每个生物个体脑中所接收的视觉信息都不同，重建的视觉空间当然也各不相同。从这个角度说，物质世界固然不是源自纯粹的想象，但也绝不是忠实地影射到我们的意识之中的。就拿色彩感知来说，人眼已经按照红、绿、蓝三种色彩预先设置了感知世界的"认识形式"，我们也就只能通过这三个通道理解世界的色彩，在此之外的光波与人类的视觉无关。**因此，与其说是人眼在完整采集各个波段的光信号，倒不如说是人眼预设了三把尺子，用且只用这三把尺子去丈量世界。**

以人类的视觉为基准，昆虫有更强悍的视觉分辨能力。例如，青凤蝶的眼睛有 15 种色彩感受器，其对蓝紫色光区的色彩有极其细致的分辨能力，甚至还能看到人无法感知的紫外光。在青凤蝶的视觉世界里，"五彩斑斓的蓝"绝不只是一句文字游戏，而是真实存在的现实。即便同样是人类，不同个体的视觉分辨能力也是不同的，例如有一小部分女性个体的眼睛被证明拥有四种色彩感受器。也就是说，当两个人面对同一个场景时，她们眼中看到的可能是截然不同的风景。

这一节讨论的仅仅是视觉信息输入的第一步，在后面的内容我们会看到，伴随着信息的一步步加工处理，每个人脑中的世界还会出现更大的差异——遗传背景、经验和精力、情绪和精神状态的差异,都会进一步改变每个个体脑中视觉空间的模样。**一千个人眼中有一千个哈姆雷特**,这不仅是一句文学修辞,更是我们的脑每分每秒都在做的事情。

10

视网膜：如何提取有意义的视觉信息

上一节讨论了眼睛是如何将光信号转换为神经电信号，并同时采集关于光信号的某些简单信息（如色彩）的。如果是手机里的一个 CMOS 感光芯片，它的使命就到此为止了——在按动按钮进行拍摄的一瞬间，它忠实地采集从手机摄像头投射进来的光子及其对应的色彩，并把这些信息传送给手机处理器，最终变成我们能随时翻阅的手机里的照片。

但视觉系统的能力不止于此，它能够对采集到的光信号进行初步加工，从中提取各式各样的视觉信息。当这些信息最终呈现在脑中时，它已经不仅仅是一张需要被"人"认真解读的照片，毕竟它和它的解读者是一体的。在这张照片上，已经附加了一系列重点突出、层次分明的信息备注。

举个例子，你在上网的时候肯定遇到过需要输入验证码的情况，比如要辨认并输入图片上的几个数字，如图 10-1 所示。网站之所以让用户进行这一步操作，一般是为了防止有黑客用饱和攻击的方式暴力破解其登录信息。而这种验证方法现在之所以还能成立，恰恰是因为至今为止，哪怕是在最先进的算法的加持下，计算机也不能准确辨认出这些图片中对人眼来说一目了然的数字。这足以说明单纯的光学信号和有意义的视觉信息之间的巨大差距。

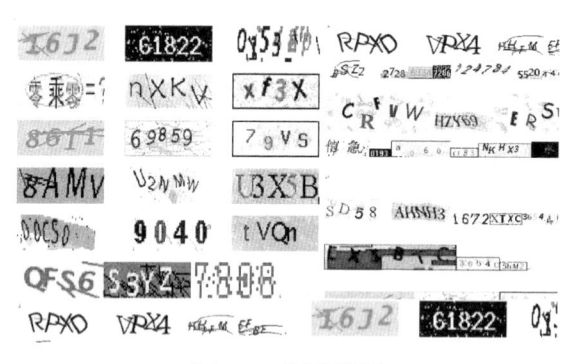

图 10-1　各类验证码

视觉信息的提取和处理更多地发生在大脑皮层上，但这个过程在视网膜上就已经开始了。具体来说，在视网膜上进行的视觉信息提取和处理主要有三个作用：**一是空间位置提取，二是明暗边界识别，三是色彩辨认。**

- **空间位置的提取**

视网膜上进行的视觉信息提取和处理的第一个作用是空间位置提取，也就是眼睛能判断出光是从哪个地方投射过来的。

在地球环境中，我们可以认为光几乎始终是沿直线传播的。外部世界的光在进入眼球之后，会经过角膜和晶状体的折射投射到视网膜上，在视网膜上形成一个倒立的微缩投影。根据光在视网膜上的照射方位和光折射的角度，脑很容易倒推出光源的具体位置。因此，在动物的所有感觉系统中，视觉系统能够为个体提供最准确的空间位置信息。

前面讲过，人眼的视网膜上紧密分布着 1 亿多个能够直接感光的细胞，即视杆细胞和视锥细胞，我们可以把人眼看成一台 1 亿像素的数码相机。考虑到人眼视网膜的面积约为 10 平方厘米，几乎是全画幅数码相机 CMOS 感光芯片面积的两倍，而后者通常拥有 2000 万～3000 万个像素点，我们可以得出一个结论：人眼的像素密度实际上远高于当前高端数码相机，因此其空间分辨率也更强。顺便说一句，人眼视网膜的中央部位（直径约为 1.5 毫米的圆形"中央凹"）的感光细胞密度和空间分辨率还要更惊人。

那么，视网膜上的感光细胞所记录的空间位置信息是如何进入脑的呢？

CMOS 感光芯片内置了专门的电路系统，能够逐行逐列地依次读取每个像素点所产生的电流信号。也就是说，我们可以把一张拍摄好的照片看成一个二维网格结构，每个像素点对应一个具体的空间位置，并记录着该位置的光强信息（即电流值）。如果考虑不同颜色通道的信息，这张图像甚至可以被视为一个包含多个维度的三维矩阵。正是通过这种方式，CMOS 芯片不仅采集了光强，还同步完成了对空间位置信息的精确记录。

动物的视觉系统当然也有这样的能力。在将光信号转换为神经电信号之后，视网膜上的每个感光细胞都能通过多层神经突触的传递，将神经电信号传入脑中。在每一层突触传递的过程中，神经元的轴突投射方位固然不是直线连接的，也存在扭曲和变形，例如视网膜中央位置采集到的光信号会被增强、放大，周围区域采集到的光信号则较容易被忽略，但依然保持了稳定的拓扑结构，从而保证视觉信号的空间结构在传递过程中是高度稳定的。

打个比方，如果我们视野前方有一只黑兔和一只白兔紧紧相依，那么在视网膜上，黑兔和白兔反射的光线将会激活相邻的两群感光细胞，经过层层的信号传递，即便存在扭曲和变形，但最终传递到脑中时，仍然还是相邻的两群神经元来分别接收黑兔和白兔的信号，如图10-2 所示。

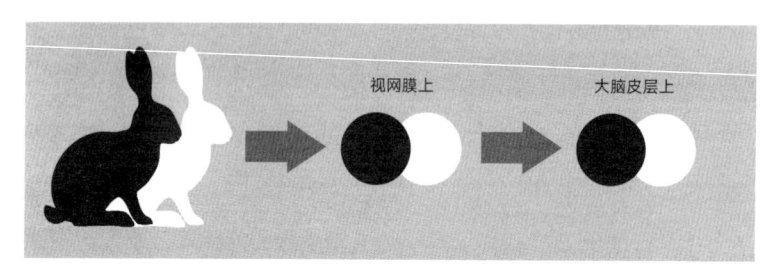

图 10-2　视觉系统对空间位置信息的处理

因此，视觉系统可以将环境光信号所蕴含的空间信息记录和传递下去。从这个意义上说，当我们睁开眼睛看到世界的时候，我们确实可以认为大脑皮层上也会出现微缩的对应画面。

- **明暗边界识别**

但这还不是视觉系统的能力极限。视网膜绝不仅仅只是被动收集、传输光信号和它对应的空间位置,还会对接收到的光信号进行加工处理,从中提取出更丰富的空间信息。这是它的第二个作用。

一个反直觉的现象是,在视网膜的感光细胞把光信号转换为神经电信号,并进一步向脑传输时,其空间分辨率其实是被大大压低的。1亿多个感光细胞会将电信号传递给大约100万个视网膜节细胞,随后这些节细胞会通过极长的轴突将电信号直接送入脑中。仅仅在这一步,我们可以粗略地认为视觉系统的空间分辨率降低到了原来的1%。打个比方,这就像你花大价钱打印了一张1亿像素的高清照片,然后马上就用低端复印机随便复印了一份拿去张贴,简直是个无厘头的操作。[1]

但有意思的是,恰恰是在这个主动损失空间分辨率的过程中,视网膜完成了对视觉空间信息的进一步加工处理,让人眼对某些重要信息更加敏感。

这个过程略有一些复杂,下面我们尽量抛开技术细节,用一个极简模型来证明。

假设有一个简单的眼睛,其中仅有100个彼此靠近且排成10行10列的感光细胞。这些感光细胞都把神经电信号传递给同一个视网膜节细胞,如图10-3所示。这样一来,这个节细胞并不只是接收单一位置的光信号,而是整合了这片区域内所有感光细胞的信息,能够

---

[1] 需要注意的是,考虑到临近感光细胞接收到的信号往往较为类似,视网膜节细胞损失的分辨率并没有100:1这么夸张。可以将其类比为JPEG图像压缩:虽然大幅减少了文件所占存储空间,但对图像清晰度的影响相对较小。

"看到"一块比任何一个单独感光细胞更大的视野范围。这种节细胞所能覆盖和感知的区域被称为它的"感受野"。

当然,如果节细胞仅仅是对这些来自感光细胞的神经电信号进行简单加总,那么这个过程没有任何实际价值。但事情不是这么简单的,在这 100 个感光细胞之间还有一种叫作"水平细胞"的中介,它让感光细胞之间可以彼此通信,如图 10-4 所示。

图 10-3
感光细胞向视网膜节细胞传递神经电信号

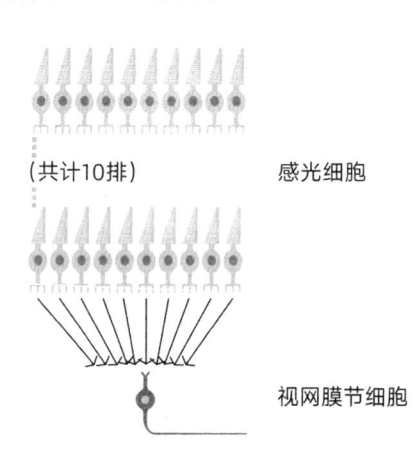

图 10-4
水平细胞的工作原理

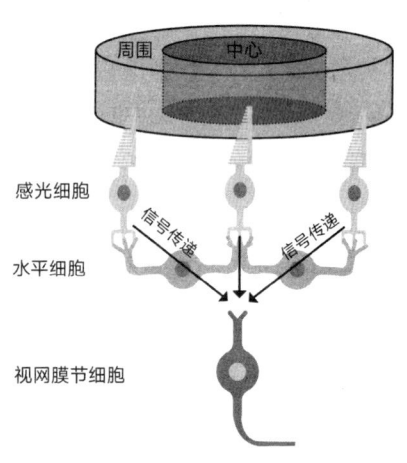

水平细胞的存在让相邻的感光细胞之间可以彼此影响——当一个感光细胞被光激发时，它会通过水平细胞来抑制周围感光细胞的活动。这样一来，虽然这个视网膜节细胞接收光信号的范围覆盖了100个感光细胞的观察范围，但在这个范围中，让节细胞"印象"最深刻的是一个中心有亮光、周围保持黑暗的场景；而且中心越亮、周围越暗，节细胞接收到的信号越强。

基于感光细胞彼此抑制的工作模式，你可能会想到，如果视野四周都非常亮，那么中心区域的信号可能会被深度抑制。以图10-5所示的"赫曼方格"为例，我们会在白色线条的交汇处"看到"并不存在的黑点。这可能就是因为这个位置四周都是明亮的白色，它们对感知中心区域的感光细胞施加了强有力的抑制作用，于是让我们误以为那个区域没有光线照射，进而"看到"一个黑点的存在。

图 10-5　赫曼方格

事情还没完——除了水平细胞，感光细胞和节细胞之间还有另一层中介，也就是双极细胞。它们位于视网膜的中间层，接收来自感光细胞的信号，并将处理后的信息传递给节细胞（图 10-6）。双极细胞的一个关键功能，是能够调节信号传递的"符号"：有些双极细胞在接收到正向信号时会激活节细胞，而另一些则在接收到负向信号时才会激活节细胞。这种正负相反的处理方式，使得我们能够识别两种互为反像的视觉场景：一种是"中心明亮、周围黑暗"，另一种是"中心黑暗、周围明亮"。因此，人眼获得了对明暗变化极为敏感的检测能力。

图 10-6
双极细胞的工作原理

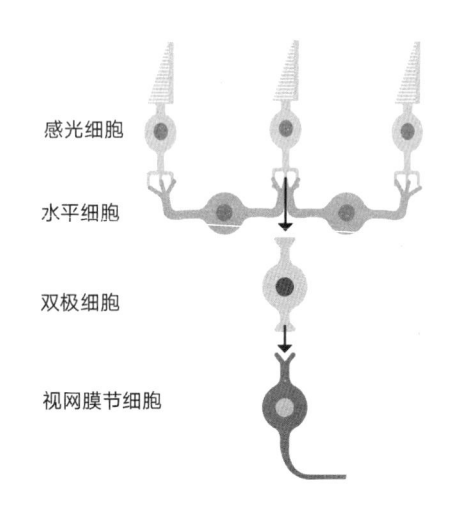

那么，这种能力有什么用呢？

人眼不是数码相机，数码相机的价值在于尽可能清晰、写实地拍摄出尽可能多的环境细节，但动物进化出发达的视觉系统是为了帮助自身更好地适应环境，更好地生存繁衍。要知道，假设人类的祖先在阳光照耀下的非洲草原活动时要关注每一个进入眼睛的光子，那么其视觉系统一定是严重过载的，因为这意味着人眼要被迫处理铺天盖地而来的光信号。动物真正需要的能力，是把环境作为背景，并且能够捕捉这个背景图案上所有凸显出来的物体——它可能代表下一顿午餐、下一个交配对象，或者下一个将要到来的危险。

而想要在环境背景中识别并捕捉到这些物体，最好的方法就是忽略大片均匀的光线，主要关注光的明暗突然变化，因为后者可能意味着环境背景中出现了一些特殊的物体。前面讲的视网膜的构造，就让人眼对这种光信号的局部突然变化保持了最高的敏感度。

换句话说，在视网膜对光信号进行加工处理之后，人眼观察到的其实不是一幅油画，而是一幅从油画中提取出来的简笔画，它淡化了大量的背景信息，同时进一步突显出存在光线变化的位置。毕加索的名画《公牛》(图10-7)，就生动地呈现了人眼对物体轮廓的敏感度。

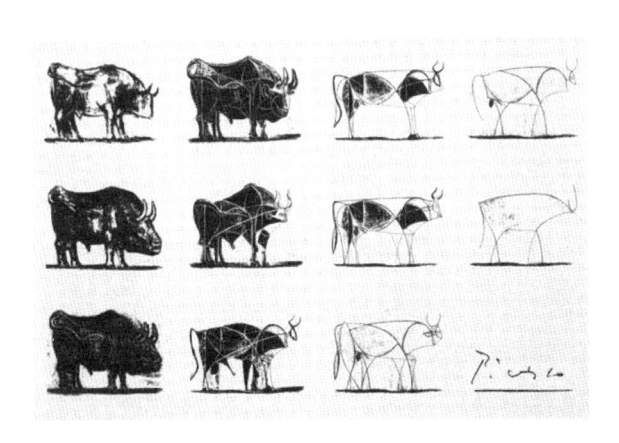

图 10-7　毕加索《公牛》

- **色彩的辨认**

  视网膜上进行的视觉信息提取和处理的第三个作用是色彩辨认。

  前面讲过，人眼的视网膜上有三种视锥细胞，分别感知红光、绿

第三部分　作为计算机器的脑　　105

光和蓝光。这三种感光细胞所产生的神经电信号相互叠加与比较，使人类具备了分辨成千上万种颜色的能力。就像画家只用少量原色颜料，便能调配出缤纷复杂的色彩世界。

色彩辨认的机制，与前文提到的明暗识别类似，同样依赖于不同感光细胞之间的信号整合与相互抑制作用。

我们仍旧设想有一个视网膜节细胞，它能够同时接收来自感知绿光的视锥细胞和感知红光的视锥细胞的输入，两者对节细胞的作用恰好相反，前者激活节细胞，后者抑制节细胞，且两者之间存在互相抑制。当单纯的绿光照射过来时，这个节细胞的电信号最强；当单纯的红光照射过来时，它的电信号最弱。当绿光和红光同时存在时，两种光的比例变化会逐渐改变节细胞的电活动强度。类似的现象还出现在蓝光和黄光（由红光＋绿光组合而来）之间。这样一来，这些节细胞就能非常敏锐地捕捉到特定的颜色，如一丛绿叶中的红色水果，也能精确地分辨出各种各样的红色，如大红、绯红、绛红、洋红、宝石红、铁锈红等。

根据这个模型，我们也能对生活中的一些视觉错觉现象做出合理的解释。

例如，如果长时间注视一个红色的物体，然后突然盯着一面白墙看，视野里有时会留下一个绿色的印迹。这就是因为长时间注视红色物体之后，感知红光的视锥细胞的感光能力被耗竭，那些原本可以被绿光激活、被红光抑制的节细胞的抑制作用被解除并开始自发活动，进而让人产生看见绿色的错觉。

又如，为什么手术室里的医护人员现在标配的着装不是白色，而是绿色的？原因正是他们在手术过程中需要长时间注视鲜红的血液。若身边的衣服是白色，眼睛容易产生绿色残影，使他们误以为衣物上布满绿色斑点。而绿色制服能有效中和这种错觉，让视觉更为稳定舒适。

再如，由于在视网膜上作用恰好相反的色彩就是我们常说的互补色，如红色和绿色、蓝色和黄色，因而在室内装修和平面设计中，人们经常使用互补色来营造具有冲击感的视觉效果。

除了色彩、空间位置与明暗边界，视网膜还具备运动方向识别等其他初步处理能力。但以上三个功能已经足以说明：虽然人眼可以高效、准确地接收来自外界的光信号，但这些信号在传入脑之前，已经经过视网膜的深度筛选与整合——无关信息被舍弃，关键特征被强化。

面对信息量近乎无穷的外部世界，人脑只能通过不断的取舍和计算从中提取对我们更有价值的信息。这显示了人脑的卑微，也证明了人脑的伟大。

视觉皮层：如何识别物体

上一节讨论了发生在视网膜内部的视觉信息处理过程。你可能已经注意到，神经系统的运作机制虽然在细节上颇为复杂，但其基本原理却并不难理解——神经元之间不断发出和接收电信号，并且这些电信号在传输过程中进行加总或者相互抵消。就是这么简单的运算规则，让脑能从丰富的环境光信号中提取出真正对动物重要的信息。

当然，视网膜对光信号的处理只是第一步，视觉信息会沿着视网膜的神经连线，通过一个名为"外侧膝状核"的中继站，最终进入大脑皮层，更准确地说是专门负责视觉信息处理的视觉皮层。视觉皮层位于大脑皮层的枕叶部位，大致就是后脑勺的部位，面积占整个大脑皮层的20%左右。在这一节和下一节，我们一起来看看在视觉皮层，视觉信息还会经历什么处理过程，并最终在视觉皮层构造出一个虚拟、失真、但却生死攸关的视觉世界。

- **脑"看"到的是什么**

在视网膜上，感光细胞的工作原理类似于数码相机的像素点，它会捕捉外部世界一个个点状区域的光线。尽管节细胞已经开始对信息进行初步的处理，但它的工作原理仍然与数码相机的像素点类似，只不过感光范围更大，且对明暗边界变化更敏感。

与视网膜上的信息处理不同，视觉皮层一个引人注目的特性是，它具有识别物体不同视觉特征的能力。如果说一幅风景画在视网膜那里变成了一幅简笔画，那么在视觉皮层这里，画面中的细节会被进一步丢弃，与此同时，视觉皮层会进一步对其进行数据的详细标注，如哪里有树，哪里有山，哪里有危险的天敌等。下面来看看这是如何发生的。

在直接接收视觉信息输入的视觉皮层，大部分神经元的识别对象不再是散落的光"点"，而是一束束光"线"，或者说是有一定长度和宽度的光"带"。更重要的是，不同的神经元有不同的最敏感的光带方向。例如，有的神经元只会在识别到垂直光带时活跃，有的神经元则只会在识别到向右倾斜45度的光带时活跃。这些神经元就是著名的"简单细胞"，它们代表脑开始利用来自视网膜的零散、初步的视觉信号（散落的光点），组装出有特定含义的视觉信息（有具体形状和朝向的光带）。

你可能会觉得"简单细胞"这个名字有点奇怪，其实它们之所以叫这个名字，是因为在20世纪50年代，美国科学家大卫·休伯（David Hubel）和托斯顿·威塞尔（Torsten Wiesel）最早发现并描述这些神经元时，认为它们的响应规律明确，比较容易理解。

第三部分　作为计算机器的脑

那么，简单细胞是如何利用来自视网膜的视觉信息并对其进行加工处理，最终识别特定的形状和方向的呢？

我们不妨做个简化版的推导。假设视觉皮层上有一个简单细胞，它能够接收来自视网膜上三个节细胞的神经电信号输入[1]，而且这个简单细胞没那么容易被激活，也就是说它被激活的阈值很高。只有这三个节细胞同时放电，这个简单细胞才会被激活，进而产生电信号，如图 11-1 所示。

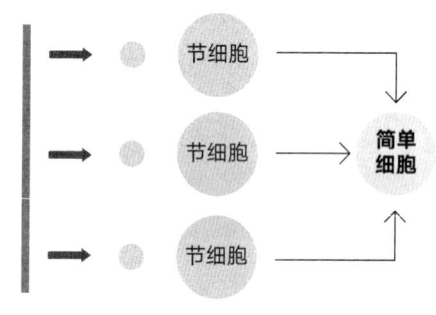

图 11-1 简单细胞被纵向光带激活

这样一来，这三个节细胞的空间相对位置就决定了这个简单细胞到底能"看"到什么。假设这三个节细胞位于视网膜中央，呈从上到下的纵向排列，那么当视野中央出现一条垂直方向的光带，且恰好能同时激活这三个节细胞时，简单细胞会接收到足够强的综合信号，从而被激活。相反，如果视野中央出现一个水平方向的光带，那么可能

---

[1] 当然，中间还需要外侧膝状核这个中介进行工作，但为了讨论方便，我们暂且忽略它。

只有某一个节细胞被激活，简单细胞也将对此"视而不见"，因为神经电信号的强度还没达到激活它的阈值，如图 11-2 所示。

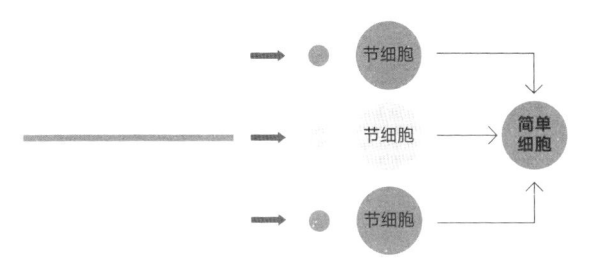

图 11-2　简单细胞无法被横向光带激活

因此我们可以说，面对复杂的环境，这个简单细胞只会执着地寻找并且"看见"自己视野中垂直方向的光信号。当然，如果它对应的三个节细胞的排列顺序变一变，这个简单细胞将会看到完全不同的东西。基于这种方法，我们可以在视觉皮层上构造出检测各个位置、各个方向光带的神经元。

套用一个计算机科学的概念，简单细胞的功能有点像一个与门电路，只有多个输入同时出现时，简单细胞才会形成新的输出，如图 11-3 所示。

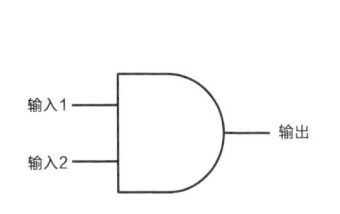

输入1	输入2	输出
0	0	0
0	1	0
1	0	0
1	1	1

图 11-3　简单细胞和"与门"电路

第三部分　作为计算机器的脑

事情到这里开始变得抽象起来了。利用这个简单的计算原则，视觉皮层会将外部环境的光信号彻底掰开揉碎再重组，从中提取出不同类型的视觉特征，供后续识别使用。

例如，当我们凝视一幅世界名画时，视觉皮层"看"到的根本不是完整、连续的画面，而是画面中不同维度的信息。我们可以想象一下，脑中有一群简单细胞专门"看"名画中水平方向的光信号，还有几群简单细胞专门"看"名画中其他方向的光信号，它们告诉脑，视野的哪个地方有一些水平和垂直方向的条纹，哪个地方又有一些倾斜多少角度的条纹，形成对形状和结构的基础感知。

基于类似的计算原则，我们也可以构造出能够提取其他视觉特征的神经元。例如，可以提取不同运动方向、不同颜色、不同光信号强弱变化频率等视觉特征的神经元。这样一来，一个画面就被拆分成了许多个图层——水平信号、垂直信号、45度倾斜信号；红信号、绿信号、蓝信号；左眼信号、右眼信号；等等。从蒙德里安的名画《百老汇爵士乐》（图11-4）可以看出，他显然深刻理解了人类视觉系统阅读方向的能力。

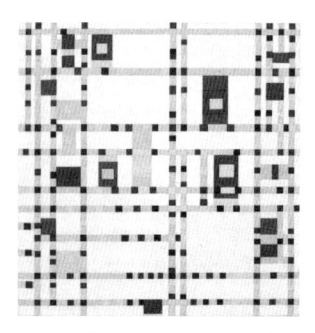

图11-4 蒙德里安《百老汇爵士乐》

- **"脑补"是如何发生的**

至此,有一个新问题等着我们:在这种计算方式下,脑需要对视野中的光信号进行反复、多次的处理,从中提取出各种各样的信息备用,但为什么要做这种看起来非常烦琐的处理工作呢?像数码相机那样,按动快门就瞬间保存所有精彩瞬间不行吗?

答案是不行。原因可能是,脑要留出充足的信息编码空间,方便我们更好地识别环境中恒河沙数的不同物体。数码相机不需要理解自己拍摄的照片究竟携带了什么信息,比如这里有一朵花,那里有一对恋人在亲吻,天空有一只蝴蝶飞过,因为那是看照片的人作为观察者需要自己完成的;**但脑不一样,它既是信息的记录者,也是信息的读取者,不能如此偷懒。**

而如果想要识别具体的物体,这种分门别类提取视觉信息的方法就提供了最多的可能性,让我们的视觉系统能够随意利用不同图层信息的组合,识别出所有可能的物体,甚至是识别出生物进化史上从未出现过的物体。

打个比方,你走在路上,看到一辆车迎面开来,此时你的视觉系统可能会做出这样的识别动作:首先,提取出四个圆形和一个车身轮廓,判断这可能是辆车;然后,提取出车头标志的信息,识别出是一条水平光带和一条垂直光带,组合起来像个字母 T,于是你知道这是特斯拉的标志;最后,通过色彩识别,它告诉你这样东西是黄色的。这三部分信息一加总,你就明白了,迎面开过来的是一辆黄色的特斯拉。

你看,人脑的视觉系统并不需要预设一个专门识别黄色特斯拉汽车的神经元，而是可以分别提取不同的视觉特征并对其进行无穷尽的组合，进而对现实世界中的物体进行充分的覆盖。换个角度来说，在进化史上根本不可能出现一个专门识别黄色特斯拉汽车的神经元，即使出现了也很容易失效——一旦车标变化或颜色更新，原有的专属神经元便彻底没有用了。

进一步来说，在同样规则的指导下，我们的视觉系统还能识别出客观世界根本不存在的物体。这可能是我们丰富的视觉联想能力的来源——"脑补"。

让我们从一个你早就习以为常的能力出发。

图 11-5 所示为一条虚线。按照我们通常的理解，所谓虚线，就是用散点或短线断续标示出的一条长直线。可是，你稍微琢磨下就会意识到，这条所谓的"长直线"其实并不是客观存在的，客观存在的只是许多在同样的高度排列在一起的水平方向的线段。那么，是什么让我们天然脑补出一条断断续续的长直线，而不是简单地把它理解成许多个小线段呢？

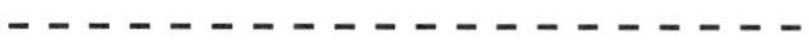

图 11-5　虚线

图 11-6 或许更能说明问题：在左侧一堆看似杂乱无章的线段中，我们可以看出或者说脑补出一条连续的曲线。这又是怎么发生的？

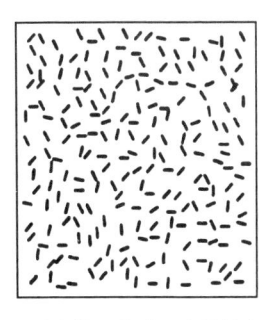

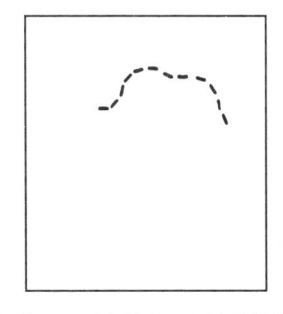

图 11-6 我们能从杂乱无章的线段（左）中，识别出其中一条连续的曲线（右）

我们还是用一个极简的系统来说明这个问题。

根据前面的讨论，我们首先构造一系列对水平方向的光特别敏感的简单细胞，它们能分别在视野的不同位置检测到水平线段的存在。然后，我们再构造一个神经元，就叫它"复杂细胞"。这个复杂细胞能接收来自同一高度、左右位置不同的多个简单细胞的输入。基于类似于与门电路的逻辑，只有当这些简单细胞全部被激活时，复杂细胞才能产生有效输出，如图 11-7 所示。可想而知，这个复杂细胞的作用就是"看"到一条完整的水平线，它对虚线不会有反应。

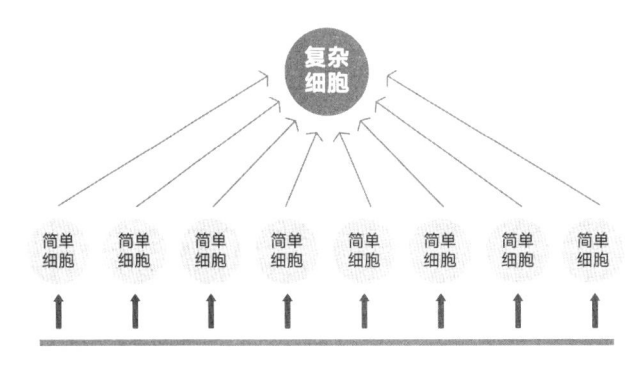

所有简单细胞被激活,复杂细胞才会输出

图 11-7 "看见"实线的复杂细胞

第三部分 作为计算机器的脑

我们在这个基础上进行一点微调,降低复杂细胞被激活的阈值,把它变成一个不那么严格的与门电路,允许它在只接收到 50% 的输入时就开始输出,如图 11-8 所示。也就是说,断断续续的虚线也能激活这个复杂细胞。这个复杂细胞的功能就变成了让人脑"看"到虚线以后,"脑补"出一条水平线。

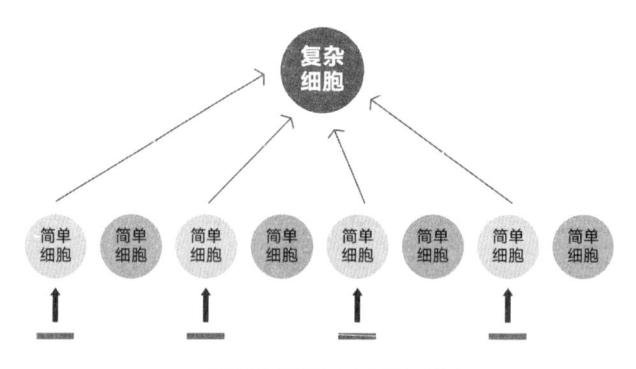

50%简单细胞被激活,复杂细胞就有输出

图 11-8 "看见"虚线的复杂细胞

现在你知道了,只要稍微"放宽标准",降低复杂细胞被激活的阈值,就能使人"脑补"出现实并不存在的虚线。

这种计算方法还能解释很多神奇的视错觉,如著名的卡尼萨三角形(图 11-9)。在这个图案中,你能轻易地"看"到一个白色、尖端朝下的等边三角形。它似乎悬浮在整个图案之上,三个角还分别遮盖住了三个黑色圆形图案的一小部分。但实际上,单纯从光信号的角度来说,这个三角形根本不存在,图案中真实存在的只有三个黑色扇形图案和三个黑色尖角。可是,我们的脑真真切切地识别到了这个并不存在的白色三角形的轮廓。

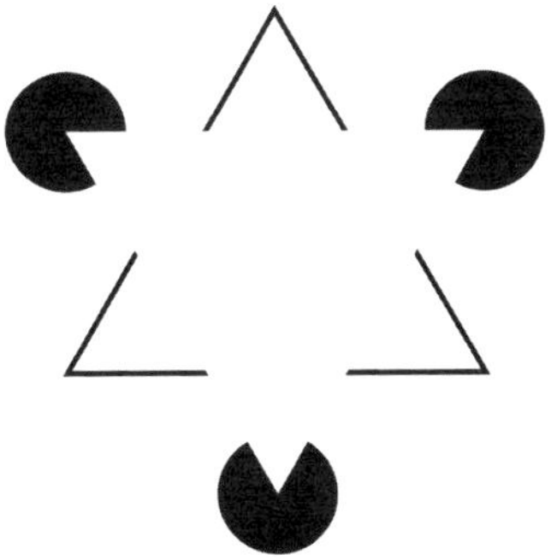

图 11-9 卡尼萨三角形

请注意，这个白色三角形的轮廓并不是完全"凭空"产生的，它实际上有一些明确的线索。例如，三个黑色圆形图案缺损的位置出现了明显的明暗切换，这就提示了这个白色三角形的边界。你不妨自己做个思考和推演，看看能否构造出一个简单的神经计算规则，让脑可以识别到这个并不存在的白色三角形。

利用这种计算机制，我们能更好地理解很多初看习以为常，但细思让人迷惑的现象。举几个例子，在动物园里看到铁栅栏后面的动物时，我们不会误以为是一些碎片化的身体部位在移动，而是会自动还原出一个被栅栏遮挡但完整存在的动物形象；看到粗略勾勒轮廓的简笔画，我们会知道它描绘的是什么生动的物体；仰望天空中的奇形怪状的云团，我们常常会将其脑补成某种熟悉的生物；甚至在火星的陨石坑图像中，我们也能看出一个个"笑脸"……

正是由于视觉皮层中大量简单细胞和复杂细胞之间精巧的协作，我们才能在只获得片段信息的情况下，迅速还原出完整而有意义的视觉对象。

12

视觉系统的特殊任务：如何辨别敌我

前面三节从感光细胞、视网膜和视觉皮层的角度分析了视觉系统提取和处理信息的基本逻辑。如果用三个关键词来概括这一过程，我认为它们分别是**重点关注、分类提取和分层处理。**

重点关注是目标，视觉系统的目标就是从无穷无尽的光信号中识别出真正有用的重要信息。分类提取和分层处理是手段。例如，视觉皮层的简单细胞从节细胞那里分别提取了光带朝向、光带运动方向、光线变化频率、光带色彩等维度的信息，这就是分类提取。而在不同神经元之间的信号持续传递过程中，它们会通过计算产生更复杂的信息，例如，在感光细胞、节细胞、简单细胞和复杂细胞这几个层次之间的信息流动中，物体轮廓这样的信息会被从无到有地计算出来，这就是分层处理。

这种神经信号的处理机制创造了无穷的可能性，但在信息处理的效率上可能稍有不足。上一节提到，视觉系统可以通过不同视觉信号的组合来识别黄色特斯拉汽车。可想而知，这个过程需要不少预先存在的经验——我们得知道 T 型对应着特斯拉的标志，也得知道一个身体有四个轮子的东西叫汽车。显然，如果我们复活一个原始人，他是不可能知道这些的。

你在生活中可能也注意到类似现象：孩子可能会天生怕蛇、怕猛兽，但并不会怕汽车，会在车的前后自顾自地玩耍。这是因为"汽车开起来很快，被它撞到很危险"这个认知并非脑的"出厂设置"，而是必须通过经验和学习建立起来的。

不过，起码在某些场合，对某些特定的视觉信息，我们的脑需要进行更快速的处理或更精确的分辨，因为这是必要的，甚至可能是性命攸关的。比如，分辨敌我、识别危险求的是快，不能等老虎扑到面前才看清；再比如，识别伙伴需要的是准，我们要记住身边上百张看起来大同小异的脸分别对应着谁，而不能总是靠工牌来认人。

下面，我们就来看看这两个特殊的视觉任务是如何实现的。

- **怎么分辨天敌**

先来看对危险物体的识别，特别是对天敌的识别。这个任务追求的是快捷但模糊。如果远处有一头猛兽飞奔而来，那么无论如何都该先躲为上，没必要看清楚是老虎还是狮子再决定怎么办，更没必要在此时关注这头猛兽身上有几条花纹、毛色鲜不鲜亮。

从这个任务的目的出发，我们可以大致推演出视觉系统的工作过程。

首先，最好是绕开视觉皮层的分层处理模式，一方面可以节约时间，另一方面也能避免处理诸如猛兽身上花纹、毛色等无关紧要的细

第三部分　作为计算机器的脑　　119

节，从而减少资源浪费。其次，既然不依赖视觉皮层的高精度分析，那就只能依靠对危险信号共性的快速、粗略识别，也就是提取出那些最具普遍性的危险特征。

那么，危险信号的共性是什么？假设你正赤身裸体地站在非洲草原，头顶烈日当空，身边风吹草低，远处有几棵孤零零的大树，还有成群结队的野牛浩浩荡荡地奔向远方，激起一团团尘烟。所有这一切都不值得过多关注。但突然，远处有一个不明物体快速地向你移动而来，它在你的视野中越来越大，轮廓越来越清晰——这样的物体当然是值得警惕的。在我们祖先的生活中，这往往预示着捕食者或竞争者的进攻，对其他大多数动物来说也是如此。

通过这个场景，我们可以总结出危险信号共同的视觉特征：在视网膜上，它应该是一个有足够面积的光学形象，否则不需要引起警觉，因为它要么太远，要么太小；除此之外，这个光学形象在视网膜上的面积应该快速扩大，因为这意味着它正在高速奔向我们。从果蝇到小鼠，从猴子到人，一个快速增大的阴影都能激发心理和行为上的恐惧和逃避行为。

这种恐惧反应产生的速度要比视觉皮层的信息处理速度更快，只需要几十毫秒，而且这个过程不需要视觉皮层参与。当识别到快速增大的阴影时，视网膜采集的神经电信号会在离开视网膜后直接进入脑深处一个名为"视觉上丘"的位置。

在理想的情况下，视觉上丘的神经元应该具备识别来自不同方位、不同运动速度、不同轮廓特征的物体的能力，只要这个物体在不断变大，且速度足够快。换句话说，这些神经元所编码的信息就是

"阴影正在变大,危险正在靠近"。

这些神经元又是如何获得这些信息的呢?尽管科学家对视觉上丘的研究远不如对视觉皮层的研究充分,但当下依然有一个共识,那就是视觉上丘的底层逻辑也离不开分类提取和分层处理。

来看一个简单的例子。对小鼠这样在地面活动的动物来说,如果视野上方突然出现一团迅速扩大的阴影,就需要高度警惕,因为这很可能意味着有像老鹰这样的高空捕食者正在逼近,如图 12-1 所示。

图 12-1
小鼠视野上方的阴影

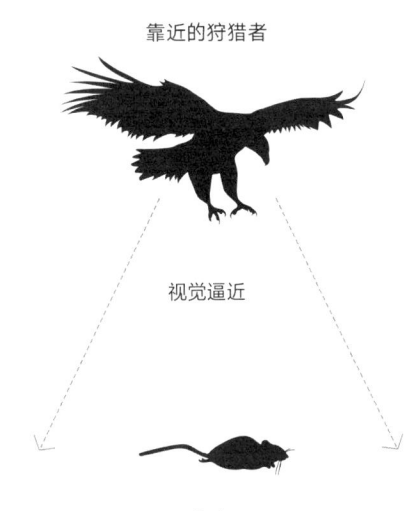

靠近的狩猎者

视觉逼近

逃跑

我们仿照上一节介绍的简单细胞,在小鼠的视觉上丘构造一个能接收一群视网膜节细胞输入,并且按照与门电路的逻辑进行输出的神经元。当阴影面积不断扩大时,会有更多视网膜节细胞被激活。而一旦阴影面积足够大、来自视网膜节细胞的神经电信号输入足够强,视觉上丘的神经元就会被激活,从而使小鼠产生"灾难从天而降"的感觉。在这个模型中,视觉上丘的神经元只提取了来自视网膜节细胞的位置和明暗信息,而对诸如颜色、运动方向等其他信息置之不理。整个过程如图 12-2 所示。

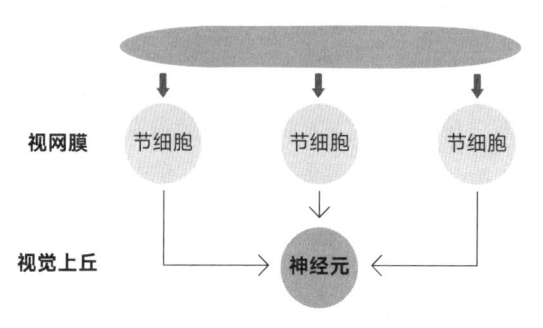

图 12-2 视觉上丘神经元工作原理

更进一步,我们可以构造出一个更高级的神经元,它能接收许多视觉上丘神经元的输入,并且按照或门电路的逻辑进行输出。也就是说,只要有一个视觉上丘神经元被激活,这个更高级的神经元就会开始活动。这样一来,无论急剧扩大的阴影出现在视野的哪个角落,这个神经元都能被激活。经过这个新的层次的处理,视觉上丘就会对危险信号有更宽泛的感知。

你看,这样我们在小鼠的视觉系统中构造出了一个能忽略所有细节,但对危险信号特别敏感的计算单元,它只需要经过分类提取和分层处理这两步。事实上,科学家也确实在视觉上丘找到了这样的神经元。

当小鼠的视觉上丘检测到危险后,它可以绕过视觉皮层的复杂处理,直接刺激负责控制恐惧情绪的杏仁核,激活小鼠的本能反应,包括假死和逃跑。这种"下意识"的反应速度远快于由视觉皮层主导的认知过程，虽然两者的时间差可能只有几十到几百毫秒，但在生死攸关的瞬间，这点时间差往往决定了生死。

类似的现象在人类身上也能观察到。给人类被试看会传递负面情绪的照片，如生气的人脸、血腥的场面等，即便画面呈现的时间足够短，视觉皮层来不及处理，被试根本意识不到自己已经看过这些照片，他们的身体仍然会诚实地表现出情绪反应，如心跳加快、血压升高、手心出汗。

- **怎么识别朋友**

再来看对朋友的识别。更具体地说，是脑如何精确区分一张张大同小异的脸。

作为高度社会化的物种，我们每个人在日常生活中都需要和成百上千的同类个体相处，形成复杂的社会结构和分工合作机制。所以，精准地搞清楚一张张大同小异的脸对应着哪个人非常重要。在远古时期，这意味着搞清楚谁是首领、谁是朋友、谁是对手；在现代社会，这意味着搞清楚谁是老板、谁是下属、谁在摸鱼、谁在认真工作。

正是因为这个任务的重要性，人类的视觉皮层中留出了一个专门的区域来负责辨别人脸，这个区域就是位于枕叶和颞叶之间的梭状回。如果梭状回出现问题，人就会难以识别面孔，也就是俗称的"脸盲症"。

人脸识别的处理逻辑，恰好与识别危险的方式相反：识别危险需要快速但无须精确，分辨人脸则必须精确，哪怕需要花略长一点时间。但从重点关注、分类提取和分层处理这三个基本原则看，两者是非常类似的。

在解释具体过程之前，你可以简单回忆一下自己是如何识别他人的面孔的。显然，我们对人类面孔之间的细微差别有极高的辨别能力，这不仅体现在我们能轻易地分辨几乎所有不同的面孔，也体现在我们能轻易地在不同面孔间找到相似性，如"你的鼻子长得跟我朋友的很像"。与此同时，在看到一副面孔时，我们显然并不会关注、记录面孔上的所有细节，而是往往会用"眼睛很大""鼻梁很挺""嘴唇很薄""下巴尖尖的"这样的方式来描述。这提示我们，人在提取有关人脸的信息时有一些重点关注的方向。

一个猜测是，当我们注视人脸时，我们的视觉皮层实际上是在提取几类特定的信息，如眼睛大不大、鼻梁挺不挺、嘴唇厚不厚等，并将这几类信息输入值的组合作为一张特定的人脸的标签。在脑对有关人脸的信息进行提取和处理后，真正存储下来的不是人脸的逼真图像，而是上述信息输入值的组合。

这也解释了一个现象——我们能以极高的精度分辨不同人脸之间的细微差别，却几乎不可能用纸和笔勾画出不同人脸的特征。这可绝不仅仅是因为我们没有绘画功底。如果不相信，你可以试试在脑海中清晰地勾画出你非常熟悉的一位亲友的面孔细节，我打赌你一定做不到。

还有一个很直观的证据，你不妨试着倒过来看图 12-3 这张脸，尽管所有视觉信息仍在，但我们识别面孔的能力却会显著下降。这说明，我们识别人脸的方式，并不是逐一吸收和描摹各个细节特征，而是依赖脑中一个先天的人脸识别模块，提取如脸型、眼睛形状、嘴唇轮廓等关键参数，并根据它们的空间排列关系进行识别。一旦这些排列关系被打乱，即便所有局部信息都在，脑也难以将其整合成一个熟悉的面孔。

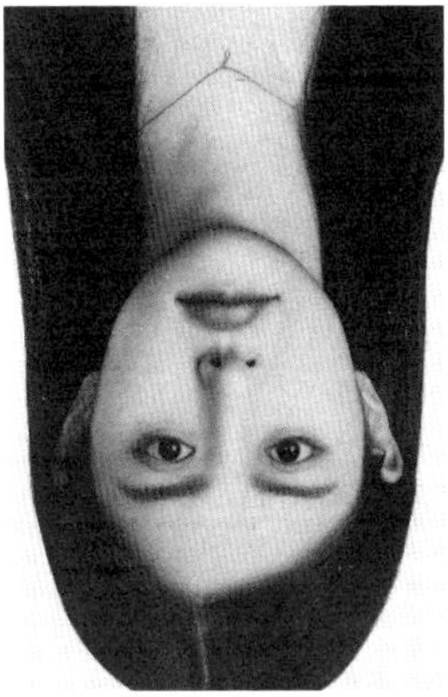

这种识别和分辨人脸的模式，也解释了为什么我们很善于根据生活中存在的各种物体"脑补"出人脸（图 12-4）。

图 12-3　颠倒的人脸

说白了，**我们的脑不是在被动接收有关人脸的信息，而是在主动地在环境中搜寻符合人脸特征的物体。**

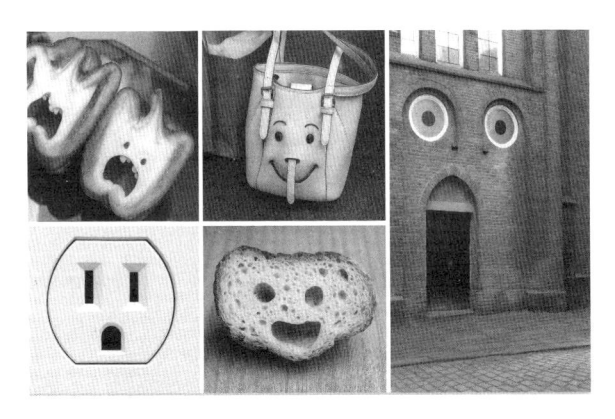

图 12-4　可以"脑补"出人脸的各种物体

当然，上述讨论只能说明人脸识别大概率也使用了重点关注、分类提取和分层处理的策略，具体过程仍需科学验证。2017 年，美国

第三部分　作为计算机器的脑

加州理工学院的神经科学家曹颖（Doris Tsao）通过记录猴子大脑中面孔识别区域的神经元活动，为我们提供了关键的证据。她让猴子观看了2000张存在细微差别的人脸图片，结果发现，不同神经元分别对不同的面部特征敏感，比如面部宽度、眼睛间距、发际线轮廓、眼睛颜色等。而且这些神经元的反应是"定量"的，以检测面部宽度的神经元为例，面部越宽，它的电信号越强。

更令人惊讶的是，曹颖发现只需记录约200个神经元的活动模式，就能大致还原出猴子所看到的那张人脸。这进一步说明，面孔识别过程中，神经系统提取的是一组关键参数，而非完整、细节丰富的图像。

需要注意的是，这项研究展示的大概只是面孔识别过程的一个中间步骤。往前推测，检测眼睛间距的神经元肯定也是从更前端的、检测眼睛形状和空间位置的神经元那里抽提信息并加以整合；往后推测，这些识别面孔不同特征的神经元也一定会把信号继续向后端输出，从而整合出特定人脸的识别功能。例如，第一部分提到过祖母细胞能够对某个特定人物的面孔产生强烈反应，它的工作原理应该是类似的：同样是重点关注、分类提取和分层处理。

总的来看，视觉系统并不是忠实地记录世界，而是在每一层信息处理的环节中进行结构化加工。无论是快速粗略地识别危险，还是精细辨认一张面孔，大脑用的其实都是同一套底层逻辑。从这个意义上说，分类提取与分层处理或许不仅是视觉系统的基本策略，也可能是整个感知系统赖以高效运作的通用机制。

13

嗅觉和味觉：如何帮我们理解化学世界

在前面几节中，我们花了较多篇幅讨论视觉系统的信息处理机制，一方面是因为视觉系统是目前人们研究得最充分的感觉系统，另一方面也因为视觉在我们感知世界中占据着极其重要的地位。人类对外部环境的认识有 90% 来自视觉系统，而且随着手机短视频和 VR/AR 技术在现代生活中日益普及，这一比例甚至还有可能进一步提升。

或许可以说，人类之所以能成为一个有高度智慧的物种，一个必要条件就是我们的祖先选择了主要依赖视觉获取环境信息，并进化出了发达的视觉系统。**我们甚至可以推测，如果有一天人类发现了外星智慧生命，他们大概率也是依靠视觉，或者说更广义的电磁波感觉来获取信息的。**这是因为视觉系统捕捉的信息载体是光，而光有宇宙中最高的传播速度，在真空和均匀介质中总是直线传播，传播单位可以细分到单个光子。这些特性使视觉系统具备了难以逾越的捕捉外部细节的能力，为大脑的信息提取和分析提供了丰富而高效的素材，是其他感觉系统难以比拟的。

不过，视觉系统也并非无懈可击。

例如，由于地球自转，所有动物都必须在黑夜中度过相当一部分生命时长，而地下穴居的物种甚至长期处于无光环境。因此，很多动物在很多场合不得不更依赖其他感觉系统（如触觉、听觉、嗅觉和味觉）的信息输入，人类也不例外。

又如，视觉信息对于判断化学物质的性质存在不少缺陷，而嗅觉和味觉在这方面有明显的优势。不论是分辨食物与毒物，还是识别潜在伴侣与敌人，化学信息都很重要。对于这一点，只要你有过感冒鼻塞的经验就不难理解——失去嗅觉的刺激，食物的吸引力也会大打折扣，食欲明显下降。

在接下来的几节中，我们就来看看其他几种重要感觉系统的信息处理逻辑。先从嗅觉讲起。

- **嗅觉系统 vs. 视觉系统**

与视觉系统相似，嗅觉系统同样负责感知能够远距离传递的信号。不同的是，视觉依赖的是直线传播、物理性质单一的光线，而嗅觉感知的则是可随空气流动飘散、种类繁多的化学分子。这一根本差异，使两者在信号处理机制上呈现出显著不同。

前面讲过，人眼中直接检测光波的只有四种细胞，即视杆细胞和三种视锥细胞，它们分别对某种波长的光最为敏感。但在人的鼻子中，能够直接检测化学物质的神经元接近400种，每一种都能通过细胞膜表面的嗅觉受体探测多种化学物质（图13-1）。例如，OR1D2嗅觉受体能够对香草醛、角甲醛、仙客来醛、铃兰醛、苯乙醛等有芳香气味的物质产生反应，说它是香水工业的生物学奠基石也不为过。

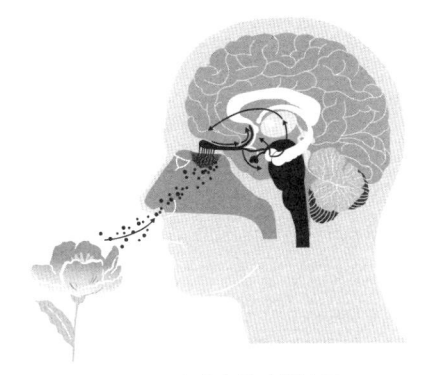

图 13-1　鼻腔内的嗅觉神经元

与光波的传播路径不同，空气中的化学分子扩散过程具有高度随机性，无法准确追踪或回溯。这也使得嗅觉系统无须像视觉系统那样，维持神经信号在传输过程中的空间结构不变。在人的鼻腔内，这400种嗅觉神经元是随机分布的，至于它们会将神经电信号传输给嗅觉皮层的哪些神经元，看起来也是随机的。动物如果需要追踪气味的来源，往往需要依靠气味的浓度差异，沿着气味越来越浓的方向追寻。这也是为什么宠物狗在撒尿前总要沿着墙角一路嗅闻——很多时候，它们是在寻找同类已经撒过尿的地方，并以撒尿来宣称和标记领地。

相比较弱的空间定位能力，嗅觉系统最令人惊叹的能力在于其对"气味种类"的超大规模分辨力。这种能力得益于它所采用的"多对多"信息编码机制。

如果嗅觉系统采用"多对一"的工作方式，也就是每个嗅觉受体都能检测多种化学物质，而每种化学物质都只能激活一个嗅觉受体，那么嗅觉系统的信息编码空间将会是极其有限的。既然人的鼻腔中有 400 种嗅觉神经元，那么人类应该只能闻出 400 种气味。但实际上，嗅觉系统是按照"多对多"的方式工作的，也就是每种化学物质都能激活多个嗅觉受体，且每个嗅觉受体都能检测多种化学物质，这种组合赋予了嗅觉系统惊人的气味识别能力。图 13-2 展示了 3 个嗅觉受体对 4 种化学物质的识别。

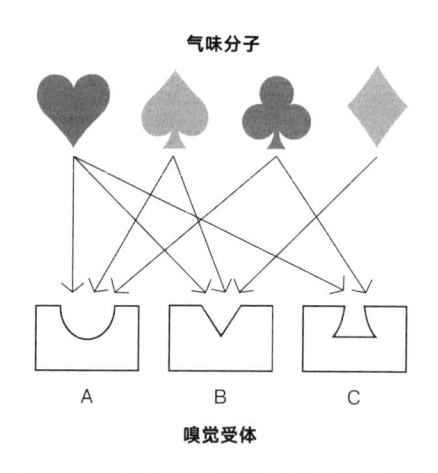

气味分子

嗅觉受体

图 13-2　3 个嗅觉受体对 4 种化学物质的识别

我们不妨做一个假设性的讨论。假设人类正好有 400 种嗅觉神经元，每种神经元都有一个独特的嗅觉受体负责检测一些特定的化学物质。当嗅觉受体检测到这些化学物质时，神经元活动开启，记为 1；没有检测到时，神经元活动关闭，记为 0。在这个简单的二进制系统里，嗅觉系统的最大编码空间是 2 的 400 次方，大约是连着写 14 个 1 亿。

当然，这只是一种高度概念化的讨论。在真实情况下，嗅觉系统的分辨能力显然远没有这么惊人。因为不同嗅觉神经元之间存在相互影响，而不同气味分子之间的差异有时也不足以被有效区分。但即便如此，这个计算已经足以说明嗅觉系统的编码能力之强了。

- **拥有复杂编码能力的嗅觉系统**

前面讲了视觉系统进行信息处理的两个基本原则——分类提取和分层处理。这两个原则在嗅觉系统上同样适用。在鼻腔中，不同的嗅觉神经元检测不同的化学物质，之后会通过轴突将神经电信号输送到鼻腔正上方的嗅球部位。在这里，携带同一种嗅觉受体的神经元会将轴突统一投射到一个被称为"嗅小球"的区域，而每一个嗅小球的活动就代表了一大类化学物质的浓度高低。这里体现的是分类提取的原则。

在此之后，位于嗅小球的神经元会将神经电信号输送到位于大脑颞叶的嗅觉皮层。这里开始体现出分层处理的特点：嗅觉皮层的神经元能接受来自多个嗅小球的信号输入。与视觉皮层的简单细胞类似，嗅觉皮层的这些神经元也能按照与门电路的逻辑被多种化学物质的组合激活，从而在大脑中构造出某种特殊的气味感觉，如图 13-3 所示。

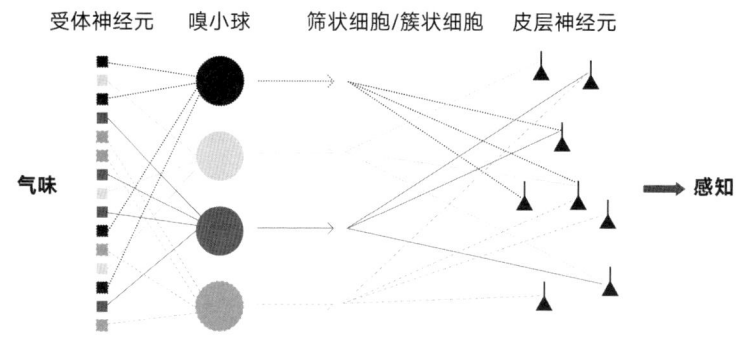

图 13-3　嗅觉系统的工作原理

需要注意的是，我们日常生活中经常闻到的各种气味，如香水味、咖啡味、放屁的臭味、运动之后的汗味等，通常是由多种化学物质组合形成的。由于每种化学物质都会激活多个嗅觉受体，而嗅觉皮层的每个神经元又会接收来自多个嗅觉受体的信息，因此当气味最终在大脑皮层呈现的时候，这些信息已经混杂模糊成一片，我们很难再准确还原它是由哪几种具体分子组成的。

此外，你应该也能想到，当两种气味的组成成分较多，且重叠率较高时，脑区分它们的能力也会显著下降。前面提到的 2014 年的那项研究就发现，**当两种气味的成分重叠超过 50% 时，人就很难有效区分了**。从这个分析出发，我很怀疑在香水或红酒的评比中，专家们对香型或风味细节"品头论足"，在科学层面上是否真的有那么大的区分度？识别品质差别很大的红酒不难，但要在众多高品质产品间分出细微高下，恐怕更多只有依赖玄学解释了。

前面讲过，除了复杂的编码系统，视觉系统还为特定的任务（如对天敌和同类面孔的识别）留出了单独处理的通道，而嗅觉系统似乎也有这样的安排。许多动物的嗅觉系统都为某些特殊的化学物质留出了单独且快速处理的空间。例如，果蝇就有特殊的嗅觉受体（Gr21a/Gr63a），专门识别二氧化碳分子。这是因为二氧化碳来自食物或动物尸体的腐烂和发酵，而这被果蝇当成危险信号加以躲避。又如，小鼠也有一类特殊的嗅觉受体，专门用来识别其他动物尿液的气味，帮助它们辨别天敌和同类、寻找合适的交配对象、识别和划分领地等。

曾经有研究者认为，人类也能闻出同类身上的特殊气味。在20世纪70年代，有研究者还发现大学女生宿舍室友之间的月经周期会逐渐同步，并认为这可能是因为受到彼此体味的影响。但这个发现在此后被广泛质疑，直到今天我们也无法确定人类是否像小鼠那样能够通过嗅觉系统展开社交活动。但我们至少可以有把握地说，与常年生活在黑暗中的小鼠不同，人类习惯了主要依靠视觉及听觉来开展社交。嗅觉之于人类，可能大概率只会在享受美食等少数场合提醒我们注意它的存在。

到这里，你可能想到了本书开篇提到的神经系统的两种工作方式——标记线和群体编码。在嗅觉系统中，很明显这两种工作方式都发挥着重要的作用。对特殊气味的编码遵循标记线的工作方式，即特定的嗅觉受体和嗅觉神经元检测特定的化学物质，并引发特定的行为输出；大多数嗅觉受体则以群体编码的方式检测更多的化学物质。前者的好处是与生俱来、简单直接；后者的好处则是信息编码空间巨大，可以应对千变万化的环境信号。它们共同构成了嗅觉系统应对复杂环境的强大基础。

- **粗中有细的味觉系统**

我们再快速看另一种与嗅觉紧密相关的感觉系统——味觉。

日常生活中,我们常把嗅觉和味觉并列,甚至难以区分两者。例如,感冒鼻塞的时候,我们往往会觉得味觉也变得迟钝了,实际上这并不是因为感冒影响了味觉,而是因为我们习惯于将鼻子闻到的气味和舌头尝到的味道混为一谈,许多味觉体验其实是需要嗅觉辅助的。嗅觉感知的是空气中挥发性的化学分子,而味觉则负责检测溶解于唾液中的非挥发性物质。虽然这两个系统都处理化学信号,但它们在生物功能和信息处理方式上有着显著不同。

与编码空间近乎无限的嗅觉系统不同,我们的味觉系统能感知到的味道其实相当有限。严格来说,我们只能尝出六种味道,即酸、甜、苦、咸、鲜,以及近年来刚刚被认识到的油脂味。我们的舌头上分布着几千个味蕾,每个味蕾内部都有检测这几种味道的神经元,如图 13-4 所示。而我们常说的辣味,其实是一种痛觉体验。对于每一种味道,我们的分辨精度也很低。这就是为什么可口可乐公司能用阿斯巴甜、三氯蔗糖、安赛蜜等人工甜味剂替换蔗糖,制造出多种与普通可乐口味差不多的无糖可乐。

看到这里,你可能会觉得味觉系统是一个非常粗糙的感觉系统,远远无法和视觉系统、嗅觉系统相比较。但请你别忘了,动物感觉系统的首要任务是"重点关注",是从环境中抽提出对自身的生存繁衍至关重要的信息。由于味觉系统只能检测近在咫尺的化学信号,因而它对了解周围环境的价值不大。但依靠味觉系统,动物能近距离分析食物的质量并决定是否进食,而这几大类味觉恰好起

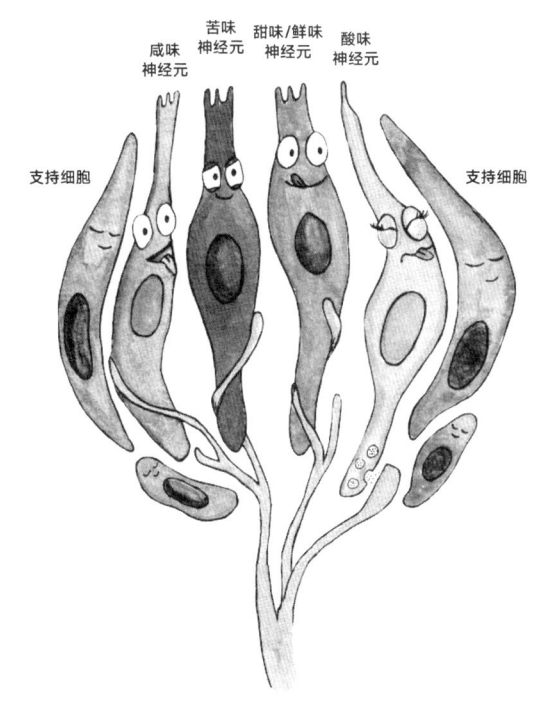

图 13-4 味蕾的内部结构

到了帮动物分辨食物质量的作用。

具体来说，甜味对应的是各种糖类，它们是重要的能量来源；鲜味对应的是氨基酸，这能提示哪些食物富含蛋白质；油脂味对应的是脂肪酸，而脂肪酸的作用自不必说。这三类味觉提供的是积极的食物信息，因此能促进动物的进食。苦味对应的是各种有毒的食物成分，如植物碱；酸味对应的是腐烂食物释放的氢离子。这两类味觉提供的是消极的食物信息，因此往往会阻止动物进食。咸味对应的主要是钠离子，钠离子会参与动物身体的电解质平衡，因此需要在缺少时补充,在富余时要少吃。对于这类味觉信息,动物就需要随机应变,在不同状态下采取不同的策略。

在此基础上,要再区分吃到的是果糖还是蔗糖,是动物脂肪还是植物脂肪,是哪种树叶里的生物碱,对动物的生存来说就意义不大了。所以,味觉系统就进化成了今天我们熟悉的模样。

从嗅觉和味觉两个案例可以看出,虽然它们处理的都是化学物质,但各自所承担的功能完全不同,也发展出了截然不同的信息处理机制。更重要的是,它们都遵循了脑在感知过程中普遍适用的三大原则:重点关注、分类提取、分层处理。

视觉、嗅觉、味觉看似天差地别,但本质上都体现了神经系统试图从庞杂信号中提取高价值信息的策略。正是这种策略,使我们能够在感官纷繁的世界中,做出高效而精准的感知判断。

14

路径整合：我们如何知道自己身在何处

我们已经通过视觉、嗅觉、味觉等感觉系统的案例，探讨了大脑是如何在统一的信息处理框架下，把性质迥异的环境信号整合成与生存密切相关的信息。当然，动物感知世界的方式远不止于此。除了前面重点讨论过的视觉系统、嗅觉系统和味觉系统，起码还有听觉系统、触觉系统、痛觉系统、痒觉系统、本体感觉系统，以及至今仍非常神秘的磁场和电场感觉系统。

在类似的信息处理模式下，这些感觉系统分别有一些很独特的问题，或许你可以将其作为智力挑战来尝试思考一下。例如，我们的听觉系统是如何判断声音来自哪里的？当身体某个部位很痒时，为什么用力掐一把，掐疼了可能就不痒了？当你闭上眼睛，尝试用食指戳自己的鼻尖，为什么总能戳到正确的位置？……这些问题的答案其实并不重要，毕竟只要愿意，你总能从互联网上找到各种解释；更重要的是，你能否从"重点关注、分类提取和分层处理"这套分析框架出发，推导出一个合理、可解释的思路。

这是讨论感觉系统的最后一节，我们用一个非常精妙神奇，但至今仍存在许多空白的感觉系统做一次智力挑战——我们是如何知道自己身处何处的？

- **空间地图**

从直觉上看，这个问题似乎不难回答。作为一种视觉动物，我们习惯通过观察周围环境来判断自己所处的位置，就像两个网友约在某个人流密集的广场见面，往往会描述自己身边的标志性建筑，借此帮助对方迅速找到自己。

但这显然不是全部的答案。毕竟你肯定有这样的体验，深夜起来上厕所，即便不开灯，也能大差不差地找到方向和路径。而且，只要是在熟悉的环境里，盲人也可以不依赖盲杖便自如行走，不会因为环境中的摆设而走得磕磕绊绊。也就是说，我们的大脑里可能确实藏着一张"看不见"的空间地图，不依赖视觉，却能帮我们判断自己身在何处。而各种感觉信息，可能就像地图上的地标，用来不断丰富和修正这张图的内容。

那么，这个过程是如何实现的呢？

20世纪70年代，英国伦敦大学学院的约翰·奥基夫（John O'Keefe）在大鼠大脑的海马区域发现了一种性质非常特殊的神经元，他将其称为"位置细胞"。当大鼠在一个空间内奔跑时，一些神经元只有在大鼠经过特定空间位置时才会出现明显的电活动，在其他位置则保持沉默。举个简单的例子，如果以X轴、Y轴之间的区域来定义大鼠所处的平面空间，那么在海马内能找到对应位置（X=2,Y=3）

的神经元,也能找到对应位置(X=5,Y=10)的神经元,如图 14-1 所示。这样一来,不同特性的位置细胞就在大鼠脑的海马中构成了一幅完整的空间地图。在任意时刻、任意位置,都有特定的位置细胞在脑中产生电活动,时时刻刻告诉个体自己身在何处。

图 14-1
位置细胞的工作原理

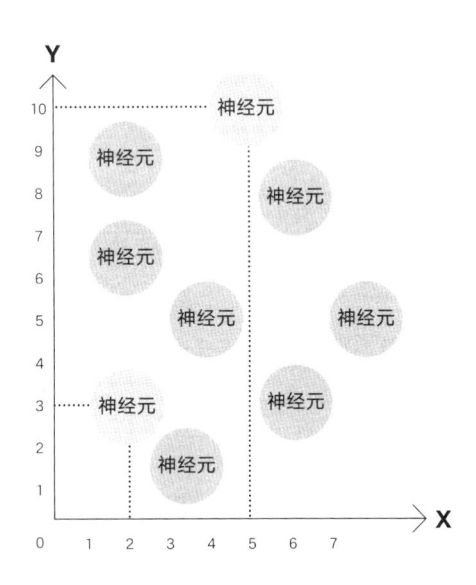

耐人寻味的是,与视觉系统不同,位置细胞及其标示的物理空间之间不存在稳定的空间映射关系。这意味着脑中彼此相邻的两个位置细胞所代表的空间位置可能相距甚远,而物理空间中紧挨着的两个地点也可能由脑中完全不相邻的神经元分别标记。我们可以说,动物脑中确实存在一幅空间地图,但这幅地图与真实的空间毫无相似之处,只有概念意义上的关联。这一点可能和位置细胞的形成方式有关,我们在后文会继续讨论。

- **网格细胞**

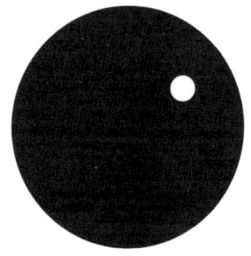

位置细胞的发现为我们揭示了动物的脑中存在一幅空间地图。这一发现具有重要意义，但并不令人意外。毕竟，我们早已知道动物具备在复杂环境中实时定位自己的能力。因此，脑中有专门的神经元用于标记空间位置似乎也顺理成章。更引人注目的问题是，这些位置细胞是从哪里获得这种编码和反映空间位置的能力的？

要知道，神经元没有眼睛，也不可能用尺子精确测算自己在空间中的具体位置，甚至在很多时候，像大鼠这种习惯于生活在黑暗中的动物根本就不可能掌握自己所处空间的完整细节，更不要说实时给出准确的空间定位了。

直到 2005 年，这个问题才获得了重要的线索——来自挪威的莫瑟夫妇（May-Britt Moser and Edvard I. Moser）在大鼠海马附近的内嗅皮层发现了一群性质更为特别的神经元。这些神经元同样对空间位置敏感，但它们对应的不是单一的空间位置，而是一个空间网格，如图 14-2 所示。你可以想象在一个平面空间中铺满某种特定大小的等边三角形，当动物运动到这些三角形的任何一个顶点位置，这些神经元就会出现电活动。正因如此，这些神经元被命名为网格细胞。

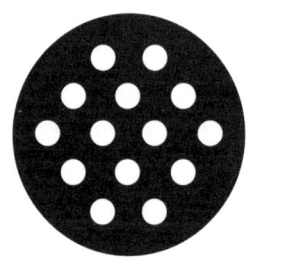

网格细胞　　　　　　位置细胞

图 14-2　网格细胞与位置细胞

网格细胞的发现提示了一种构造位置细胞,也就是构造动物脑中空间地图的方法。

内嗅皮层的网格细胞所识别的空间网格存在差异,比如有的识别较大的三角形,有的识别较小的三角形,而且它们所识别的三角形网络的顶点朝向也存在角度偏差。这就导致了一个结果——空间中的任何位置都能被多个三角形网格给独一无二地标记出来。你可以设想一下给一个房间铺很多层三角形地砖,且每层所用三角形地砖的大小和定点朝向都有所不同。这样一来,只要铺的地砖层数足够多,无论是地板上的哪一个位置,你都可以自信地说,它的下方恰好对应着某些层地砖的顶点,且位于某些层地砖的内部。

因此,只要位置细胞同时接收多个网格细胞的信息输入,它就可以通过与门电路的方式精确获知自身的位置。莫瑟夫妇确实也证明了在大鼠脑中,位置细胞会与多个网格细胞形成突触连接。只有当图14-3所示的黑色和灰色的网格细胞同时被激活时,右侧图片中右上方的位置细胞才会产生反应,这样就标记了一个独一无二的空间位置。

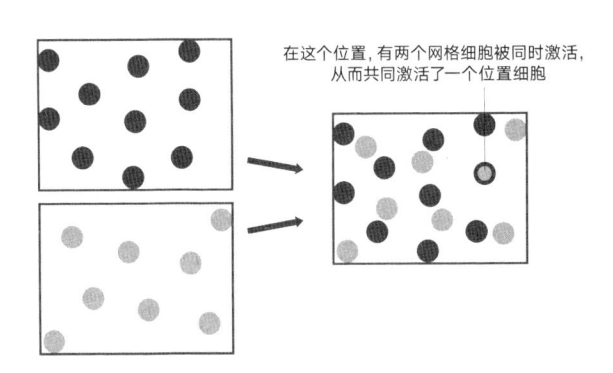

图 14-3 网格细胞激活位置细胞的原理

可是，事情到这里还没有结束——网格细胞又是如何获取自身位置信息的呢？

这件事细思起来似乎更让人迷惑。有过装修经验的人都知道，想要在房间里正好铺满地砖是需要上帝视角的：要事先知道房间的长和宽，知道地砖的大小，然后计算出需要多少块地砖和从哪里开始铺。但身处具体环境中的动物显然不会提前知道这些信息。而更让人迷惑的是，已经有研究发现，即便身处彻底的黑暗之中，动物脑中的网格细胞也能在一段时间内准确地提供自身的定位信息。

既然没有上帝视角，那么，想要解决网格细胞的空间信息来源问题，就只能反求诸己了——它有没有可能是通过动物自身的行动来了解周围环境、识别自身位置的呢？

理论上这是可以实现的。我们先做一个假设性的推演，看看要实现这个目标，需要哪些基本条件。

当动物进入一个全新的环境时，往往会先四处探索，感知环境的边界和轮廓。初步掌握这些信息后，动物从环境边界的任何一点出发，只要时刻掌握自己运动的方向和速度，就能通过"路径积分"的方式不断更新当前位置。打一个极端简化的比方，小鼠身处一个10平方米的正方形空间，它从这个正方形的左上角出发，以0.1米/秒的速度匀速运动。那么，网格细胞只需要监控小鼠的转头方向，小鼠每转60度并沿着这个方向走1秒，网格细胞就活动一次，这样它就能在空间中构造出很多个边长为0.1米的三角形网格，如图14-4所示。至于网格细胞如何监测小鼠的转头方向和运动速度，能参考的信息就比较多了。例如，动物可以通过位于耳朵内部的前庭系统获得转头的信息，可以通过监测四肢的步幅和步频推算运动速度，这里就不展开介绍了。

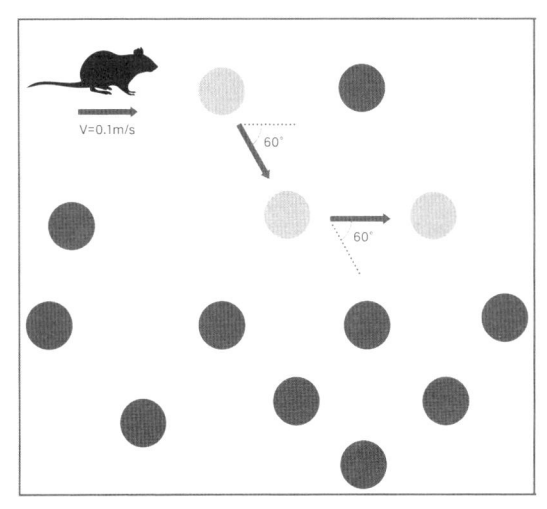

图 14-4　小鼠的运动方向和运动速度如何决定网格细胞的活动

按照这个假设性的推演，想要纯粹通过自身建立网格细胞的空间位置信息系统，其实只需要三个因素——**了解空间的边界、掌握运动方向，以及监测运动速度**。而在小鼠脑中，这三类细胞其实都已经被发现了，它们分别被命名为"边界细胞""头向细胞"和"速度细胞"。顾名思义，当老鼠沿着空间的边界运动时，边界细胞会开始活跃，不同的边界细胞对应不同的边界；当老鼠沿着特定的方向运动时，头向细胞开始活跃，不同的头向细胞对应不同的方向；当老鼠以特定的速度运动时，速度细胞开始活跃，不同的速度细胞对应不同的运动速度。

这样一来，从动物的身体状态可以推导出空间边界、动物运动方向和运动速度，通过这三个要素又能计算出空间网格，多个空间网格的加总最终可以得到精确的位置信息。这个计算过程又一次复刻了前面反复说到的信息处理模式——分类提取和分层处理。

当然，这只是一个极度简化的解释。真实的空间位置定位当然不会完全依赖动物对自身状态的感知。这也不难理解，毕竟动物对自身状态感知的精度总归是有限的，需要经常利用外部环境信号来进行校准。例如，民间传说有种现象叫"鬼打墙"，说的是当人在旷野或者黑夜里行走时，会不知不觉地走一个大圈又回到原地。2009年，有项研究证实了这一现象：人在缺乏视觉参照物时，确实容易偏离直线。而只要有太阳等固定参照，人就能走出一条相对笔直的路线。

同样，在大鼠实验中也发现，只要略微改变空间装饰、移动边界位置，或者扩大活动空间，原有的位置系统便会被打破并快速重建。这说明，脑中空间定位系统是可以重塑的，会快速建立新环境中的位置系统。

这套以自身感知为基础，并结合外部环境信息实时校准的空间定位系统，不仅结构巧妙，而且经受住了漫长进化的检验。即便是在进化谱系上与哺乳动物相距甚远的蚂蚁身上，也能观察到类似的机制。

蚂蚁在觅食过程中遵循随机漫步的原则广泛搜寻食物，但在遇到食物之后，蚂蚁能够叼起食物并沿直线返回巢穴。这个现象说明，与哺乳动物一样，蚂蚁也可以实时获取自身在环境中的空间位置信息，并且这种定位也结合了外部环境信息和内部身体状态两个方面的输入。外部环境信息主要是根据太阳的方位，内部身体状态则很大程度上是依靠蚂蚁体内的计步器，据此数出自己沿着特定方向走了多少步。

2006年一项非常有趣的研究发现，如果人为接长或者截断蚂蚁的腿，它返巢时就会搞错自己走了多远的距离，进而导致走过头或者没到巢穴就停下来。

到这里，围绕感觉系统的讨论就告一段落了。你可能还记得，在刚开始讨论视觉系统时，我们提到了感觉系统的运作逻辑，恰好位于物质与心灵的交界处。套用康德的说法，人脑中有一套与生俱来的"先天认知形式"，我们只能通过它认识客观世界某些侧面的某些参数，绝不可能彻底、全面地掌握客观世界的绝对真理。看完对各种感觉系统的相关讨论，我相信你一定对这一观点有了更深刻的理解。

实际上，空间位置系统本身就是一个特别好的案例。在前面讲的大鼠的例子中，你可能注意到了一个技术细节——大鼠脑中的位置细胞是二维编码的。换句话说，作为一种在地面和地下活动的动物，大鼠无须也无法处理高度信息；人类也大致如此。但作为能在空中飞行的哺乳类动物，蝙蝠脑中的位置细胞是三维编码的！即便是面对同一个物理空间，我们也完全无法想象蝙蝠脑中的世界会有多么广阔高远；同样，蝙蝠大概也完全无法理解人类为什么只有双脚踩在大地才觉得踏实。

每个物种历经亿万年进化淘洗而成的"先天认知形式"，会通过特定的感觉系统，帮助其在脑中构造出独属于这个物种的世界模型。 想到这一点，我们应该对大千世界的广博深邃，对脑中世界的精微浩瀚，送去更深一层的敬意。

第三部分 作为计算机器的脑

15

肌肉：为什么机器人难以复制人的精细动作

在前面六节中，我们从多个角度探讨了大脑如何处理信息的"输入"。但大脑并不只是一个单纯的"接收器"，它同样也是一名"司令官"，能产生各种运动输出。从本节开始，我们将把视角从输入转向输出，来看看各种运动和行为是如何发生的。

相比于精妙的视觉处理、神秘的学习记忆、丰富的情绪情感和深刻的理性思考，单纯输出运动和行为看起来似乎是一个非常平凡、无趣的功能。但实际上，在前面这一切发生之前，运动输出才是脑最核心、最原始的功能。

在大约 10 亿年前，生命之树上出现了植物和动物两个主干分支。植物的细胞内有叶绿体，可以直接通过光合作用获取生存繁衍所需的能量；而动物无法利用阳光，只能从食物中获取能量。阳光亘古照耀大地，而食物在环境中分布不均，还可能转瞬即逝。可能就是因为如此，动物这一分支才进化出了神经系统，帮助动物快速识别食物，并启动捕食和进食的行为输出——这也为后来所有复杂脑功能的进化提供了基础。

目前已知最早的神经系统出现在水母这类腔肠动物体内。在这类动物体内，神经元彼此连接成网，神经电信号可以在这个网络中四处扩散。当这个神经网络的某一部分被激活，它们就会驱动肌肉产生收缩，帮助动物捕捉食物或者躲避危险。在人类身上，脑不仅能驱动身体完成走路、奔跑等基本动作，还能精细操控肌肉，完成诸如写字、绘画、敲击键盘、驾驶汽车等在进化史上前所未有的复杂行为。

在本节和接下来的三节，我们就从简单到复杂，一起来梳理一下运动究竟是如何发生，以及如何被脑控制的。这一讲我们先来看看直接促使人产生躯体运动的肌肉，即骨骼肌[1]。

• 肌肉如何放大微小动作

与动物体内的其他器官、组织一样，肌肉也是由一个个微小的肌细胞组成的。不过，与我们熟悉的典型细胞形态不同，肌肉细胞是由成百上千个未成熟肌细胞首尾融合形成的长条状结构，因此也被称为肌纤维。这种肌纤维每一个都有许多细胞核，直径一般在 10~100 微米之间，但长度可以达到几厘米甚至几十厘米。人体中最长的肌细胞位于缝匠肌，一头固定在骨盆上方，另一头一直向下延伸并固定在小腿胫骨的上端，控制腿部的运动。在一块肌肉内部，又有许多个肌细

---

[1] 人体中一共有三类肌肉，分别是控制躯体运动的骨骼肌、控制心脏跳动的心肌，以及控制血管、膀胱和消化道收缩的平滑肌。

胞聚集成一束，像一把握紧的筷子。这种特殊的设计当然是为了更有力地牵引不同骨骼之间的移动，同时降低中间断裂的可能性。由于在牵引动物肢体运动的时候，肌肉往往需要逆杠杆原理来工作，即用非常小的力矩牵引大尺度活动，因而其需要提供和承受的力量是非常惊人的。

当然，上面描述的仅仅是静态的肌肉构成。在脑科学的角度，更重要的是下面两个问题：**肌肉究竟是如何收缩的？神经系统又是如何控制肌肉进行收缩的？**

肌肉收缩的过程已经被研究得相当透彻了。简单来说，在每一个独立的肌细胞的内部，都有多达数千根更加纤细的细线贯穿头尾。而正是这些细线的收缩带来了肌细胞的收缩，最终导致了整块肌肉的收缩。这些细线就被称为肌原纤维。肌肉、肌细胞和肌原纤维的结构如图 15-1 所示。

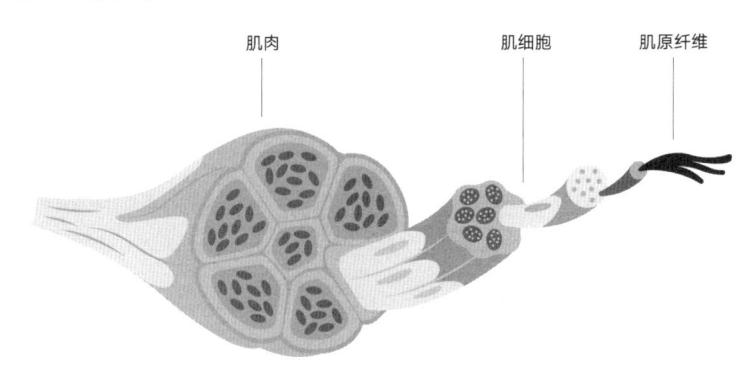

图 15-1 肌肉、肌细胞和肌原纤维的结构

那么，肌原纤维又是如何收缩的呢？这个过程有点像借助绳子爬树。想象你站在一棵大树的下面，有一根绳子一头固定在这棵树某

根坚固的树枝上,另一头垂至地面,你双手抓住绳子,左右手交替向上,只要你力气足够大,就会慢慢向上攀缘。在这个过程中,绳子的位置是保持不变的,树枝上的绳结为它提供了一个稳定的支点,是你的双手在交替上升。

肌原纤维的收缩方式与之类似。肌原纤维由两个部分构成,一部分是固定在细胞膜上的细肌丝,另一部分是附着在细肌丝上的粗肌丝。细肌丝负责提供稳定的支点,粗肌丝则负责沿着细肌丝展开运动。当肌肉需要收缩时,粗肌丝的顶端会发生一个简单的生物化学反应,每消耗一个 ATP 分子[1],粗肌丝的顶端就会前移大约 10 纳米的距离。也就是说,整块肌肉会缩短 10 纳米的长度。肌原纤维收缩的原理如图 15-2 所示。

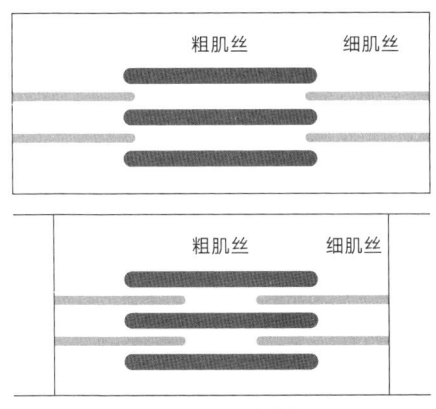

图 15-2　肌原纤维收缩的原理

---

[1]　ATP 即 Adenosine Triphosphate（腺嘌呤核苷三磷酸）,细胞内广泛存在的高能分子,是维持生命活动和细胞功能的主要能量来源。

相对于动物个体的尺度，单次10纳米的肌丝滑动几乎可以忽略不计。但肌细胞内部可能贯穿着数十万根细肌丝与粗肌丝，一根作为支点的细肌丝上附着了一根粗肌丝，而粗肌丝的另一头又连接了另一根细肌丝，以此类推，交替排列。换句话说，当肌细胞需要收缩时，实际上是这几十万根细肌丝和粗肌丝的接触面在同步展开运动，而这样一来，每次10纳米的位移就会被放大几十万倍。打个比方，这就像很多人手拉手站成一排，然后每个人同时收紧胳膊，由于任意两个人之间的距离都在缩短，因而整个队列的长度也会迅速缩短。

在肌肉的大尺度收缩过程中，正是这种层层叠加的结构设计实现了显著的放大效应：每块肌肉的运动都能被分解成几十万个纵向排列的肌细胞的同步收缩，而每一个肌细胞的收缩又能被分解为横向排列的几十万个细肌丝与粗肌丝接触面的同步收缩。正是这套从微观到宏观的多级联动机制，使得微小的细胞层级变化转化为整个身体的有力运动。

进一步来说，肌肉究竟是如何启动收缩过程的？

我们从肌细胞内部说起。对肌细胞自身来说，启动收缩的"开关"是细胞内的钙离子浓度变化。钙离子能作用于每一个细肌丝和粗肌丝的接触面，并启动两者间的运动。肌细胞一个非常引人注目的特性是它在内部特定位置存储了极高浓度的钙离子，形成了一个水位很高的钙离子水库。当肌细胞接收到神经系统发出的指令后，它会在短时间内将这些钙离子倾泻到细胞内部，引发细肌丝和粗肌丝的集体收缩。当运动结束之后，这些钙离子会重新被水泵抽回水库，为下一次运动做准备。

临床上检测心肌损伤有个常用的指标，就是血液里的肌钙蛋白浓度。这个指标之所以管用，就与肌肉收缩的过程有关。钙离子启动细肌丝和粗肌丝的运动时需要一个中介，那就是能够结合并响应钙离子的肌钙蛋白。而如果心肌细胞受损乃至死亡，这些细胞内高浓度的肌钙蛋白就会被释放到血液中。因此，血液中肌钙蛋白的浓度可以帮助我们更早、更准确地诊断心脏疾病。

再进一步，神经系统是如何发出指令的？

乍一看，这个问题无非就是神经元向肌细胞发信号的小问题，但这个过程其实远比这复杂得多。前面讲过，神经元发送信号的方式是量子式的，有就是有，没有就是没有；但我们的日常经验告诉我们，肌肉的力量输出和躯体的运动似乎是平滑过渡、可大可小的。这是如何实现的呢？

我们先来看看单个神经元是如何控制肌肉收缩的。

控制肌肉的神经元有一个特定的名称，即"运动神经元"，其形态和功能都很独特。在人体中，这些神经元往往位于脊髓内部，并且将长长的轴突投射到需要控制的躯体肌肉上。在这些位置，运动神经元的轴突分散开来，与数量不等的许多个肌细胞直接接触，并且形成一种特殊的突触结构，即神经肌肉接头（图15-3）。当脑发出运动指令，运动神经元开始活动，动作电位会顺着轴突一路到达轴突顶端，并启动乙酰胆碱这种特殊的神经递质的释放。乙酰胆碱分子扩散到肌细胞附近，就能与细胞膜表面的受体蛋白结合，促使肌肉内部的钙离子释放，从而驱动肌肉收缩。

图 15-3
神经肌肉接头

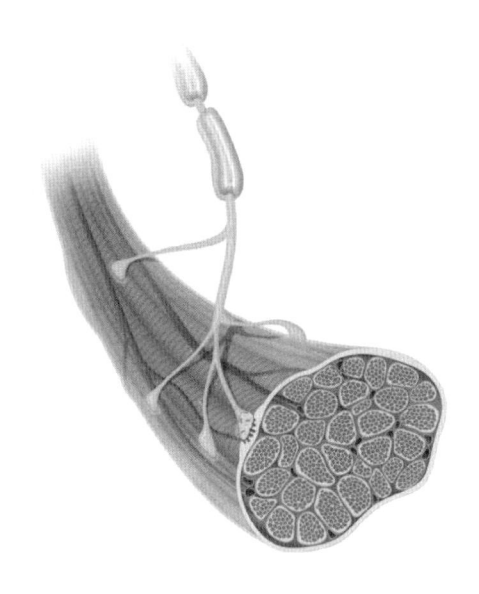

- **神经系统如何精细调控运动**

不过，如果启动肌肉收缩如此简单，我们必将无法精确操控自身的运动。这就像在短跑比赛中，枪响之后所有人只能在同一时间启动。

实际上，不同的运动神经元有截然不同的发令能力。有些运动神经元的轴突较细、投射范围较小，只能影响几个到几十个肌细胞；有些运动神经元轴突较粗大、投射范围广泛，能影响几百上千个肌细胞，如图 15-4 所示。当脑发出运动指令后，这些小型运动神经元会先启动，让肌肉开始试探性地小范围活动。如果身体发现这还不足以完成任务，更大尺度的运动神经元才会继续启动，逐步调动更多的肌细胞，直到任务完成。

小运动单位　　　　大运动单位

运动神经元

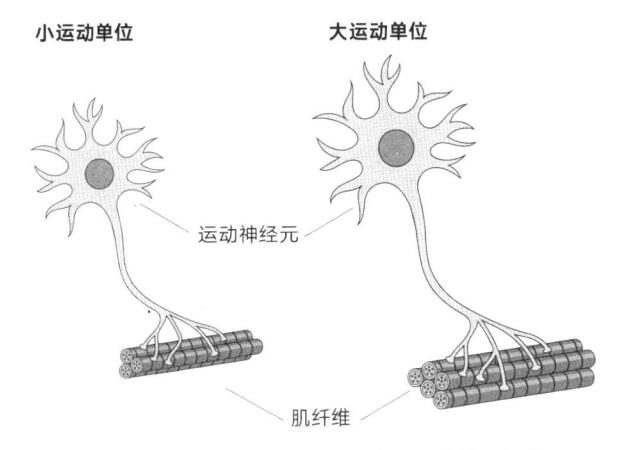

肌纤维

图 15-4　不同的运动神经元控制数量不等的肌细胞

这种调控策略也被称为"规模性原则",它实现了两个很重要的目的。

首先,这种设计方式使神经系统对肌肉的控制可以做到无级变速、平滑调整,在无须大力输出时显著节约能量,在需要大力输出时全力调动。你可能有过这样的体验,当你有一定的负重时,很多原本能够精细完成的任务就很难做到了。例如,独自平缓地做带球假动作很容易,高速奔跑中做同样动作却异常艰难;用轻便的塑料玩具枪瞄准简单得多,一旦换成重量与真枪相当的模型,瞄准就变得不稳定了。这是因为当控制大量肌细胞的运动神经元被调动起来之后,精细操控几个肌细胞的指令就被淹没在高强度的运动输出中,无法起作用了。当然,职业运动员常利用这一原理进行负重训练,以提高自身在高负载下的精细控制力。

其次,也更重要的是,这种设计方式使神经系统有了更大的动态

范围，特别是在无须大力输出时，可以用几个到几十个肌细胞的精度精确调控力量输出的大小，使个体完成更精细的动作。这一点对人类至关重要。我们能够做出微笑、发音、打字、弹琴等复杂而细致的动作，正得益于此。要知道，在人脑控制运动输出的大脑皮层中，负责控制面部、发声器官和手指运动的区域面积要远大于控制身体其他部位运动的区域。这保证了人类能通过丰富的面部表情和语言进行高效的社交，也能通过精细的手部动作完成各种精细任务，我们的祖先磨制工具、创造图案和文字也是靠它。从这个意义上说，肌肉运动控制的这种精细调节能力，其实也是人类文明肇始的基础之一。

你可能意识到了一个问题：虽然如今人工智能发展得如火如荼，但其强大能力更多地体现在文字生成、图片生成、视频生成和模型建立等数字性成果上。在物理世界中，机器人的能力还停留在拧螺丝、焊钢板、搬运箱子、扭秧歌之类的"糙活儿"上。近来有不少场合都会搞个机器人来做咖啡或跳舞助兴，其动作的僵硬程度属实让人一言难尽。这背后的原因，就是这些机器人的运动输出主要靠控制几个轴承的转动来实现，围绕每个轴承，机器人又只能相对简单粗糙地调节其转动速度，从精度上远不能与无级平滑变速的动物肌肉相提并论。

在当前的技术条件下，人工智能尚难胜任家政服务、理发美容、按摩推拿等高度依赖精细动作的工作。其实，这些技能背后，是一个经过数亿年进化打磨的运动输出系统，其结构之复杂、调控之精密，至今仍是人类难以复制的奇迹。

16

运动模式生成：肌肉之间如何相互协调

上一节解释了肌肉如何收缩，以及运动神经元如何启动、控制肌肉的收缩过程。但你有没有想过，几乎所有的动作——哪怕看起来再简单——都不止一块肌肉参与。甚至一个简单的微笑动作就能调动53块不同的肌肉。而显然，我们在微笑时，并不需要脑发出"眯起双眼、翘起嘴角、放松面部肌肉、微微打开嘴唇"等具体而烦琐的指令。那么，当我们发自内心想微笑的时刻，这些肌肉之间是如何相互协调，从而实现统一的运动输出的？

合理的解释只能是，动物对复杂运动输出有一套内嵌的标准操作手册。当脑发出一个运动指令（如微笑）之后，身体会参照标准操作手册的具体条文，分别指导不同的肌肉，从而使个体产生协调的运动输出。这就像一个工人在操作机器，他只需要打开开关，机器就可以自动运行，而不需要关注每个马达、每根轴承的转动。

- **膝跳反射**

不妨来看一个具体的例子：膝跳反射。

你可以自己做个尝试：坐下之后微微抬起一条腿，让大腿离开支撑面，弯曲膝盖，让小腿自由下垂。然后，用拳头或小锤子轻轻敲这条腿膝盖骨的下方，这时小腿会不受控制地轻轻抬起再垂下。这就是膝跳反射，至今医生仍然用它来检测运动神经元的病变。在这个非常简单的反应里，起码有两组肌肉需要协调工作——位于大腿前方的股四头肌收缩，负责牵拉膝盖和小腿，让小腿抬起；位于大腿后侧的股二头肌同步舒张伸长，允许小腿抬起。如果这两组肌肉不同步工作，膝跳反射就无法完成。

在这个简单的动作中，两组肌肉是如何相互协调的呢？我用一个极简模型（图 16-1）来描述一下这个过程。

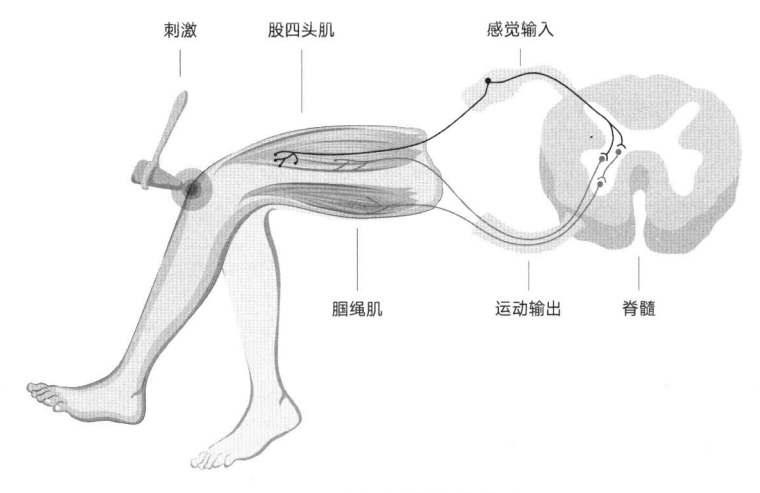

图 16-1　膝跳反射的极简模型

轻轻敲击膝盖骨下方，会牵拉股四头肌的肌腱，从而激活分布在该区域的触觉神经元。这些神经元接收到机械刺激后，会产生动作电位，并迅速将神经信号传入脊髓。

在脊髓中，这些触觉神经元直接与控制股四头肌的运动神经元形成突触连接，激活后者，从而引发股四头肌的快速收缩，使小腿迅速抬起。这条直接通路形成了膝跳反射的基本反应环。

与此同时，触觉神经元还会通过另一条通路与控制股二头肌的运动神经元产生突触连接，只是这个连接是间接的，中间隔着一个作为中介的神经元。这个中介神经元的作用是翻转神经电信号，把激活性信号变成抑制性信号。这样一来，触觉神经元激活会导致控制股二头肌的运动神经元被抑制。所以，在股四头肌收缩的时候，股二头肌同步放松，从而保证小腿能够顺利抬起。

也就是说，同一个触觉刺激同步导致了一正一负、相互协调的两个运动指令，共同促成了膝跳反射的发生。当然，真实的膝跳反射绝不是只需要上述三个神经元参与，单个神经元也不足以引发大块肌肉的收缩，但基本工作逻辑是可以类比的。

从上述内容可以看出，在膝跳反射的过程中，脑是完全不需要参与的，感觉输入和运动输出可以在脊髓这个界面直接发生联系，省去了绕行脑的路径和时间。但显然，按照这种逻辑能实现的运动输出是非常简单的，或许只能用于紧急情况下的应激性反应。例如，膝跳反射可能是为了帮助人体在膝盖遭受冲击时快速站稳。又如，手指被尖锐物体刺伤（如触碰荆棘）或突然感觉到过度的高温（如靠近火堆）时会快速缩回，以远离危险。这种行为输出也不需要脑的参与，在脊髓完成信息的处理和传递就可以。

第三部分　作为计算机器的脑

- **运动协调**

抬起小腿和躲避尖刺这样的简单运动只需要调动几组肌肉来协调控制，因此比较容易通过少数运动神经元之间的协调来实现。但是，动物在日常活动中还有大量看似漫不经心的简单运动，实际上需要调动全身大量的肌肉，而且特别需要这些肌肉的运动在时空上相互协调。这又是如何实现的呢？

就拿走路这个再简单不过的例子来说，我们走路时手脚之间是相互协调的，迈左脚时右臂向前摆动，迈右脚时左手臂向前摆动。这种对角线式的运动方式，显然是从我们四足行走的祖先那里继承的——只有前后肢以对角线方式交替运动，才能保持身体的平衡与稳定。

但这就产生了一个很关键的问题。根据我们的日常经验，在正常走路的时候，我们无须控制摆臂出腿的节奏，就会按照左脚右手、右脚左手的方式迈步。反而是越关注这个问题，越容易因为紧张而同手同脚。换句话说，走路的时候，我们应该并不需要意识来操控四肢的具体运动方式，四肢之间的运动协调是自然而然发生的。

如果说人控制四肢还不算太大的问题，那么你不妨设想一下蜈蚣是怎么运动的。

蜈蚣可能有几十只脚，在爬行时，这些脚彼此间需要精密的运动控制，否则很容易造成"内部踩踏"。准确地说，蜈蚣在爬行时起码需要两种精密的运动协调机制：横向看，蜈蚣的每个体节都有一左一右两只脚，它们需要交替前行以保持身体平衡；纵向看，蜈蚣身体同一侧有许多只脚，它们会波浪式地运动，前一体节的脚先迈步，后一体节的脚紧紧跟上，就像足球场上常见的人浪，以保证整个身体可以平滑地向前移动，如图 16-2 所示，你可以关注一下蜈蚣任意一条腿（箭头标识）的规律性运动。如果先移动身体后部的腿，蜈蚣不仅会没法前行，还会让身体打弯。但我们很难想象小小的蜈蚣在走路时还要分神分别控制这么多脚的运动输出，也很难想象它们的脑有这么强大的运算能力。

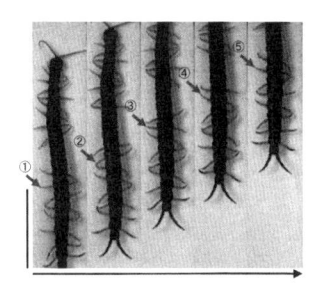

图 16-2　行走中的蜈蚣

- **节奏与对称的神经编码**

我们稍微梳理下思路。走路看起来是项非常简单、无趣的运动，但细究起来，它起码有两个很重要的技术细节。第一，左脚右手、右脚左手需要同步运动，否则就成了同手同脚；第二，左脚和右脚需要先后运动，否则就不是走路而是跳了。

那么问题就来了：这种精密的运动协调是如何实现的？还能用"内嵌的标准操作手册"来解释吗？

答案是可以。

在脑科学领域，这套内嵌的标准操作手册有一个听起来有点高冷的名字——中枢模式生成器。在介绍实验细节之前，我们不妨来做个推演：**想要协调复杂的机体运动，中枢模式生成器需要什么样的功能？我认为可以用三个关键词来概括，那就是交互支配、顺序启动和自主节律。**

首先，结合膝跳反射和四足动物走路的案例，我们可以想到，中枢模式生成器需要能够在启动一部分肌肉运动的同时抑制另一部分肌肉运动，防止动物进入整体的僵直状态。例如，股四头肌收缩时，就需要防止大腿另一侧的股二头肌收缩；迈左腿时，就需要防止同时迈右腿。这种能力就是"交互支配"，它对任何一种复杂运动的输出都是极其重要的。

其次，结合蜈蚣爬行的案例，我们可以想到复杂运动往往不是同步进行的，需要运动输出之间有一个精确的时间顺序。举几个例子，蜈蚣向前爬行时，腿需要从前向后波浪式移动；我们吃东西时，需要先张口再咀嚼，最后吞咽；投掷铅球时，也需要先利用腰腹力量转身，再猛推手臂投掷。这种能力就是"顺序启动"。

最后，很多时候复杂运动的输出不是一蹴而就的，而是需要周而复始地反复进行。根据我们自身的经验就足以知道，在呼吸、走路等复杂运动中，我们不需要每一次呼吸、每一次迈步都重新下指令。恰恰相反，这些运动一旦开始就可以自主地持续进行，直到我们有意识地选择终止。这种能力就是"自主节律"。

有了这三个基本功能，只需要脑给出一个指令，启动模式生成器，中枢模式生成器就可以输出相当复杂的运动了。

- **运动节律的最小单元**

但是，这些功能在脑科学层面又是如何实现的呢？

归根结底，**中枢模式生成器这三个功能需要的是一个神经元网络，在这个网络中，不同的神经元能按照一定的节奏，此起彼伏地展开电活动。**这一点在原理上非常容易实现。我们甚至只需要用两个神经元就可以把它构造出来。

设想有 A 和 B 两个神经元，要想利用它们建立一个中枢模式生成器，有以下两种思路（图 16-3）。

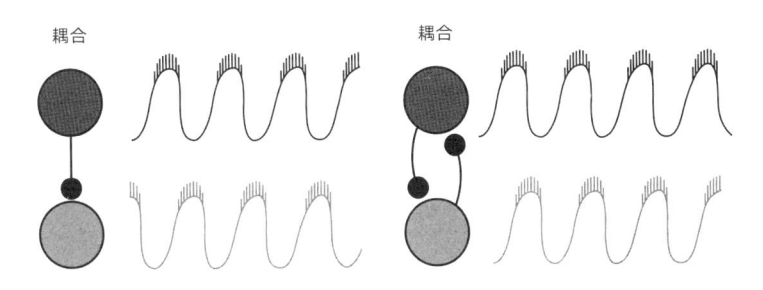

图 16-3　用两个神经元构造中枢模式生成器的思路

第一种思路是，A 和 B 的内在属性不同，A 会像心脏起搏器一样按照某个节奏定时活动，且 A 可以通过突触连接抑制 B 的活动。这样一来，我们看到的就是 A 和 B 会交替出现规律性的活动，A 兴奋会抑制 B，A 的活动停止，B 的抑制被解除，则 B 开始活动，如此周而复始。

第二种思路是，A 和 B 是内在属性相同的两个神经元，都能持续产生电活动，但 A 的轴突和 B 形成突触并抑制 B 的活动，B 的轴突也和 A 形成突触并抑制 A 的活动，两者组成了一个相互抑制的系统。我们把 A 神经元与 B 神经元的组合泡在某种能诱导神经元出现电活动的化学溶液里，A 与 B 之间就会出现交替的神经电活动。如果 A 率先被外部环境激活，它就会抑制 B 的激活；当 A 的活动完成，B 的抑制被解除，B 就会开始活动并抑制 A，如此周而复始。

你可以看到，尽管我们构造的系统仅有 A 和 B 两个神经元，但它已经能够产生自主的、有特定节奏的、持续规律输出的电信号。这些电信号可以用来驱动特定的肌肉按照特定的节奏收缩和舒张。而且请注意，根据本书前面部分所讲的神经元电信号的产生机制，以及突触连接的发送和接收，我们可以通过改变细胞膜上离子通道的数量、神经递质及其受体的种类、突触连接的强度，调节这个小型神经网络的电信号输出参数，特别是时间周期和振动幅度。

当然，这只是我构造出来的一个极简模型，真实的中枢模式生成器更复杂多样，且会涉及多个模式生成器的综合作用。但即便是以这个极简模型为基础，我们也能很好地解释复杂运动的协调问题。

就拿蜈蚣来说，我们可以用三个中枢模式生成器来协调其运动。

首先，我们可以设计一套只有两个神经元，且这两个神经元彼此抑制的中枢模式生成器，来控制同一个体节两侧的腿的运动。当左腿启动时，右腿的运动被抑制，直到左腿走完，解除对右腿的抑制，才轮到右腿启动，反之亦然。

其次，我们可以在每一条腿内部设计一套独立的中枢模式生成器，以控制这条腿各个节的肌肉配合运动，这有点类似于膝跳反射中两块肌肉需要同步收缩和舒张。

最后，我们可以在不同的体节之间设计一套中枢模式生成器，以保证腿的运动能出现从前到后的波浪式启动。第一个体节两侧的腿开始运动时，其他体节两侧的腿不能动，要等第一体节结束运动，才能启动第二体节，以此类推。

这三个中枢模式生成器层层嵌套，蜈蚣就能顺利爬行。

更复杂一点的行为也不在话下。例如，一个特别有趣的中枢模式生成器控制了果蝇的求偶行为。当雄性果蝇发现雌性果蝇的存在，它会启动一系列复杂的求偶动作（图16-4），包括展开一侧的翅膀，进行频率大约在150赫兹的规律振动，中间还穿

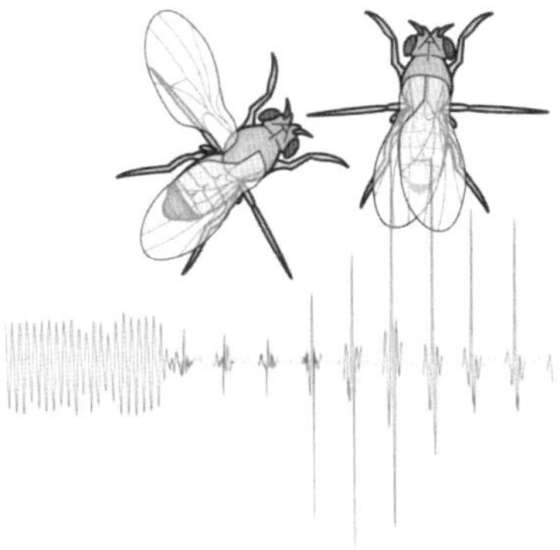

图16-4　果蝇的求偶歌唱

插着脉冲式的振动，以此吸引雌性果蝇的注意。2008年，一项研究发现，只要人为激活果蝇体内大约2000个神经元，就可以让雄性果蝇直接做出求偶动作，甚至在无头果蝇中也是如此。这个发现说明，在果蝇控制翅膀运动的胸节里内置了控制求偶动作的全套中枢模式生成器。该中枢模式生成器的开启需要来自脑的输入，毕竟脑需要先确认雌性果蝇的存在和位置。但在脑下达指令后，中枢模式生成器就可以自主完成求偶过程。

值得注意的是，中枢模式生成器的强大之处在于一旦开启就可以自主指挥复杂运动，但这并不意味着它无法同时接收感觉输入并随时对复杂运动进行微调。例如，膝跳反射其实就可以看成感觉输入（敲击膝盖骨下方）对一个简单的模式生成器（抬起小腿）的微调。从走路踩到石子到吃饭吃到沙子，类似的微调随时随地都在发生。

至此，我们回到本节开头的比喻。我们说，中枢模式生成器的功能类似于一本操作手册。当脑发出运动指令后，身体便能依照这本

"手册"中的条文，自主完成协调的运动输出，就像工人按下开关，机器便自动运转。但问题也随之而来：在真正的运动过程中，是谁按下了这个开关？又是谁在运动需要调整时，实时介入并做出微调？

下面两节我们就来讨论这些问题。

17

运动皮层：脑机接口技术的科学基础是什么

我们可以把运动看成动物脑最主要的输出方式。具体肌肉的伸缩如何实现，以及复杂运动中多组肌肉如何相互协调，可以看作是运动输出的"术"，即具体实现方式。而本节，我们再上升一个层次，看看运动的指令是如何从脑中发出的，也就是运动输出的"道"。

前面已经讨论过，并非所有运动输出都需要脑有意识地参与，如膝跳反射，又如当手指感到刺痛时的快速缩回，这些简单的运动在脊髓部位就可以实现，无须经过大脑的决策与调度。

在脊髓之上，位于脑后方的脑干是发出许多更为复杂的运动指令的中心，如呼吸和排泄，而这些运动指令的发出也不需要我们有意识地参与。举个例子，科学家发现脑干的某些神经元存在自主的活动节奏，其神经电信号的周期大约是 2 秒。在这些神经元的指导下，专门控制呼吸相关肌肉运动的中枢模式生成器可以彼此配合，协调呼气和吸气的节奏与深度。这就是为什么我们即便在睡梦中也能持续呼吸，以及为什么向后跌倒往往比向前跌倒更危险——如果脑后方的脑干受到损伤,很多生死攸关的运动输出就无法进行了。

当然,许多我们习以为常的运动输出,如写字、画画、骑车,乃至伸手拿水杯,确实都需要我们有意识地进行控制,也需要脑有意识地发起。同时,很多时候我们也能有意识地强行压制那些无意识的简单运动。例如,如果我们有意识地绷紧小腿肌肉,膝跳反射就无法出现。此外,还有一些运动既有有意控制的成分,又有自主的成分。以走路为例,我们可以自主决定何时开始行走,以多快的速度行走,这是有意控制的部分;而一旦开始行走,我们会很自然地手脚交替移动,这是自主的部分。

这一节我们重点关注那些需要有意识参与,也就是需要脑参与的运动输出。**运动控制可以看成负责思考的大脑皮层向负责运动的脑区(如脑干和脊髓)发放指令,然后启动多个负责执行的中枢模式生成器,最终让全身肌肉协调伸缩的过程。**

这就产生了一个问题:当我们有意识要发出一个运动指令的时候,大脑皮层上究竟发生了什么?

• 彭菲尔德小矮人图

专门负责发出运动指令的脑区被称为运动皮层,位于额叶和顶叶之间,大致就是靠近头顶的位置。早在20世纪三四十年代,加拿大医生彭菲尔德(Wilder Penfield)就通过1000多名癫痫患者测试了运动皮层是如何控制身体不同位置的运动的。

人们早已知道,癫痫发作是因为脑某些区域的神经元异常密集放电,引起身体不受控制地抽搐、收缩、摇摆等。所以在用药无效时,医生们剩下的最后的手段就是找到这些经常出现密集放电的脑的患病区域，并通过手术将其切除。

当然，如果切除了特别重要的脑区，患者的癫痫虽然可能不会再发作，但其可能会丧失非常重要的脑功能，如记忆、语言、运动等，术后的生存质量会大打折扣。所以，在进行手术切除之前，彭菲尔德会用微电极刺激患者脑的不同位置，观察患者做何反应，以此来判断这个脑区的功能是否特别重要，以至于无法切除——直到今天，这个操作仍然是治疗癫痫的切除性手术的必备步骤。也正是因为这个操作，彭菲尔德逐渐发现刺激运动皮层的不同区域，能激活患者不同身体部位的无意识运动，如手腕弯曲、肩膀耸动等。

根据这些发现，彭菲尔德绘制了著名的彭菲尔德小矮人图（图17-1），标记了控制身体不同部位的运动的具体脑区。

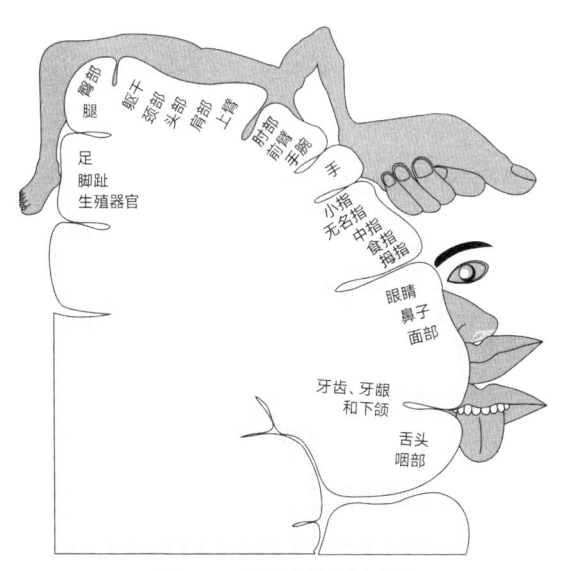

图 17-1　彭菲尔德小矮人图

第三部分　作为计算机器的脑

在过去的半个多世纪，彭菲尔德小矮人图经历了不少修改和挑战，但其基本逻辑仍然是成立的——运动皮层与身体各部位之间存在某种"空间映射关系"。例如，运动皮层中控制不同手指的区域彼此靠近，但控制手指的区域和控制脚趾的区域距离很远。这种空间上的联系可能有助于脑控制相邻部位的协调运动，例如协调不同手指一起来抓握工具，协调口腔和咽喉的肌肉一起运作以发声。而更重要的提示是，脑对不同身体部位的运动控制能力存在明显的精度差异。从彭菲尔德小矮人图中可以看到，**运动皮层有大约 1/3 的面积用于控制双手的精细运动，另外大约 1/3 的面积用来控制头部（包括面部和发声部位）肌肉的运动，控制其他躯干（胳膊、腿、腰腹等）运动的面积加起来也不过只占 1/3**。这和我们的日常经验是相吻合的，例如，我们对脚趾的控制能力远远弱于对手指的控制能力。

- **运动皮层的编码逻辑**

现在，我们把讨论对象聚焦到运动皮层控制某个特定部位（如右手）的区域。这个区域的大量神经元又是如何输出具体的运动指令的呢？

本书开篇提到过神经系统有两种基本的工作方式，即标记线和群体编码。标记线是指特定的神经元负责专一的特定任务，许多神经元因此可以执行许多不同的任务；群体编码则是指同一群神经元的不同电活动模式可以分别执行许多不同的任务。

如果运动皮层是以标记线模式来工作的，我们就会看到，运动皮层的某个神经元可能会控制手部某块特定肌肉，甚至是这块肌肉某个特定的运动方式。例如，神经元 A 控制右手食指屈肌的收缩，神经元 A 一活动，右手食指就会弯曲；神经元 B 控制右手小指展肌的收缩，神经元 B 一活动，右手小指就伸直。

但实际情况并非如此。科学家对猴子的运动皮层进行过精细的单个神经元活动记录，发现不同神经元虽然会对某些特定的运动表现出更强的偏好，但整体而言没有明显的"单个神经元—单个运动输出"的对应关系。例如，神经元 A 可能会在猴子活动右手任意一根手指时出现明显的神经电信号活动，只是在猴子活动食指和中指时的电信号活动更强一些；神经元 B 也是如此，如表 17-1 所示。

表 17-1 运动皮层的群体编码

	大拇指电信号活动强度	食指电信号活动强度	中指电信号活动强度	无名指电信号活动强度	小指电信号活动强度
神经元A	+	+++	+++	+	+
神经元B	+	+	+	+++	+++
神经元C	+	+	+++	+++	+

这个发现意味着，标记线理论起码在发出自主运动指令的场合是不成立的，因为单独的 A 神经元和 B 神经元都无法明确输出一个运动指令。同时，这个发现强烈暗示了运动皮层采用的是群体编码的工作模式，即大量神经元的总体活动方式决定了不同的运动指令输出。

我们不妨设想这样一个情景：虽然单个运动皮层神经元的活动看

起来特异性不高，无法一一对应到某个具体的动作上，但它们毕竟还是有一定的运动偏好的。这些偏好本身可能不足以决定动作，但当许多带有相似偏好的神经元在同一时间被激活时，它们的"共识"就会指向一个更明确的运动意图。如果我们在某个时刻观察到运动皮层中大量神经元正在活跃，其中有不少偏好食指运动的神经元、偏好食指和中指运动的神经元，以及偏好食指和拇指运动的神经元都在活跃，那我们就可以推测，这个人想做的是这些神经元活动的"最大公约数"，即弯曲食指。

这个过程可能有些抽象，我们来打个比方。假设你要请三个人吃饭，但预算有限，你让这三个人各自报几个自己爱吃的菜供你参考，A说想吃宫保鸡丁和扬州炒饭，B说想吃水煮鱼和扬州炒饭，C说自己不想吃别的，就想吃扬州炒饭，那么，先点一份扬州炒饭肯定不会错。换句话说，**运动皮层神经元运动偏好的总和，就是脑此时此刻的真实意图。**

不过，这种通过群体编码输出运动指令的方式，也提出了一个新的难题。

具体肌肉的运动可以被运动神经元直接进行简单控制，如膝跳反射，也可以通过中枢模式生成器进行更复杂的控制，如迈步前行，但很多自主运动是难以被预先定义的，它们充满了随意性。单就伸手拿一个水杯这个动作而言，不管它具体在什么位置，也不管它的大小、形状、重量如何，只要它在我们手臂可以触及的范围内，我们通常就能顺利拿到并将其送往唇边。这意味着即使是在这么平淡无奇的一个动作中，运动皮层也要有能力根据感觉信息来随机应变地下达具体的运动指令。那么，在群体编码的模式下，神经元是如何处理这些变化并发出具体的运动指令的呢？例如，如果你伸手拿水杯的时候发现手稍微靠左了一点，需要向右偏一偏才能抓到杯子，这个调整是如何发生的？

这个动态调整其实同样能用群体编码来解释，只是需要增加一个时间维度。

我们设想有一群神经元的群体活动能控制右臂的移动，每个神经元各自"偏好"某一个方向的动作。当我们想要往前方伸右臂去拿水杯时，一开始主要是偏好向前运动的神经元产生电信号，驱动手臂前伸。等我们意识到手臂太靠左时，就会有一群偏好向右运动的神经元加入放电的阵营，驱动手臂在向前的同时也向右移动一点。这就像你请A、B、C三人吃饭时突然加入了两个新人D和E，且D和E异口同声地说想吃水煮鱼，这时你就会在扬州炒饭之外再下单一道水煮鱼。

总结一下运动皮层下达运动指令的基本逻辑：单个神经元无法直接下达具体的运动指令，但一群神经元的群体活动可以做到。当身体运动需要动态调整的时候，会有更多神经元加入活动的行列，实时改变神经元群体活动的面貌，进而完成运动指令的丝滑输出和切换。"感觉信号输入—感觉信息处理—运动指令改变—运动状态调整"，整个过程一气呵成，在瞬息之间即可完成，快到我们可能都无法体察。

- **脑机接口的科学基础**

你可能注意到了，在这个工作模式下，运动皮层发出的自主运动指令并不会直接驱动特定的肌肉，而是会指向某个特定的身体运动状态。换句话说，当你伸手去拿水杯的时候，运动皮层控制的不是你的手臂肌肉如何伸缩，而是手臂的空间位置和运动方向。这有点像玩俄罗斯方块，你按动游戏机手柄的按钮，可以操控每个方块的转动方向和下落位置，但并不需要你用力去推动这些方块的转动和平移。

这种工作模式有一个立竿见影的实际用途——**运动输出的群体编码就是脑机接口技术的科学基础。**

1998 年，美国埃默里大学的神经生物学家菲利普·肯尼迪（Phillip Kennedy）首次尝试在一名存在运动障碍的患者脑中植入了一根电极。经过长时间的适应，这名患者能够有意识地控制脑的活动，并以此来操纵计算机屏幕上光标的移动。2000 年，美国杜克大学的神经科学家米格尔·尼科莱利斯（Miguel Nicolelis）用微电极记录了猴子大脑运动皮层的电信号，并用这些信号控制机械臂运动，让猴子能用意念操纵机械臂获取食物。在此之后，类似的研究层出不穷，有些还颇为吸引眼球。例如，2014 年，浙江大学的科学家通过类似的技术，让一名癫痫患者能够控制机械手做出剪刀、石头、布的动作。同年，巴西世界杯开幕式上，一名残疾少年通过脑机接口控制外骨骼，完成了开球的动作。

当然，这方面最吸引人眼球的进展是由埃隆·马斯克创立的神经连接公司做出的。早在 2019 年 7 月，该公司召开新闻发布会，展示了一项听起来仿佛来自科幻小说的技术。他们用高分子复合材料制作了一根 2 厘米长、5~50 微米宽、4~6 微米厚的柔软电极，每根电极上最多可嵌入 32 个独立的信号记录单元，能够精确记录不同深度神经元的电活动。为确保电极能高效精准地植入脑组织，神经连接公司还专门设计了一台自动植入机器人。

理论上说，神经连接公司的新技术可以一次在脑的同一区域植入96根电极，同步记录超过3000个神经元的电活动。利用这项技术，神经连接公司证明了它们能让猴子通过意念操控屏幕上的光标，甚至能通过意念玩一些简单的电子游戏。2023年，美国食品药品监督管理局批准其产品进入人体临床试验阶段，用于测试其在瘫痪患者中的安全性与有效性。不出意外的话，神经连接公司也将和脑机接口领域的其他公司一样，首先测试这款产品是否可以帮助瘫痪患者用意念控制机械臂拿取食物，或者控制计算机屏幕上的光标。

后面的部分还会详细讨论脑机接口的问题，但这里值得提出的是，至今为止，绝大多数脑机接口领域的突破都来自运动皮层。这背后的原因是显而易见的：**既然大量运动神经元所编码的是运动状态而非具体的肌肉伸缩，那么，只要用电极记录大量运动神经元的活动，就可以对这些神经电信号进行简单的加总，用于控制机械手和屏幕光标的运动，哪怕机器的运行原理和人体毫无相像之处**。在我看来，在脑机接口各种玄幻的应用场景（如意识上传、大脑联网、记忆存储）落地之前，利用它解放双手双脚，控制机械外骨骼和操控计算机，是我们更有希望在近期实现的任务。

18

小脑和基底核：如何保证运动指令的准确执行

上一节我们讨论了运动皮层，作为"总司令官"，它是如何发出运动指令，开启或关闭中枢模式生成器，使身体得以自如运动的。实际上，在这套"指令—执行"系统之外，还有两个非常重要的运动控制单元，一个是位于脑后下方的小脑，另一个是隐藏在脑深处的基底核。小脑和基底核并不直接参与指令下达和执行的过程，它们就像军队的参谋部——总司令官发出的命令，需要参谋部进行细化和调整，保证其得到精确执行。这一节，我们就来看看小脑和基底核这个军队参谋部是如何工作的。

- **小脑的运动控制职责**

先来看小脑，它的主要功能是对运动输出的效果进行微调。

尽管我们在讨论脑功能时往往会直接无视小脑，但小脑其实是一个相当显眼的器官，位于整个脑的最背部（图18-1），占据了脑体积的10%~15%，小脑中神经元的总数甚至占据了人脑神经元总数的80%。

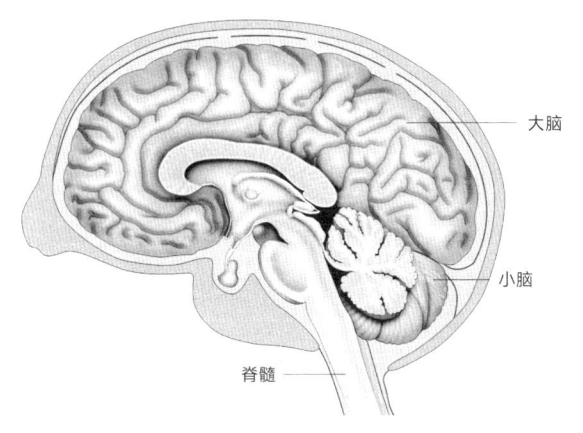

图 18-1　小脑

当我们在执行写字、画画、骑车、踢球等复杂动作时，小脑一方面能接收来自运动皮层的运动指令，另一方面能接收来自躯体的感觉反馈，并以此来确认人体的动作是否真的做到位了。正因如此，当小脑功能受损时，患者最典型的表现就是走路会东倒西歪。这是因为在走路的过程中，小脑其实始终在监控身体微小的左右倾斜，操控肌肉向相反的方向施加力量，以保持身体平衡。你可以做个小实验：闭上眼睛，尝试用食指戳自己的鼻尖。你会发现，虽然你什么都看不到，但食指总能戳到正确的位置。这也是因为小脑在持续监控你手臂肌肉的伸缩力度，微调手指的方位，确保指尖总能对准鼻尖。

我们也是通过类似的方法来学会一个复杂动作的。前面介绍过脑科学史上一位著名的患者——亨利·莫莱森，他因病切除了脑中的海马，从此失去了形成新记忆的能力，人们因为他开始明确海马和记忆的关系。但特别值得一提的是，莫莱森的运动学习能力并未受到任何影响。在 1962 年进行的一项研究中，研究者要求莫莱森面对着一面镜子，在纸上沿着指定的轮廓画出精细的五角星图案（图 18-2）。考虑到镜像反射后图像变成了左右颠倒的，人类个体还是需要一段时间的学习才能顺利完成这个任务的。

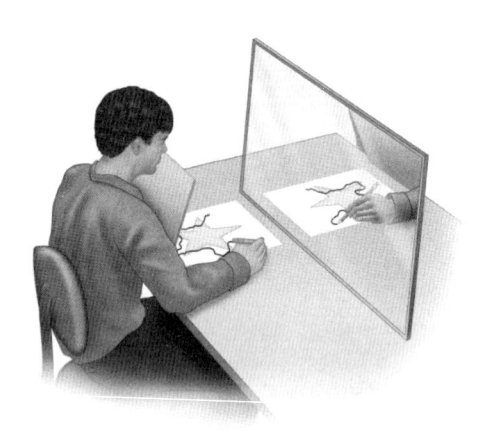

图 18-2　对镜画五角星图案示意

研究者发现，经过几天的学习，莫莱森对这项任务的完成水平有了持续的显著提升。但与此同时，莫莱森完全没有意识到自己已经连续几天在练习完成这一任务了。之后人们逐渐意识到，运动学习的过程主要是在小脑完成的，并不需要海马参与。

你可能注意过，孩子们刚开始学写字时，字写得通常是歪歪扭扭的，而且很容易写得太大占满整个方格，这主要就是因为他们的小脑功能还不够发达，无法操控如此精细的运动。人们常说某件事自己特别熟练，"做梦都能干"，从大脑和小脑的功能区分来看，这句话还是相当准确的。

- **基底核的运动启动机制**

接着来看基底核，它不直接参与运动的执行，而是控制运动的启动和停止。

具体来说，运动皮层先把运动指令传递到基底核的纹状体区域，在这里神经电信号被一分为二，分别进入所谓的"直接通路"和"间接通路"，最终两条通路再合二为一，用于控制运动输出。

在直接通路里，神经电信号从纹状体神经元通过轴突传向同样位于基底核的内侧苍白球（GPi）和黑质网状区（SNr），然后继续传向丘脑。而在间接通路里，神经电信号离开纹状体后先后传入外侧苍白球（GPe）和丘脑下核（STN），然后再进入内侧苍白球和黑质网状区。整个过程如图 18-3 所示。

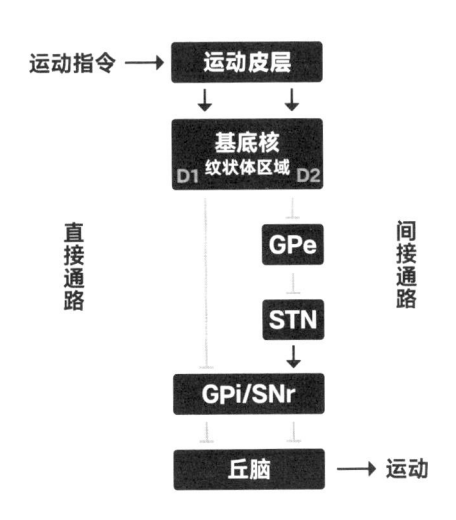

图 18-3　基底核的工作原理

第三部分　作为计算机器的脑

你不需要记住这个具体的过程，但有一个细节需要注意：在直接通路，神经电信号要通过两个抑制性的突触，最终产生的是负负得正的运动激活效果；而在间接通路，神经电信号要通过三个抑制性突触和一个激活性突触，最终产生的是运动抑制效果。

这样一来，我们就可以把基底核看成运动指令和运动执行单元之间的一个协调单元。直接通路和间接通路分别是运动的油门和刹车，脑通过交替使用油门和刹车来精细调节运动输出。

除了调节油门和刹车，也有研究认为在直接通路激活某个运动行为时，间接通路也能抑制其他运动的输出。

脑是一个经常胡思乱想的器官，可能会同时下达多个运动指令，甚至这些运动指令之间可能是自相矛盾的，因此基底核就要在这些指令中做出取舍。如果基底核发生病变或者遭受损伤，个体的运动输出就会失控——要么运动输出太多，要么运动输出太少。

例如，有研究发现，如果用微电极直接刺激人脑的基底核区域，这个人会表现出各种不可控的行为输出，如进食、性交，甚至是做出危险行为。又如，亨廷顿病这种罕见的退行性神经系统疾病的发病机制也与基底核病变有关。在亨廷顿病患者脑中，基底核区域用于踩刹车的间接通路失效了，于是患者会出现无法控制的身体舞蹈动作。

• 多巴胺与运动启动

有了上述信息做铺垫，接下来要引入运动控制的一个重要角色——多巴胺。多巴胺是一种重要的神经递质，它的功能有很多，其中最引人注目的是动机和奖励，这一点我们在后文中还会专门探讨。

在运动控制这个模型中，基底核也有一群神经元在释放多巴胺，我们就将其称为"多巴胺神经元"。多巴胺神经元能同时操控两条通路——通过激活型的多巴胺 D1 受体激活直接通路，通过抑制型的多巴胺 D2 受体抑制间接通路。换句话说，在运动控制的过程中，多巴胺既可以加大踩油门的力度，也可以阻止踩刹车，以快速启动运动输出。在多巴胺的帮助下，基底核的活动就像一辆已经猛踩油门的汽车，只等运动皮层的指令到达就可以挂挡快速出发。

而这里之所以要专门讨论多巴胺，是因为它与人类的运动疾病有直接关联。**在帕金森病患者脑中，多巴胺神经元大量死亡，于是患者会难以启动运动输出**。多巴胺在基底核踩油门和阻止踩刹车的双重作用，是理解和治疗帕金森病的出发点。

可是，为什么帕金森病患者脑中的多巴胺细胞会大量死亡呢？

目前研究发现，帕金森病患者脑中最显著的病理特征，是一种名为 α - 突触核蛋白的蛋白质在神经元内异常聚集，形成"路易小体"。路易小体被认为是导致多巴胺神经元退化死亡的关键因素。当然，由于人脑具有强大的自我调节能力和适应能力，多巴胺神经元往往需要大量死亡，甚至是死亡 70%~80% 之后，才会导致个体产生明显的运动障碍。而这使得对帕金森病进行寻根溯源并找到针对性的治疗方法变得相当困难。实际上，除了极少数由单基因（如编码 α - 突触核蛋白的 SNCA 基因）突变导致的家族性帕金森病，目前人们对于为何某些人脑中会出现有害的路易小体、路易小体如何形成、路易小体为何会专一地杀死多巴胺神经元，以及哪些蛋白质分子可以作为治疗帕金森病的药物靶点都知之甚少。

第三部分　作为计算机器的脑

因此，目前帕金森病的治疗思路并不是消除病因，而是改善症状。具体来说，**就是用某种方法补充或替代患者脑中缺失的多巴胺系统，从一定程度上恢复患者的运动启动能力。**

"补充"的方法包括服用左旋多巴，这种药物进入人体后会被代谢成多巴胺分子并进入脑。此外，如果在患者脑中移植更多的多巴胺神经元，也能起到缓解帕金森病症状的作用，而这种方法的作用机理与服用左旋多巴差不多。

"替代"的方法又是怎么实现的呢？可以通过药物直接刺激多巴胺下游的受体蛋白，例如服用普拉克索，这类药物可以激活多巴胺 D2 受体，抑制间接通路，从而促进运动输出；也可以通过脑深部刺激的方式，在患者脑中植入微电极，直接绕过多巴胺的作用，刺激运动输出。

虽然以上方法都可以改善患者的运动障碍，但也存在意料之中的不良反应。一方面，由于多巴胺系统广泛分布于人体的不同器官，针对多巴胺系统的药物肯定会引起各种各样的不良反应，如低血压、头晕恶心、腹痛、幻觉等；另一方面，微电极植入的方法在专一性、安全性和成本上都面临很大的挑战。

需要注意的是，上述问题和挑战并不仅仅存在于帕金森病的研究和治疗中。人们对脑的工作原理至今仍知之甚少，对脑相关疾病的发病原因同样充满疑惑。实际上，许多脑部疾病的治疗都存在科学理解过于粗糙、药物缺乏针对性的麻烦。那些广为人知的脑部疾病，如阿尔茨海默病、孤独症、抑郁症、脑卒中等，都是如此。

不过，最近二十年来，随着多种前沿技术，如能够精确操纵神经电活动的光遗传 / 化学遗传学技术、能够标记和追踪神经元及其突触连接的病毒工具，以及能够实时反映神经元电活动的多种探针、能够对脑特定区域进行完整扫描和重建的显微技术等不断取得突破，人们开始在最底层，即多个神经元形成的环路和网络的层面理解脑的功能。这些研究提供了这样一种可能性：我们可以在神经环路的水平上精确操纵脑的功能，治疗脑部疾病，而不再需要担心一种药物或一种手术会干扰整个脑乃至整个人体的正常功能。

说到这里，一个治疗帕金森病的新方案就自然而然地出现了：如果我们可以特异性地人为激活直接通路，或者特异性地人为抑制间接通路，甚至是特异性地操纵两条通路中的某些节点，那么就有可能绕过多巴胺缺乏的影响，重新允许运动输出的启动。

2023 年，一项来自中国机构的研究展示了这种思路的强大力量。研究者通过病毒工具，把一个能够精确开关神经元电活动的蛋白质装到了直接通路的起点，也就是表达多巴胺 D1 受体的神经元内部。这个开关平时并不启动，只有当人服用了特定药物分子之后才会开启，之后激活直接通路，允许运动输出启动。在患有帕金森病的小鼠和猴子模型上使用这个方法，研究者能观察到小鼠和猴子的运动能力得到了显著且长期（长达 8 个月）的恢复，如整体运动能力提高、爬行能力增强、用手向嘴里送食物的成功率提高、震颤减少，等等。

到这里，我们已经自下而上地讨论了运动输出的几个不同层次。如果反其道而行之，自上而下来看运动的指令和执行，那么可以简单地总结为以下五点。

第一，基于环境输入和自主意识，运动皮层负责随时发出运动指令；

第二，基底核负责对运动指令进行精细加工，并明确运动的开始和停止时间；

第三，位于脑干和脊髓的中枢模式生成器接收到运动指令后，神经元按照预设的模式开始交替和顺序活动，并将神经电信号发送到对应的肌肉；

第四，在运动输出过程中，小脑能够实时监测身体状态，并向大脑运动皮层提供反馈，从而及时对运动输出进行微调。

第五，肌肉接收到运动神经元传来的神经电信号之后，利用钙离子驱动粗肌丝和细肌丝之间的相对位移，大量肌丝的位移则在宏观上表现为大块肌肉的伸缩和身体的自如运动。

你可能已经注意到，这套系统中信息的流动方向与感觉系统恰好相反：一个是自内而外，一个是自外而内；但两者的工作原理非常类似，都是重点关注、分类提取和分层处理。

这个道理不难理解。感觉系统需要在纷繁复杂的外部环境信号（无数光子）中提取出真正重要、容易理解的信息（如一张人脸），运动系统则需要把含义丰富的运动指令（如画一个五角星）分解成能够被每一块肌肉理解和执行的简单信号（某块肌肉如何收缩）。信息流动方向不同，但处理模式可以相互借鉴。

也许正因如此，未来人工智能若要真正理解和应对复杂的现实世界，也需要同时借鉴这两套系统的智慧：既能高效解读环境，也能精准控制输出。

19

学习：脑学到的是相关性还是因果性

前面分别讨论了脑的感觉输入和运动输出。从构建一个功能机器的角度来说，拥有这两个要素就足以让机器运转了。我们习以为常的很多机器都是这样工作的：冰箱通过检测内部温度来启动和停止压缩机；汽车接收来自油门和方向盘的信号输入，决定发动机的输出功率和轮胎的转向角度；智能手机实时采集用户的信息输入，绝大部分时候是用户指尖对屏幕特定位置的轻微点击，然后给出特定输出，如打开某个 App。

你可能意识到了，这些机器的输入—输出模式已经被预设好了。例如，无论是在干燥的柏油路面上行驶，还是在结了冰的路面上行驶，一辆车的油门和方向盘会提供完全一样的动力输出模式，而这也是雪天容易发生交通事故的重要原因。所以，老司机在结了冰的路面上开车时会特别小心，轻点刹车、缓慢加速，甚至是更换特殊轮胎。

与这些机器相比，人脑有一个重要的差别——除了会根据不同的感觉输入产生运动输出，人脑还会不断学习。

- **从输入输出到条件反射**

"学习"这个词在人类世界有复杂的内涵。从学会系鞋带到学习解方程，从认识新朋友到重塑价值观，都可以算作学习过程。但为了方便讨论，特别是为了允许我们能在人类之外的动物身上讨论学习，这里我们给它下一个客观而又宽泛的定义：学习，就是脑的输入—输出模式被环境和经验改变的过程。

基于这个定义，学习可以被简单地分为两类：**一类是改变对某个单一输入的输出强度，即习惯化和敏感化；另一类是在原本无关的输入和输出之间建立联系，从而建立新的输入—输出模式，即条件化。**

习惯化的典型例子是"入鲍鱼之肆，久而不闻其臭"。这是一种非常重要的学习过程，能帮助我们漠视习以为常的环境信息，将其单纯看作背景板，让我们把有限的注意力放到那些新出现的东西上。

习惯化的反面是敏感化，这也是一种学习，常出现在特别强烈的危险输入之后。例如，我很小的时候曾被一个从远处飞来的棒球砸到脑袋，结果直到现在，我仍然会对从高空飞来的物体产生下意识的躲避反应。尽管方向相反，但习惯化和敏感化都是在微调对单一输入的输出强度。

在原本无关的输入和输出之间建立联系，从而建立新的输入—输出模式，也就是条件化，是本节主要讨论的内容。动物主要依赖这类学习来获得关于这个世界的全新信息，以帮助其在这个多变的世界更好地生存。我们常说的"条件反射"，指的也是这种学习。

尽管学习这种现象早已为人所知，但俄国科学家巴甫洛夫毫无疑问是第一个对它进行定量描述的人。19世纪末，为了研究狗的消化功能，巴甫洛夫发明了一个简单的装置，能通过导管在体外收集并测量狗分泌的唾液。他发现，当给狗喂食的时候，狗的唾液分泌量会显著增加，为消化食物做准备。

这一点还在意料之中。但很快，一件有趣的事情发生了。巴甫洛夫发现，只要日常为狗准备食物的助手进入房间，哪怕他没有携带食物，狗也会开始分泌唾液。这个现象提示了一种可能性，那就是经过长期、反复的实验，狗在"助手出现"和"吃到食物"之间建立了联系。一旦助手出现，它就默认自己很快就能吃到食物，所以提前就开始分泌唾液。

随后，巴甫洛夫把实验的触发条件换成了更为稳定的铃铛声响，每次给狗喂食前，他都会提前摇响铃铛。久而久之，就诞生了脑科学研究史上一个著名的画面——铃铛一响，巴甫洛夫的狗就口水直流，如图 19-1 所示。

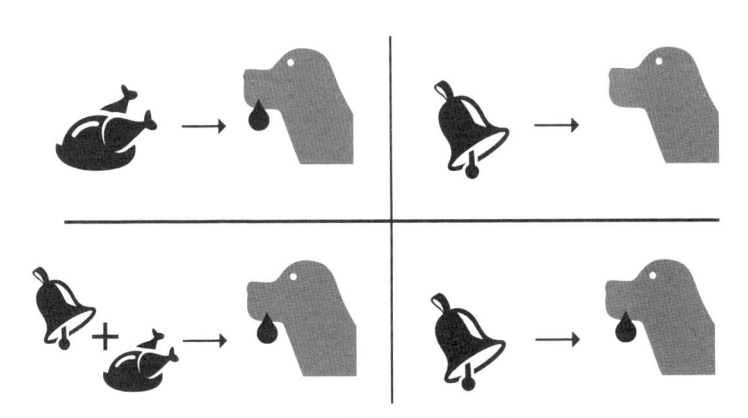

图 19-1　巴甫洛夫的狗的实验

我们知道,"吃到食物—分泌唾液"是狗与生俱来的输入—输出模式,无须学习。但在巴甫洛夫的实验中,经过反复训练,狗能够在"铃铛声响"和"吃到食物"这两个事件之间建立联系,从而学会一种新的输入—输出模式,那就是"铃铛声响—分泌唾液"。

半个世纪之后,美国心理学家斯金纳(Burrhus Skinner)发现了另一种可以在动物脑中建立新的输入—输出模式的方法。他的这一发现也孕育了脑科学史上和"巴甫洛夫的狗"齐名的一个象征——"斯金纳的鸽子"。

斯金纳设计了一个实验箱:箱子内壁装有一个小型操纵杆,如果鸽子用爪子或嘴巴按压操纵杆,就会有食物掉落在盘中,供鸽子取食。当然,在实验刚开始时,鸽子们显然不知道操纵杆的用处,但它们或早或晚会因为偶然触碰到操纵杆而尝到甜头。

果然,在经历了几次偶然的成功之后,鸽子们在"按压操纵杆"这个特定动作和"获得食物"之间建立了联系,从而建立了一种全新的输入—输出模式。

你一定发现了,巴甫洛夫的狗和斯金纳的鸽子的学习有一个相通点,那就是建立了新的输入—输出模式,但区别在于巴甫洛夫的狗是学到了两个事件(铃铛响和获得食物)之间的关系,而斯金纳的鸽子是学到了自己的一个行为(按压操纵杆)和某个结果(获得食物)之间的关系。人类的许多学习过程大体上也能拆分为巴甫洛夫式的学习和斯金纳式的学习。例如,背诵古诗可以看成在许多原本无关的汉字之间建立起新的联系,如听到"白日依山尽",就会想到"黄河入海流";而我们从小就知道见到长辈要问好、不能和同学打架,是因为向长辈问好会受到表扬，跟同学打架会受到批评，这使我们在行为和后果之间建立了联系。

- **学习的盲目性**

说到这里，你或许意识到了一个自己从未考虑过的问题：我们学到的这些所谓的"知识"真的存在吗？

毕竟，不管是巴甫洛夫的狗还是斯金纳的鸽子，它们所学到的全新的知识和技能，其实都是研究者人为施加的。在特定的实验条件下，铃铛一响或者一按操纵杆就会天降美食，但自然界根本不存在这种好事。即便是在实验室里，一旦这个实验做完，研究者转换了研究方向，可怜的狗和鸽子辛苦学会的"知识和技能"也会瞬间失去全部价值。

这么看来，学习好像是一件很盲目的事情。那么，我们每天都说要不断学习，究竟是要学什么呢？

事实上，早在 1948 年，斯金纳就用鸽子做了一项很有说服力的研究，他称之为"鸽子的迷信"。在这个实验中，箱子和操纵杆照旧安放，但按动操纵杆不会直接带来食物，相反，研究者会根据一个计时器定时向箱子中投掷食物。换句话说，在这个实验中，"按压操纵杆—获取食物"这个模式根本不存在。

在实验中，斯金纳观察到了更为有趣的现象。在一段时间之后，鸽子们开始用五花八门的动作来乞求食物的降临。有的鸽子会围着箱子逆时针不停奔跑，有的鸽子会拼命用嘴巴去戳箱子的某个角落，有的鸽子则会伸出头快速地左右摆动。斯金纳认为，这是因为在食物掉落的时候，这些鸽子恰好在随意地做某个动作，而它们自然而然地把这种动作和食物掉落联系在了一起，并试图利用这种动作来换取新的食物。需要注意的是，由于食物总是时不时就会掉落下来，可能很多时候恰好又撞上了鸽子们的努力表演，因而这进一步强化了鸽子们的这种信念。

在你开始嘲笑鸽子的愚蠢之前，我要提醒你，人类并不比鸽子更高明。

你可能听说过一个广为流传的笑话。三个人坐电梯从一楼到十楼。在电梯里，他们也没闲着，一个原地跑步，一个做俯卧撑，一个用头撞墙。到十楼后，有人问他们是如何到十楼的。第一个人说自己是跑上来的，第二个人说自己是靠做俯卧撑上来的，第三个人则说自己是靠用头撞墙上来的。这个笑话其实是在讽刺那些偶然取得了巨大的成就，但却盲目自信地将其完全归因于自身的努力，完全无视时代背景和运气等因素的所谓成功人士。本质上，这类人的错误就在于把两件本不相关的事情强行联系到了一起。

以上只是一个笑话，但历史上真的发生过类似的案例。太平洋战争时期，美军在太平洋的某个小岛上修建了军事基地，并定期向这里转运大量物资，也顺带把午餐肉之类的食品赠送给岛上的居民。久而久之，这些原住民在两者之间建立了新的输入—输出模式，认为是坐着"大鸟"的神定期给自己赐予食物。等第二次世界大战结束，美军撤离这个小岛，绝望的原住民还创造了不少宗教仪式，如升美国国旗、用木头制作成美军飞机的模型并顶礼膜拜，以乞求神灵再度降临。图 19-2 所示就是这些原住民制作的原始装置，他们用这些装置来模仿美军当年使用的飞行眼镜和雷达。这种现象被称为"货物崇拜",它深刻地说明了在学习的盲目性这一点上,人类和斯金纳的鸽子没有多大的差别。世界各地的原始宗教可能都有一个类似的起源——巨大的收获或者灾难到来后,人脑会天然去寻找因果关系的蛛丝马迹,以试图在此之后重现收获或者避免灾难。

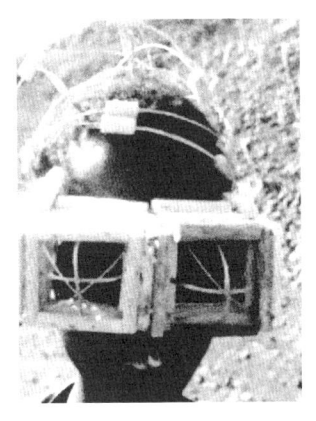

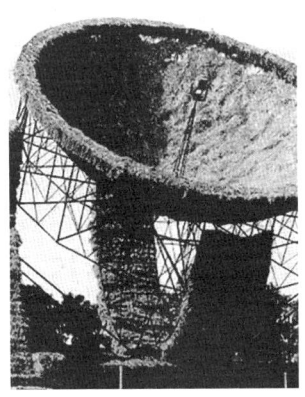

图 19-2 原住民制作的原始装置,以模仿美军当年使用的飞行眼镜和雷达

很多人在日常生活中都会有自己的小迷信、小习惯,如迈克尔·乔丹打比赛时一定要穿自己大学时代穿的、北卡罗来纳大学篮球队的训练短裤,因为他认为这会给自己带来好运;又如,很多人喜欢查星座看运势。这些行为本质上也是因为我们的脑在偶然同时出现的两件事之间脑补出了因果关系。

可是,为什么会如此呢?为什么脑不能刨根问底,搞清楚事物之间的明确因果关系再开始学习呢?

这就要说到批判性思维中非常重要的一对概念——相关性和因果性。

第三部分 作为计算机器的脑

相关性指 A 和 B 这两个事物有一定的概率会同时出现；因果性则指两个事物的出现之间有明确的作用关系，如 A 出现是 B 出现的原因，B 出现是 A 出现的结果。显然，因果性几乎总是伴随着相关性，相关性却不一定代表因果性。三个人坐电梯的笑话就能很好地说明这一点。

为了更好地生存繁衍，动物真正需要掌握的是事件的因果性。 例如，是不是做了哪个动作就会获得食物，或者走近哪个地方就会遭遇天敌。但是，因果性的建立需要进行各种复杂的测试。对巴甫洛夫的狗来说，它需要证明只要铃铛声响起，自己就会获得食物，即证明铃铛声响是获得食物的充分条件；同时，它也需要证明如果自己把铃铛藏起来，铃铛声不响，就必然不会有食物出现，即证明铃铛声响是获得食物的必要条件；甚至它还需要从更底层理解铃铛声响和获取食物之间为何存在作用关系。而想要理解两个事物之间为何存在作用关系是非常困难的。以太平洋小岛上的原住民为例，他们需要学习一整套工业生产的知识，才能理解午餐肉是人造的而不是神赐的；他们也需要学习一整套现代历史和政治的知识，才能理解何谓太平洋战争、为什么美国要在自己家门口建设军事基地，以及为什么自己这些崇拜活动不可能管用。而这在现实世界中是非常奢侈的条件。

因此，在进化史上，脑只能退而求其次，用相关性来表征因果性，以快速做出决策。 只要发现铃铛声响和食物总是先后到达，只要发现按压操纵杆之后就会出现食物，不管它们之间究竟是什么关系，就当铃铛声响和按压操纵杆是因，获得食物是果，并按照这种新的模式安排自己的生活。这样一来，我们当然会犯不少愚蠢、盲目的错误，但总比错失机会好得多。举个生活中的例子，假设你每次在某个饭店吃完饭都会拉肚子，那么你不需要刨根问底，探究具体是哪些菜里的哪些成分让你拉肚子，你就当这家饭店的菜是因，拉肚子是果，以后不再去这家饭店就行了。虽然你可能会错失一家还不错的饭店，但起码这样做比较安全。套用上一部分提到的"先天认知形式"，**动物脑对因果性的追求其实也是一种先天认知形式：它们会天然地利用因果性这把尺子丈量世界，把所有总是先后发生的事情解读为具有因果关系，并据此对未来行动及其后果做出预测。**

总之，动物脑学习的本质就是发现事物之间的相关性，并假设它代表了因果关系。这是动物认识世界的基础，也是动物盲信和迷信的基础。人类也是如此。实际上，直到16世纪，英国哲学家培根才逐步建立起探究因果关系的科学研究方法。

说到这里，一个问题自然就浮现了出来：既然动物的脑天然就会用相关性来模拟因果性，那么人类的脑又是如何意识到两者的差别，并发展出一套方法来严格区分两者的呢？这是人类文明发展的结果，还是人脑演化出了区分两者的新的生物学机制？对于这个问题，目前还没有明确的答案，但如果有了答案，它或许能帮我们更好地理解人类智慧的独特之处。

20

突触变化：学习究竟是如何发生的

讨论完学习的本质，这一节开始讨论学习的脑科学基础。

从概念上说，这个基础几乎是不言自明的。我们已经知道，学习意味着建立新的输入—输出模式，而脑的输入—输出模式是依靠神经元之间的突触传递实现的。例如，在膝跳反射中，感觉神经元可以在脊髓中直接激活运动神经元，并调节肌肉的收缩和舒张。因此，输入—输出模式的变化几乎必然与突触的神经电信号传递强度有关。

实际上，早在19世纪末，现代神经科学的奠基人卡哈尔就已经准确地预测到了这一点。由于当时人们已经意识到人脑的神经元数量不会持续增加，而人的学习能力却可以保持终身，因此唯一的解释就是神经元之间的连接发生了变化。

但是，这种变化具体是如何发生的呢？

• 学习的本质是什么

20世纪60年代，美国科学家埃里克·坎德尔（Eric Kandel）的一系列研究为这个问题提供了最初的重要线索。他利用海洋软体动物海兔（又名海蛞蝓，图 20-1）展开研究，这种动物有一个重要的保护性本能行为——缩腮反射。所谓缩

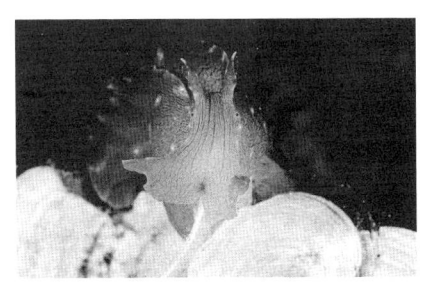

图 20-1　海兔

腮反射，就是如果用力触碰海兔身体背部的吸水管，它就会将柔嫩的腮和吸水管一起收缩到坚硬的壳中以避免受伤，类似于蜗牛缩回壳中的动作。坎德尔发现，如果反复刺激海兔背部的吸水管，其缩腮反射会逐步减弱，就像它们已经对此习以为常了。这就是上一节提到的习惯化的过程。

更有意思的是，如果在轻轻触碰海兔背部吸水管的同时，给海兔的尾巴施加强烈的电击，那么其缩腮反射会显著增强，哪怕只是轻微的触碰也会触发这一反射。在之后的实验中，海兔学会了把轻微触摸吸水管和受到电击联系在了一起，从而建立了一套全新的输入—输出模式，即"轻微触摸吸水管—缩腮反射"。这是一个经典的巴甫洛夫式学习过程。

海兔的神经系统非常简单，整个缩腮反射只需要 24 个感觉神经元和 6 个运动神经元参与。因此，坎德尔等研究者得以细致地研究这些神经元在学习过程中究竟发生了什么变化。他们发现，在缩腮反射的形成过程中，海兔的感觉神经元对轻微触摸吸水管的反应强度没有发生变化，运动神经元和肌肉的运动能力也没有发生变化，而排除这

两点之后，唯一可能发生变化的就是两者之间的突触连接强度。也就是说，在学习之后，面对同样的触摸，感觉神经元通过突触向运动神经元传递了更强的信号，从而让海兔更容易触发缩鳃反射。这就像玩多米诺骨牌游戏时把骨牌之间的距离缩短，让它们排列得更密集，这样即便是同样的骨牌，施加的是同样的推动力，它们也会更容易按顺序快速倒下。

那么，这种变化又是如何发生的呢？

坎德尔等人发现，这是因为海兔尾部存在一群能够感知电击的神经元，它们在接收到电刺激后，会将信号传递到感觉神经元突触附近，并释放出一种特殊的神经递质——血清素。血清素随后被感觉神经元的轴突末梢接收，进而在突触前端引发一系列生物化学反应，增强了该部位对刺激的敏感性，提高了神经递质的释放效率。整个过程如图 20-2 所示。

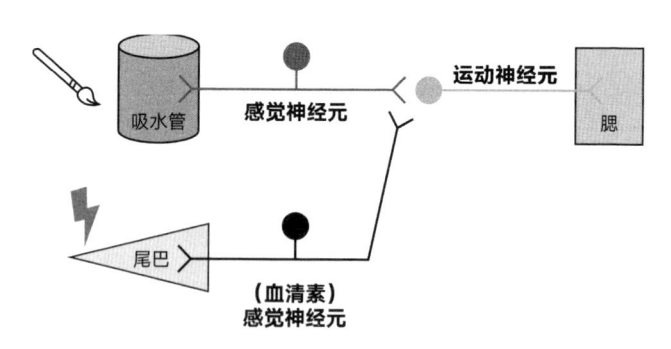

图 20-2 电击加强缩鳃反射的原理

于是，有两个效果出现了：当同样的感觉刺激顺着轴突到达轴突末梢，其会更容易引起动作电位的产生，更容易驱动神经递质的释放；而当同样数量的神经递质到达突触另一侧，运动神经元的树突也更容易捕捉到这些信号，更容易引起新的动作电位的产生。这样一来，更强的突触传递效率就让海兔学会了新的行为模式，即"轻微触摸吸水管—缩腮反射"。

到这里，我们可以对学习进行一个极简的微观描述：学习的本质就是增强（当然，也可以是减弱）输入和输出之间的突触连接。那么下一个问题自然就是：具体怎样增强突触连接？

- **怎么增强突触连接**

上一节讲过，脑学的是相关性，而相关性似乎与时间有关。回想一下斯金纳的鸽子的实验，按压操纵杆和食物掉落总是先后发生，因此鸽子们在两者间建立了联系。一旦把这两件事相互剥离开来，也就是不管怎么按压操纵杆，食物都会随机到来，那么鸽子们就无法从中发现相关性规律了。这就是那项"鸽子的迷信"的研究。

基于此，我们很容易就会形成一个猜测：突触连接的增强是有前提条件的，即前后两件事要几乎同时发生，从微观层面讲，就是突触前后的神经元要一起活动。而早在 1949 年，加拿大心理学家唐纳德·赫布（Donald Hebb）就已经提出了这一点，即著名的赫布定律：当神经元 A 的活动激活了神经元 B，这两个神经元便会发生某些生长过程或代谢变化，致使两者之间的联系增强。这个定律经常被简化成一句口号："总在一起活动的神经元，也将会被连接在一起（Cells that fire together, wire together）。"

1973 年，研究者首次发现，如果用高频电流刺激兔子脑中海马区域的神经元，会发现神经元之间的突触连接强度显著增加。这是因为在高频电流的刺激下，突触前后的神经元都被激活，而这种同步激活强化了两个神经元之间的突触连接。1997年，研究者更是在毫秒尺度上验证了赫布定律。在大鼠脑中，如果用微电极间隔几十毫秒先后激活突触前后的两个神经元，它们之间的突触连接强度就会被显著增强；而如果拉长用微电极刺激的时间间隔，或者改变刺激的先后顺序，这个效果就会彻底消失。

换句话说，在突触部位必须存在一个起到计时作用的"同步检测器"。这个同步检测器会实时关注突触前后的两个神经元是否（几乎）同步出现电活动，再根据这个信息强化突触连接。这个同步检测器可能就是学习过程最核心的秘密。

人脑中有一种特殊的蛋白质分子——NMDA受体，它很可能就是人脑中至关重要的一个同步检测器，当然，这一点仍然存在不少反对意见。NMDA受体本身是一个离子通道，位于突触后方的树突细胞膜表面。当这个离子通道打开时，带电离子可以进入，因而会引起细胞电活动。

但是，NMDA受体有一个异乎寻常的特征，那就是想要打开它非常困难，需要跨越双重阻碍。首先，它需要结合来自突触前的神经元释放的神经递质谷氨酸；其次，它还需要自身所在的神经元产生电活动，移除阻塞通道的障碍物镁离子，如图20-3所示。只有当突触前后的两个神经元差不多同步开始活动时，这两个条件才能同时满足，NMDA受体才会被打开，进而引发神经元的一系列变化，增强突触连接。通过这种双重确认机制，NMDA受体就能让同时活动的两个神经元更紧密地连接在一起。

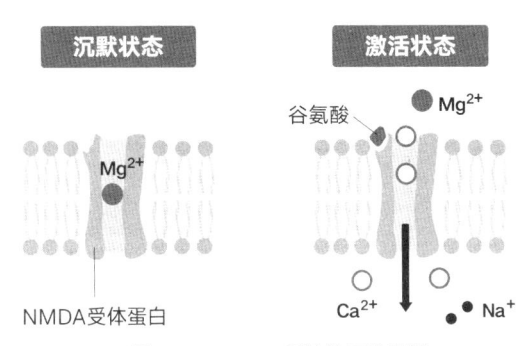

图 20-3　NMDA 受体的工作原理

在动物模型中，NMDA 受体的重要性也得到了反复确认。如果在小鼠脑中去除 NMDA 受体，小鼠的学习能力就会大受影响。而在 1999 年，美国华裔科学家钱卓（Joe Tsien）利用基因工程技术在小鼠海马区生产了更多的 NMDA 受体，结果发现这些"聪明老鼠"确实学得更快、记得更牢。

到这里，我们可以初步描述一下学习发生的微观过程了。**当输入神经元和输出神经元总是同步活动，NMDA 受体会检测到这一点，之后这两个神经元之间的突触连接会被增强，学习也就发生了。**

下面我们进入巴甫洛夫的狗的脑中，看看能否用这个模型解释狗的学习。

简单起见，我们假设狗的脑中只有三个神经元，它们分别负责听到铃声、闻到食物和分泌唾液，这里就分别称呼它们为"铃声神经元""食物神经元"和"唾液神经元"。在开始实验之前，食物神经元和唾液神经元之间的突触连接强度是足够的，所以狗闻到食物的味道就会分泌唾液；而铃声神经元和唾液神经元之间虽然也存在突触连接，但这种连接的强度非常微弱，铃声无法引发唾液分泌。在实验过程中，铃声和食物总是同时出现，而这会带来一个意想不到的结果：铃声神经元活动时，唾液神经元总是恰好也在活动。尽管唾液神经元的活动是被食物而非铃声引起的，但客观上铃声神经元和唾液神经元确实总在同步活动。于是，在同步检测器 NMDA 受体的作用下，铃声神经元和唾液神经元之间的突触连接增强，学习就发生了。

至此，你应该会对上一节提到的内容有了更深入的理解。对狗的脑而言，它根本不在意，也根本无从知晓食物和铃声这两个信息输入之间是否存在因果关系，它只关注两者有没有同步到达。再次强调，**脑所识别和学习的只是时间序列上的相关性而已。**

我们再进一步，继续挖掘学习的本质。

在前面描述过的那些学习过程中，需要被连接起来的两个信号似乎总是不同性质的：一个是中性的，本身不会引起特定的输出，如铃声、轻触海兔的吸水管；另一个则是强烈的，本身就足以引发本能的行为输出，如获得食物、受到电击刺激。这并不奇怪，甚至我们可以把学习理解成将对世界的本能反应泛化到更多事物上的过程。脑天生知道食物好、电击坏，而通过学习，它还会进一步知道总是和食物一起出现的铃声也是好的，而总是和电击一起出现的轻触吸水管也是坏的。

但是，这种连接和泛化引出了一个新的问题。强烈的、与本能有关的信号数量有限，可以用神经系统内部的固有连接进行传递，也就是我们反复提到的"标记线"。在最简单的模型中，动物的脑只需要有两个标记线就足够了：一个代表奖励，提示食物、避难所、配偶等；另一个代表惩罚，提示有毒物质、天敌、竞争者等。然而，中性的、与环境有关的信号是几乎无穷无尽的，例如我们能看到的图案可能有无限种，我们能闻到的气味可能有上万亿种。有限对无限，这两类信号是如何通过突触形成联系，进而让个体开展学习的呢？

这个问题在果蝇嗅觉学习的过程中研究得最为充分，所以我就以果蝇为例来说明一下学习具体是如何发生的。

简单来说，如果果蝇在遭遇电击的同时闻到某种气味，它就会在电击惩罚和这种气味之间建立联系，之后一闻到这种气味就会躲避。理论上说，果蝇可以学会躲避任何气味。显然，在这个场景里，编码能力有限的标记线模型不再适用了，我们需要再次使用群体编码模型。

为了更好地说明这个问题，我们用一个极简模型来进行讨论。假设果蝇一共有 5 个嗅觉神经元（神经元 A 到神经元 E）负责气味感知和气味信号处理；另有 5 个运动神经元（神经元 I 到神经元 V），其中 2 个负责吸引（神经元 I 和神经元 II），3 个负责逃跑和躲避（神经元 III 到神经元 V）。这些神经元两两之间形成突触连接，一共有 25（5×5）个突触连接（图 20-4）。但这些突触连接都非常微弱，因此在正常情况下，果蝇闻到什么气味都不会感觉到危险。

当果蝇遭受电击时，3 个负责逃跑和躲避的运动神经元会被直接激活，并引发逃跑和躲避行为。与此同时，如果果蝇恰好闻到了某种气味，且这种气味同时被嗅觉神经元 A 和嗅觉神经元 B 检测到，那么，在果蝇的 25 个突触连接中，只有嗅觉神经元 A 和嗅觉神经元 B

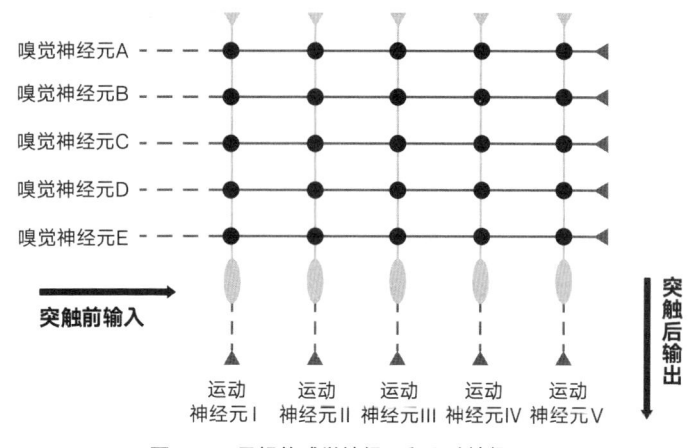

图 20-4　果蝇的感觉神经元和运动神经元

与 3 个负责逃跑和躲避的运动神经元之间的那 6 个突触连接会检测到突触前后神经元的同步活动，从而被加强，其他 19 个突触连接则完全不受影响。这样一来，当果蝇再次闻到这种气味，嗅觉神经元 A 和嗅觉神经元 B 会被激活，进而能通过这 6 个突触连接激活 3 个负责逃跑和躲避的运动神经元，让果蝇开始逃跑。整个过程如图 20-5 所示。

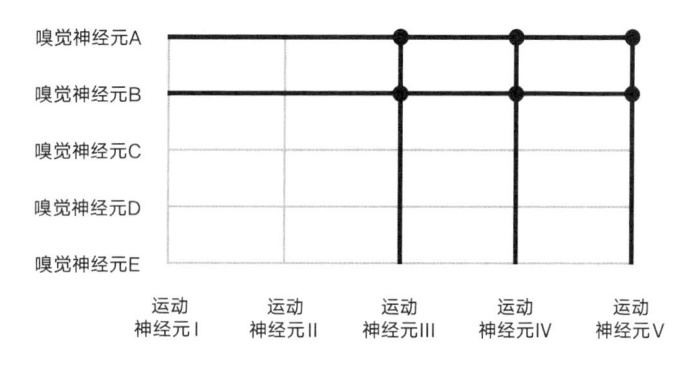

图 20-5　果蝇学会躲避某种气味的原理

我们知道，动物脑中感觉输入和运动输出之间远远不止几个突触连接，即便是果蝇的脑中也有大约 2500 个神经元专门用于传输和处理嗅觉信息。假设每个突触连接的强度都可以被独立调节，那么，即便只是一个 100×100 的矩阵，也足以产生 2^{10000} 种不同的突触连接强度组合，而这个数字远远超过宇宙中原子的总数。也就是说，动物的脑，哪怕只是果蝇的脑，也足以识别和利用任意一种环境信号来展开学习，将其与自身好恶联系起来。

到这里，我们终于可以对学习的神经生物学本质做一个阶段性的总结了：当输入和输出之间的突触连接网络被同时到达的奖惩信号所增强或减弱，使得原本中性的输入也带上了价值判断，学习就会发生。

21

预期差：为什么得到了奖赏还是不满足

上一节讨论了学习的神经生物学本质，最终归结到了一点：在巴甫洛夫式和斯金纳式的学习过程中，动物的脑需要把一个中性的信号和一个天然带有奖惩色彩的信号联系在一起，从而为原本中性的信号赋予某种价值判断。这样一来，在学习完成后，原本为中性的信号就能直接驱动动物做出某种行为，如对奖赏的追逐和对惩罚的逃避。

但是，哪些事物会被脑看成奖赏，哪些事物又会被脑看成惩罚呢？

首先可以明确的是，在很多时候，感知奖赏和惩罚并对此做出反应的能力是脑天生就有的，无须后天学习。作家王小波有句名言："假如你是只公兔子，就有做出价值判断的能力——大灰狼坏，母兔子好。然而兔子就不知道九九表。"他说的很对。这意味着脑是有一套预设机制来检测奖赏和惩罚的，也意味着这套预设机制能够感知到的奖赏和惩罚的类别是很有限的。而且，这套预设机制形成于进化的过程中，代表了动物对所处环境的某种"偏见"。例如，公兔子觉得大灰狼坏、母兔子好,而公灰狼会觉得母灰狼好,两者都是对的。

那么,奖赏和惩罚又是如何被脑感知的?不同的奖赏(如美食和配偶)在脑中代表的奖赏是同一种吗?具体到美食,究竟是寻找美食(目的)意味着奖赏,还是吃到美食本身(过程)意味着奖赏,又或者是吃完美食(结果)才意味着奖赏?

- **多巴胺＝奖赏?**

20世纪50年代,为了绕过奖赏的外在形式、寻找奖赏在脑中的呈现方式,研究者们设计了一个被称为"自我刺激"的实验。研究者在大鼠的脑中植入微电极,同时把微电极的开关和实验箱内的一个操纵杆连接在一起。每当大鼠按动操纵杆,微电极就会启动,进而会通过电击刺激并激活微电极所在的脑区,如图21-1所示。这个实验隐含的假设是,如果微电极所在的脑区控制获得奖赏的感觉,那么动物应该很快就会学会反复按动操纵杆、刺激这一脑区,以获得这种奖赏。从本质上说,这个实验和斯金纳的鸽子的实验是一样的,区别仅在于鸽子获得的是具体的食物,然后食物再被脑处理成一种奖赏;而自我刺激的大鼠在脑中可以获得虚拟但直接的奖赏感。

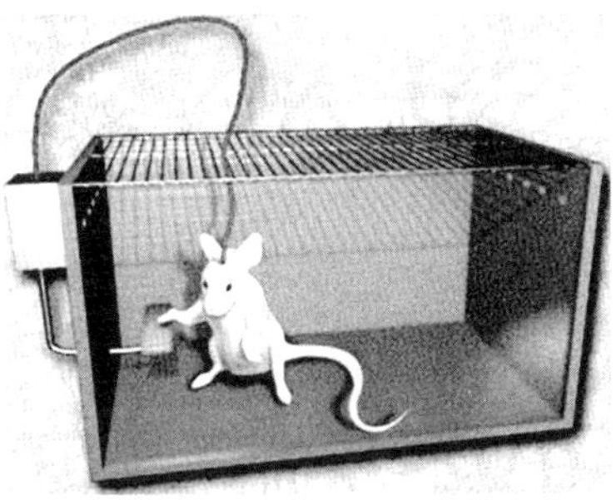

图 21-1　自我刺激实验

实验结果非常惊人。当微电极被植入大鼠脑中某些特定的区域时，大鼠果然很快就学会了持续不停地按动操纵杆。特别是在中脑内部有一条特殊的神经"走廊"，腹侧被盖区（VTA, ventral tegmental area）里富集的大量多巴胺神经元，沿着走廊将轴突投射到伏隔核区域（NAc, nucleus accumbens）。

如果能用电击刺激这条"走廊"（VTA-NAc），大鼠甚至可以不吃不喝、无视危险、忽略异性，以每小时数千次的频率疯狂按动操纵杆，直到死亡。

研究者也发现，如果给小鼠提供美食之类的奖赏，它们脑中这些多巴胺神经元也会开始活动。这些研究提示我们，这条神经"走廊"中的多巴胺神经元就是脑的奖赏中心。各种具体奖赏的信息都会汇总到这里并激活多巴胺神经元；或者反过来说，一个事物只有激活了奖赏中心的多巴胺神经元，才会被脑感知为一种奖赏。

在漫长的进化历史的塑造下，很多对生存和繁衍至关重要的事物都会被我们天然地看成奖赏，如美食和配偶；也有很多会对生存和繁衍产生威胁的事物会被我们天然地看成惩罚，如疼痛和危险。但在现代社会，人类发明的很多事物都能更强有力地激活奖赏中心的多巴胺神经元。例如，微信朋友圈的点赞按钮、健身软件的里程碑徽章、电子游戏中的等级和积分，都是开发者们绞尽脑汁想出来的刺激奖赏中心的秘密武器。说白了，在现代技术和算法严密包裹中的我们，其实和在实验箱里疯狂按动操纵杆的老鼠没多大区别——我们的行为很大程度上被这些暗戳戳刺激奖赏中心的机关所引导，脱离了我们有意识的控制。

除了上述发明，还有个更严重的例子，那就是毒品。例如，可卡因能在多巴胺释放后,阻止多巴胺分子的再吸收,让多巴胺更长久地停留在突触间并发挥作用;大麻解除了对多巴胺神经元的抑制作用,使其更容易兴奋;冰毒则更为复杂,它在促进多巴胺合成和释放的同时,还能降低多巴胺的回收和降解效率。虽然酒精和烟草中的尼古丁一般不被认为是毒品,但它们也能通过各种方式提高奖赏中心的多巴胺浓度,从而让人上瘾。

换句话说,在正常情况下,人类需要自己动手辛辛苦苦获得奖赏,如食物和配偶,然后才能激活奖赏中心的多巴胺神经元,获得一点点发自内心的满足。电子游戏等事物让我们可以暂时忘记现实生活的负担,在屏幕上动动手指就能获得这种感觉——游戏开发者们还非常精明地把游戏难度调到有些难度、但恰好能被克服的水平。可是,毒品改变了整个游戏规则,它们可以绕过所有来自现实世界的经验和反馈,直接让脑以最强的力度体验到奖赏的感觉。而当脑习惯了这种简单粗暴的奖赏感之后,它对天然奖赏的反应就会被大大削弱,乃至对天然奖赏熟视无睹。这也是为什么很多人会沉迷毒品无法自拔,以及戒断毒瘾为什么如此艰难。

基于这些发现,我们暂时可以得到一个解释奖赏的粗糙模型:**多巴胺就是奖赏本身,带有奖赏属性的东西会刺激多巴胺神经元的活动,多巴胺神经元活动就代表着脑感受到了奖赏。**

这个模型解释了巴甫洛夫的狗和斯金纳的鸽子是如何学习的。在学习之前,铃声响起和按压操纵杆对它们而言是完全陌生且中性的信号,不会引起任何心理波澜。但美味的食物可以激活奖赏中心的多巴胺神经元,让大脑感受到奖赏。当中性信号和奖赏信号同时出现,狗和鸽子在两者之间建立了联系，进而会认为铃声响起和按压操纵杆也意味着能带来奖赏。

- **奖赏预期差**

但是，很快人们就发现，这个把多巴胺等同于奖赏本身，甚至把多巴胺等同于快乐和幸福的模型太粗糙了。

20世纪70年代，有研究者进行了一项在今天看来严重违背伦理的研究——在人脑中植入电极激活多巴胺神经元。在这个实验中，研究者确实看到了类似于大鼠的"自我刺激"行为。例如，一名代号为"B-19"的年轻受试者会在几个小时内按动上千次按钮。但事后分析发现，受试者虽然管不住自己的手，但他并不觉得这样做令他感到愉悦。在有关大鼠的研究中也发现，如果大鼠不能合成、释放多巴胺，它们会失去做各种事情的动力，呈现出一副懒洋洋、生无可恋的状态；但如果把食物直接灌到它们嘴里，它们仍然会表现得很享受。这些令人迷惑的发现似乎又在说明多巴胺并不等同于奖赏，它更可能代表了某种为了获得奖赏而努力的追求。

当然，这里所说的"追求"更像一个含糊的心理学描述，我们能否在神经元层面对它进行更准确的描述呢？

1997年，英国科学家沃尔弗拉姆·舒尔茨（Wolfram Schultz）等人终于通过一个经典实验为多巴胺的功能赋予了一个更为清晰的解释。这项研究是在猴子的脑中完成的。研究者们用微电极记录了猴脑单个多巴胺神经元的电活动，然后实时追踪了它们在猴子学习过程中的变化。在学习开始之前，给猴子喂一滴果汁，它脑中多巴胺神经元的活动会显著增加。这一点与前面的讨论是一致的——多巴胺和获得奖赏有关。

但之后的发现变得有趣了起来。研究者们在每次给猴子果汁奖励时点都会亮一盏小灯，让猴子学会在亮灯（中性信号）和获得果汁（奖赏信号）之间建立联系。猴子们学得很快，每当灯亮起，它们就会开始舔嘴唇。在此之后，猴脑中多巴胺神经元的活动规律发生了彻底的改变：它们变成了在灯亮起时兴奋，而等果汁真正入嘴时，它们反而毫无反应了。更有甚者，如果灯亮起之后不给猴子果汁，这些多巴胺神经元的活性还会被抑制。猴脑中多巴胺神经元的活动规律如图 21-2 所示。在训练前，神经元会在猴子喝到果汁时活跃；在训练后，多巴胺神经元会在猴子看到奖赏信号出现时活跃，真正吃到果汁时则没有反应，而如果干脆不给猴子果汁喝，多巴胺神经元还会被抑制。

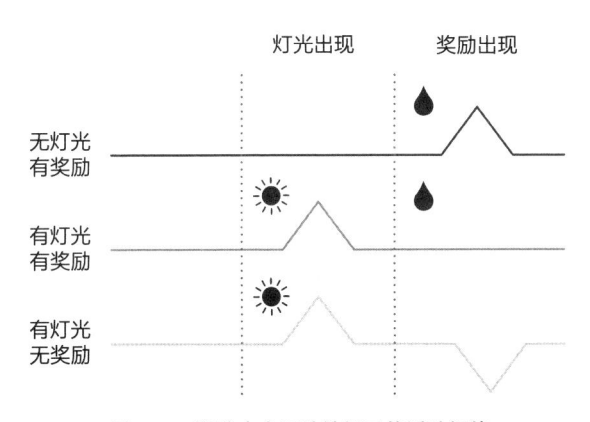

图 21-2　猴脑中多巴胺神经元的活动规律

这个发现直接改写了多巴胺等同于奖赏本身的传统理论。毕竟，如果这个理论成立，那么每当喝到果汁时，猴脑中的多巴胺神经元都应该开启活动才对。事实上，这个发现恰恰证明了多巴胺代表着对奖赏的追求。

我们可以用"奖赏预期差"来描述这种状态。

所谓"奖赏预期差",是指现实和预期之间的差别,而多巴胺神经元的工作模式就是比较现实和预期之间的差别。只有当现实情况好于预期时,多巴胺神经元才会开始活动,并向脑传输奖赏信息;如果现实和预期相等,那么多巴胺神经元不会有任何反应;如果现实还不如预期,那么多巴胺神经元的活动还会被抑制。

在上述研究中,猴子们不知道自己什么时候能喝到果汁,因此每次喝到都是一种预期之外的收获,多巴胺神经元也就开始活动,进而猴子们感觉获得了奖赏。在学习完成之后,猴子们知道了灯亮意味着它们会获得果汁,但又不知道什么时候会亮,因此预期之外的收获就变成了灯亮时刻。与此同时,灯亮之后会吃到果汁就是预料之中的事了,因此不会激活多巴胺神经元。而如果灯亮但没有获得果汁,也就是现实比预期更糟糕,那么多巴胺神经元的活动就会被进一步抑制。

到这里,我们可以修正一下之前的模型了:**多巴胺信号确实和奖赏有关,但它代表的不是实实在在的奖赏本身,而是代表着对奖赏的预期,是"将来进行时"的奖赏。**

理解了奖赏带给人的愉悦,我们就很容易对与它相反的痛苦有更深层的洞察。因为在脑的深处,痛苦和愉悦有很多共同之处。简单来说,痛苦的产生也和多巴胺系统有关。

佛法里说,人生充满各种苦难,所谓人生七苦,生、老、病、死、爱别离、怨憎会、求不得。细究起来,这七苦又可以分为三类,生、老、病、死指的是肉体的苦痛,本质上和小鼠被电击差不多;爱别离和怨憎会指的是和所爱的人分离、和所憎恶的人纠缠，这本质上说的是社交倾向；求不得指的是对想要的东西求而不得，这当然是一种痛苦，但相比于肉体痛苦和社交障碍，这种痛苦似乎显得更不直接、更脱离低级趣味。

根据前面的讨论可以知道，求而不得本质上就是预期和现实的落差。就像看到亮灯但没有获得果汁的猴子，其多巴胺神经元的活动被抑制，自然会感觉痛苦。

可是，事情并不只是如此，这个研究还指向了一个更耐人寻味的暗示——求而不得是痛苦，但求而有得也没有多少快乐可言，快乐总是短暂且容易被忽略的。因为当任何一种奖赏变得可以预期，现实和预期之间的落差消失，它就不再能激活多巴胺神经元了！这就像你心心念念着某个东西，可一旦得到反而又会觉得索然无味；再好的东西，只要习以为常，就再也对它提不起兴致。想要获得奖赏，就只能持续不断地追求新的刺激、新的成就。

追求永恒，但快乐短暂，这是一种让人有点无奈的设定。这个设定在进化意义上很重要，因为它能驱动动物孜孜不倦地追逐食物和交配对象，最大化动物生存和繁衍的机会。只是在现代社会，它也让我们陷入了长期的成就焦虑和对失去的深刻恐惧当中。

王尔德有句名言，"生活中只有两种悲剧：一种是没有得到我们想要的，另外一种是得到了我们想要的"。这句话说的就是多巴胺系统带给我们的永恒束缚。**而如何看待"求而有得"之后短暂易逝的奖赏，如何处理"求而不得"的永恒痛苦，可能是现代人需要用一生来回答的课题。**

22

高效学习：如何形成更持久的记忆

前面几节重点讨论了学习如何发生，这一节来讨论学习的成果——记忆。

严格来说，"学习"和"记忆"这两个概念很难做到清楚地切分，学习会创造新的记忆，反过来，很多时候我们也需要用记忆检验学习的成果。例如，在巴甫洛夫和斯金纳的实验中，我们之所以知道狗和鸽子学会了一些东西，是因为在学习完成后的几分钟、几个小时乃至几天内，学习的成果能够持续。也就是说，这个时间段内，狗还是会因为铃声分泌唾液，鸽子还是会不停按压箱子里的操纵杆。

当然，我们已经知道学习的本质是形成新的输入—输出模式。在神经元层面，这意味着一部分特殊的突触连接被增强或者被减弱了。于是，**关于记忆的问题就转化成了学习导致的突触连接变化具体是如何实现的，又是如何长期维持的。**

- **短期记忆的神经基础**

突触连接产生变化这一步相对容易想象。我们知道突触传递就是两个临近的神经元之间的"对话":一个神经元的轴突将神经递质释放到突触之间,这些分子自由扩散到突触另一侧,与另一个神经元树突细胞膜上的神经递质受体结合并启动新的电活动。

相应地,在学习过程中,突触两侧也会发生变化:突触前的轴突释放神经递质的阈值降低了,而突触后的树突检测神经递质的能力增强了。这就像两个人说话,一个人声音增大,另一个人耳朵变灵,这两个人之间信息交换的效率就会提高。

更具体地说,突触信号传递的效率发生变化的实现方式有很多种。例如,突触前会有更多神经递质小泡移动到细胞膜附近,以备随时释放,突触后则会在细胞膜上安装更多的受体蛋白,以更灵敏地识别神经递质。这里就不再展开讨论了。

从这些描述中你能体会到,这些事件简单直接,甚至只涉及微小物质的微观移动。伴随着学习的过程,这些变化能在几秒内快速发生,这就是记忆得以形成的起点。这些突触层面的变化发生后,能短暂地维持一段时间,由此形成的记忆就是我们所熟悉的"短期记忆"。

人类的短期记忆往往只能持续几秒到十几秒的时间,而且记忆空间非常有限,一个流行的说法是人类的短期记忆只能容纳 7 ± 2 个元素,换成汉字则是 6 个左右。我们在生活中可能经常会遭遇这个神奇数字的困扰。例如,手机号码是由 11 位数字组成的,而这导致我们很难听一遍就记住他人的手机号,我们得赶紧写下来或者口中不断重复才能记住。这也是为什么很多商业服务号会选择用 5 位数字,如

10086，或者穿插使用重复的数字，如 666、888。

那么，为什么短期记忆的能力如此有限呢？短期记忆的作用有点像手机的内存，空间有限，但运行速度很快，而且可以随时清除。就拿 2024 年上市的 iPhone 16 pro 来说，它配备了 8GB 的内存和最高 1TB 的闪存，但内存的读写速度可高达每秒几十 GB，是闪存读写速度的几十倍。而之所以这样安排，是因为人脑的记忆空间非常有限，无法容纳所有信息。**这种快速记忆和快速擦除的机制，能让短期记忆作为针对外部信息的筛选器，只让那些最重要的信息才能被脑长期记住。**

- **长期记忆的生成与存储**

接下来，短期记忆是如何变成长期记忆的？或者说，在学习的过程中，突触发生的变化是如何被长期维持的？

首先，可以明确的是，短期记忆和长期记忆分别有其明确的范畴，从短期记忆到长期记忆并不是一个渐变的过程，而是一个模式切换的过程。以前面多次提到的患者亨利·莫莱森为例，他能够快速记住刚刚听到、看到的信息。例如，每天早晨来访的医生都会照例进行自我介绍，在刚介绍完时，莫莱森能记住他是谁。如果医生报一串数字给莫莱森，他也能像正常人一样快速记住。但只要时间超过短期记忆的边界，也就是几十秒后，莫莱森就会对刚才记住的事情完全失去印象。相反，对于接受脑外科手术切除海马区之前发生的事情，莫莱森仍旧记得很清楚，哪怕这些事已经过去了几十年。

莫莱森的表现说明，短期记忆和长期记忆是截然不同、彼此独立的两个东西。想要长久地记住一个新事物、一种新的输入—输出模式，脑需要把短期记忆内存中的信息转移到长期记忆的容器中。

回到突触的位置去理解长期记忆，真正的问题就是，**突触连接强度的长期变化和稳定维持需要什么新的要素？**

研究者们陆续观察到一系列更长期的变化，例如，在突触前的神经元里，神经递质的合成会加速；而在突触后的神经元那里，神经递质受体蛋白的合成也会加速。在学习发生的界面，突触的面积会增大，两个神经元之间的突触数量还会增加，如图 22-1 所示。不管是结构上还是功能上，这一系列变化可以在更长的时间尺度上增强突触之间的联系。这些变化不会在几秒钟内发生，而是需要几十分钟到几个小时，但是变化一旦发生，往往就可以持续几天、几个月，甚至更长时间。

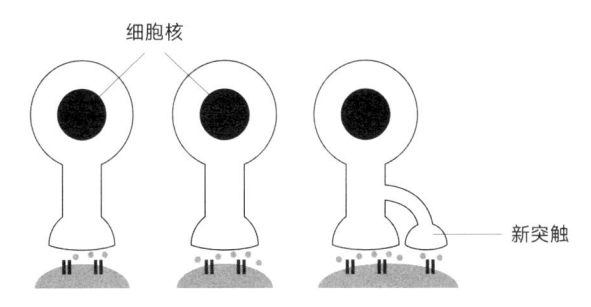

图 22-1 更多的受体蛋白，更多的神经递质，更大的突触面积

而这一切又是如何发生的呢？1966 年进行的一项经典研究发现了问题的关键。研究者们给小鼠喂食能够抑制蛋白质合成的药物，发现小鼠的学习能力和短期记忆能力没有受到影响，但却无法形成长期记忆了。这项研究明确提示了蛋白质合成和长期记忆之间的关系。

仔细想一下，这个发现是非常合理的。神经递质及其受体的合成都需要一整套蛋白质机器，当然需要新的蛋白质补充进来；想要改变突触的形态和数量，更是涉及一系列变化，如增加细胞膜的面积，增加细胞膜上蛋白质的数量，增加许多蛋白质分子支撑突触的稳定结构，等等。所以，一旦蛋白质合成被中止，这些变化无法发生，长期记忆也就无法形成了。

细胞内的蛋白质合成有两个步骤：首先是细胞核内的 DNA 指导生产 RNA 分子，这个过程被称为"转录"；之后，RNA 离开细胞核进入细胞质，在核糖体的协助下指导生产蛋白质，这个过程被称为"翻译"。为了确保突触的长期变化能够及时和准确地发生，神经元甚至还把负责蛋白质合成的装置（即核糖体）彻底搬运到了每一根轴突和树突的末端。当突触需要发生长期变化时，来自细胞核的特定 RNA 分子就会被定向运输到特定的轴突和树突末端，在那里就地生产蛋白质并投入使用。这样一来，哪怕两个神经元之间形成了许多突触，也只有那些确实需要加强连接的突触会接收新的蛋白质，并启动长期变化的过程。也正因如此，长期记忆得以稳定而精确地发生和保持。

简单来说，记忆都是在突触之间发生和记录的，但短期记忆主要体现为突触信号传递效率的变化，长期记忆则体现为突触结构性的变化，涉及蛋白质的合成。

不过，事情还没有结束。让我们再回到亨利·莫莱森身上。前面说过，在脑的海马区被切除后，他依然能够快速记住刚刚听到、看到的信息，但只要时间超过短期记忆的边界，他就会对所有事都失去印象。同时，他能清楚地记得海马区被切除之前发生的事情，哪怕已经过去了几十年。

也就是说，在海马区被切除后，莫莱森的短期记忆是正常的，但他无法形成长期记忆；与此同时，长期记忆的存储和提取都没有问题。这说明海马区的主要作用是把短期记忆转换成长期记忆，而真正负责存储和提取长期记忆的则是其他脑区。

你肯定有过这样的经历，一个名字或一件事情马上就到嘴边了，但就是死活想不起来，可不知道在哪个瞬间，在哪个信号的触发下，你又能完整地回忆起来。说白了，长期记忆一旦形成，就会长时间保持稳定，但提取记忆的机制可能会时不时出错。一旦提取记忆的机制出错，某段记忆可能就会像被永久锁进了没有钥匙的保险箱，再也无法被我们的脑感知到了。

我必须承认，关于长期记忆的存储和提取，目前学界尚未有太详细的了解，我也只能做一个粗略的介绍。简单来说，**长期记忆的存储位置是大脑皮层，而且是分散在大脑皮层的不同区域**。

例如，与视觉信息有关的记忆可能倾向于存储在视觉皮层。当人试图提取与图像有关的记忆时，视觉皮层的神经电活动会增加。在记忆从短期记忆到长期记忆的转换中，海马区的神经元会把电信号输送到大脑皮层不同的区域，改变大脑皮层神经元之间的突触网络连接强度，并最终在相应的区域形成长期记忆，如图 22-2 所示。这个过程就像手机程序运算的结果会从速度很快、但注意力窗口狭窄的内存，转移到速度更慢、但空间更大也更稳定的闪存。具体来说，当我们按下手机相机的拍摄按钮，拍摄的照片数据实际上就经历了这个转换过程。在长期记忆形成之后，海马区可能只会保留极少数能够引发特定记忆的"线索"，就像手机相册中的微缩图片列表，以帮助我们随时提取长期记忆。

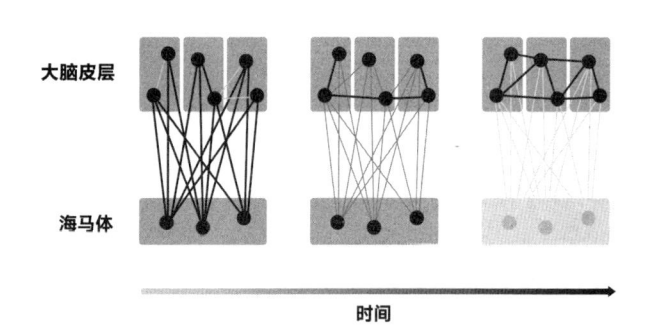

图 22-2　伴随着时间的推移，海马区内形成的记忆被转移到大脑皮层

- **提高记忆效率的脑科学建议**

到这里，我们基本讨论完了记忆的话题。但是，你可能会产生一个具体的疑问：在明白这些原理的基础上，我们怎么才能更有效率地学习、更持久地形成记忆？

虽然不能给出特别具体的行动建议，但脑科学的底层原理确实能帮我们找到几个很有用的原则性建议。

前面说到，考虑到脑的带宽，只有很小一部分短期记忆会被转换成长期记忆，也只有一部分长期记忆能被我们轻松地重新提取。那么，这部分记忆是什么？有什么共同点？

还是那句话，脑的出现是为了帮助动物更好地生存和繁衍。因此，越是生死攸关的信息，越容易形成长期记忆，也越容易被反复提取。相应地，脑中有一些区域看起来是专门负责判断信息的重要性的。一个经典的例子是所谓的"加西亚效应",即人和其他动物吃了有毒的食物并出现身体反应,之后就能永远记住这种食物的样子和味道,再也不去尝试它。

从这个基本原则出发,我们可以得到几个有用的记忆操作思路。

第一个思路是记住真正重要的信息。当然,我们日常所需要学习和记忆的知识往往并非生死攸关的,脑也不可能真正理解为什么我们需要背古诗和九九乘法表。但我们可以用一些办法让脑"误以为"这些信息很重要。不断重复是一个很好的窍门,因为脑会误以为总是重复的信息一定代表着某种重要的生存信号;调动情绪也是一个很好的窍门,因为如果一个信息总是与奖赏或惩罚同时出现,脑也会天然倾向于认为它很重要。

实际上,这两个窍门和古代私塾的教育方法是类似的:学生一遍遍背书,背不会就会被老师打板子。当然,今天我们没必要用这么简单粗暴的方法了,把打板子换成奖励自己吃一点好吃的或者刷一会儿短视频,可能也是很有效的办法。

第二个思路是利用短期记忆和长期记忆形成的时间差。短期记忆只能持续几秒到十几秒的时间,而长期记忆的形成需要几十分钟甚至更长时间。考虑到这个时间差,你会意识到,持续不断地拼命学习新知识是没有用的,毕竟短期记忆容量有限,而短时间内长期记忆又不足以形成。针对这个问题,一个窍门是采用间隔重复的方法,集中、重复学习一小段时间后,先暂停去做点其他的事情,几个小时之后再回来继续学习,给长期记忆留出形成和巩固的时间。

第三个思路是降低记忆提取的难度。长期记忆形成后,我们需要依靠线索来提取它们，就像需要知道书名才能去图书馆借书一样。为了降低提取长期记忆的难度，我们需要为其留下足够的线索，以便我们可以随时随地提取记忆。一个窍门是在记忆时充分展开联想，记忆汉字和英语单词时这一招很管用。另一个窍门则是，尽可能把散点知识连成线和网，这样提取记忆时就能顺藤摸瓜地获取一系列有用的信息，彼此还能相互提取。背一首五言绝句的难度远低于记住20个毫无关联的汉字，道理也在这里。从这一点上说，最好的记忆提取方式是形成自己的知识结构，把各种各样的信息统一放到一个网络中。你可能在很多电视剧里看到过所谓的记忆宫殿法，在人脑中构造一个虚拟宫殿，再把各种碎片信息安放在宫殿的不同位置。说白了，这个方法和画思维导图、知识图谱的作用是一样的，就是把零碎的知识连接成网。

23

活的智能机器：什么是"鸡娃"的正确方式

我们把脑看成一个能接收环境信号输入、产生运动输出，并且可以利用学习和记忆机制对输入—输出模式进行持续调整和构建的智能机器，围绕这台机器的各个模块进行了不少讨论。但需要注意的是，脑这台智能机器和我们熟悉的其他机器都不一样，它是"活"的。它需要时间生长，也会面临无法逃脱的衰老；在打击之下，它的某个区域可能会出现故障，但其他区域可能会及时救场；它内嵌了一套与生俱来的认知模型，同时也能时刻响应环境和经验的变化。

考虑到这一点，我们可能需要重新检视我们对待脑、对待人、对待学习和生活的态度。这一节，我们就从"育儿"这个大众话题说起，看看脑科学的发现是否会对我们有所启发。

在育儿领域，需要特别关注两个概念——"关键期"和"延迟满足"。"关键期"你应该很熟悉，因为无论是家长还是孩子，你一定经常听到类似的说法，"几岁到几岁是语言黄金期""某某阶段是孩子成长最关键的时期""不能输在起跑线上",等等。而"延迟满足",用通俗的话来说就是先苦后甜。

下面我们就从这两个概念出发,聊聊如何从"活"的角度对待脑的学习功能。

- **关键期**

先说"关键期"。既然脑这台智能机器存在一个从无到有、从小到大的发育过程,那么,从逻辑上说,它的许多功能应该也会有一个形成和完善的时间窗口。因此,我们需要抓住这个功能发展、完善的时间窗口,来帮助孩子培养某些能力。比如,语言关键期、运动关键期、社交情感关键期等,都是近年来被广泛讨论和关注的提法。

我们必须承认,"关键期"这个概念在脑科学领域确实是成立的。早在1963年,视觉研究领域的两位先驱人物,大卫·休伯和托斯顿·威塞尔就意识到视觉系统的发育存在关键的时间窗口。如果把初生小猫一只眼睛的眼睑缝合,让它从出生起就看不到任何光线,那么即便之后拆掉缝合线,这只眼睛接收到的视觉信号也无法有效传入脑中。这是因为虽然在出生时猫的视觉系统基本结构已经成型,但视网膜到视觉皮层的突触连接和神经网络需要借助视觉信号的持续输入才能最终完善。对猫而言,视觉系统发育的关键期是出生后大约4~12周的时间,在此期间,可能仅仅几天的缝合就会严重影响这只眼睛的视觉功能。而在视觉系统发育的关键期之后,由于视觉系统已经可以正常工作,再度剥夺光线输入的影响就没有那么大了。

对人而言,视觉系统发育的关键期会持续几年的时间。如果孩子出生后就患有白内障，那么他需要在 3~5 岁之前完成手术，否则就无法形成有效的视觉能力。比白内障更常见的情形是弱视，这通常是因为孩子双眼的视力存在明显差异，导致脑倾向于依赖某一只眼睛的视觉信号输入，另一只眼睛的视觉信号输入通路无法有效形成。而纠正弱视的时间窗口一般认为是在 8 岁之前。一个常规的治疗手段是遮盖优势眼睛，强迫脑使用来自另一只眼睛的视觉信号输入。

除了感觉输入存在关键期，脑的输出也存在关键期。一个广为人知的例子是我们常说的"十聋九哑"。一个孩子如果从出生就听不到声音，那么其语言能力也会受到严重的影响；而成年后突发的耳聋则不会影响语言输出能力。这个现象不难理解，毕竟人并非生而能言，对语言的学习是需要听和模仿的。

更重要的发现是，如果在婴儿阶段（最好是在 2 岁之前）通过植入人工耳蜗来恢复孩子的部分听觉，那么其语言能力可以得到很好的发展，他可以表现得和正常儿童一样。但如果植入人工耳蜗的时间太晚，孩子的听觉虽然还是能恢复一部分，但其语言能力再也无法赶上其他孩子了。这就说明语言能力的形成也有一个关键期。

这一点很容易让人联想到学习外语是否也存在关键期。按照上述推理，想要将外语熟练掌握到母语水平，需要让孩子在语言关键期就开始接触、学习外语。有项研究发现，从中国和韩国移民到美国的孩子，他们到美国的年龄越小，其英语水平越接近母语水平；而如果是在 7 岁之后到的美国，其英语水平就不太可能追上当地的孩子了。当然，很多成年人也能逐渐学习并熟练掌握多门外语，但有研究发现，人在说母语和成年后才掌握的外语时，调用的大脑皮层区域存在明显差异。这说明孩子学说话和成年人学外语使用的是完全不同的学习模式，习得的语言技能自然也存在差异。

其他关键期这里就不一一列举了，但大致来说，人脑的输入、输出和学习技能都或强或弱地存在所谓的关键期。错过关键期，有些能力缺失（如视觉输入）可能完全无法弥补，有些能力缺失（如音乐和运动技能的学习）可以部分弥补，有些能力缺失（如语言输入）则可以利用其他脑机制来弥补。

在过去的几十年里，有很多，或者说是太多育儿专家、教育机构利用"关键期"这个概念向焦虑的父母们兜售各种让孩子赢在起跑线上的秘诀和课程了。他们说得对吗？

我的看法是，对，也不对。脑功能发育的关键期确实存在，不仅是脑的输入、输出和学习能力，社交、情感、价值观等各个方面也存在关键期。但想要充分利用这些关键期，把孩子送到一个个专门培养某种能力的培训班显然不是一个好的选择。因为这些能力之间存在广泛且深刻的连接，彼此的发育关键期自然也是交织在一起的。

更好的方法可能是让孩子在童年时期充分暴露在丰富多样的环境中。这些环境中最好是同时有感官刺激、知识学习、娱乐玩耍，也有社交互动和情感交流。这样一来，孩子的脑就能从周围的环境中充分提取到度过关键期所需的各种刺激。事实上，研究发现，如果小鼠生活在更丰富多样的环境中，也就是有更复杂的笼子设计、更多玩具和更多同伴，那么它们脑的许多发育和功能指标都要更为优越。20世纪六七十年代，美国开展的佩里学前教育计划（Perry Preschool Project）和卡罗来纳启蒙计划（Carolina Abecedarian Project）都进行了类似的尝试并取得了巨大的成功。

以卡罗来纳启蒙计划为例，研究者们给新手父母提供指导，让父母带着孩子学歌谣、读绘本，帮助孩子识别和表达自己的情绪，还带着父母和孩子一起玩亲子游戏。这些操作在今天看来一点都不复杂，但效果惊人地持久。从婴儿期参加这两个项目的孩子，长大后在受教育水平、收入、家庭、健康等各个方面的表现都要好于同龄人。

- **延迟满足**

说完"关键期"，我们再来说说"延迟满足"。

"延迟满足"的概念来自著名的"棉花糖实验"。20 世纪 60 年代，斯坦福大学心理学的沃尔特·米歇尔（Walter Mischel）教授找来了几十个 3~5 岁的孩子，给他们每人发了一块棉花糖，并给了他们两个选择：一个选择是现在就可以吃掉这块棉花糖；另一个选择是他们可以忍耐 15 分钟，然后得到第二块棉花糖。

当时，这个实验主要的发现是，想要忍耐更长时间不吃棉花糖，真正有效的策略不是硬顶，而是转移注意力，不要总盯着棉花糖不放。但正如今天我们所看到的，这个实验产生了一个意义更为深远的副产品。

1988 年，米歇尔教授重新研究了这些孩子长大后的表现，发现那些能坚持 15 分钟以换取奖励的孩子（大约占 1/3），成年后似乎认知能力更强、更有成就，情绪也更稳定。2012 年的一项研究甚至还发现，当年那些更能坚持的孩子，成年后大脑前额叶皮层[1]的功能也更强。

由此，"延迟满足"这个和"关键期"同样流行的育儿理念就被提出了——想要培养更成功的孩子，需要从小锻炼他们的延迟满足能力；要让他们认识到，只有学会控制自己的欲望，才能换取更大、更长远的成功。

这个理念看起来与中国传统智慧中的"吃得苦中苦，方为人上人"很接近，自然很容易就受到了中国家长的欢迎。那么，这个理念究竟靠不靠谱呢？

从脑科学的角度看，延迟满足能力确实有科学价值。根据前面几节的内容可以知道，即时奖赏对学习而言非常重要。如果在巴甫洛夫式的学习中推迟获得奖赏的时间，或者在斯金纳式的学习中让动物做更多努力才能获得奖赏，虽然动物依然可以学会相关行为，但它们对奖赏的感受强度会明显降低。换句话说，延迟的奖赏在主观上的价值会大打折扣。这种现象类似于经济学中的"折现"概念：同样是100元，明天收到的100元在心理上可能只相当于今天的95元，因为时间本身具有成本和不确定性。

行为学研究也发现，更好的延迟满足能力可能对应了更少的自发冲动和更少的精神疾病，如注意力缺陷障碍、焦虑症和抑郁症。对此，一个可能的解释是，延迟满足代表着小的即时奖赏不能有效刺激

---

[1] 一般认为，前额叶皮层与高级认知活动有关。

多巴胺系统，因此动物能更好地聚焦于那些真正重要的奖赏。也有研究者利用延迟满足的方法来训练存在注意力缺陷障碍的孩子，确实能在他们身上看到一些行为方面的改善。

但是，这并不意味着我们总是需要有意识地去训练孩子的延迟满足能力。要知道，自发冲动固然有破坏性的一面，但很多时候它也是创造性的源泉。而我们肯定不希望孩子成为一个只知道朝着既定目标努力和忍耐的成功学机器。

更重要的是，会影响延迟满足这种表现的因素太多了，会影响孩子们大后的成就的因素也太多了，我们其实很难在两者之间找到明确的因果关系。

举个例子，一个孩子愿意忍耐 15 分钟，完全可能是因为他的家庭条件不错，从小就不缺棉花糖，这样他自然不会急吼吼地非要马上吃掉这块棉花糖。事实上，2018 年进行的一项新的棉花糖实验就发现，孩子们的表现几乎完全可以用家庭的社会经济地位来解释——有钱人家的孩子就是能坚持得更久。显然，在现实世界中，这些孩子也确实更容易在家庭的助力下取得成功。

2013 年进行的一项类似的研究则发现，孩子们的表现很大程度上取决于大人是否信守承诺，他们是否真的能在等待和忍耐后获得奖励。如果大人言而无信，孩子们就会倾向于选择先顾眼前。这个研究再次强调了早期家庭和教育环境对孩子们的影响。**从这个角度来说，至少对绝大多数"正常"孩子来说，与其专门去训练他们的延迟满足能力，不如为他们提供一个更富足、更可靠、更有安全感的家庭环境。**

第三部分　作为计算机器的脑　　225

24

理性和经验：人工智能未来会走向何方

在前面的部分，我们讨论了两种建立新的输入—输出模式的学习方法，即巴甫洛夫式的学习的和斯金纳式的学习；我们也深入突触之间和神经元内部，讨论了学习和记忆在微观层面是如何发生的；我们还讨论了这些发现对我们有什么启发。而在本部分的最后一节，我们将回归学习的本源，进行一系列更宏观的讨论，并试图从中找到人工智能未来发展的方向。

从本质上说，巴甫洛夫式的学习和斯金纳式的学习都是在反复同时出现的事件之间建立相关性，假设相关性代表了因果性，并用这种想象中的因果关系指导行为输出。但从这里出发，学习会导向两种截然不同的结果——一个结果是形成更为抽象的"概念"，另一个结果是时刻关注概率。

- **从具体刺激到概念形成**

先来看第一个结果，即形成更为抽象的"概念"。

在巴甫洛夫式的学习中，动物学会的是两个事件总是先后出现，如铃声响起后总是会出现食物。在这个过程中，事件的性质是非常具体且特殊的。利用相同的方法，研究者完全可以让小鼠同时学会听到高频声音意味着食物的到来，听到低频声音意味着即将受到电击。这毫不令人惊奇，因为只要两种声音都能被小鼠的听觉器官分辨出来，那这无非是在小鼠的脑中建立了两个新的输入—输出模式而已。

但想要形成更为抽象的概念，动物需要抛开具体的事件的性质，抽提出不同事件之间的相似性和不同，并对其进行归类。长久以来，这种能力一直被认为是人类智慧的基石之一。例如，尽管中文和英文字符看起来毫无相似性，但语言学家能发现两种语言中基本的语法结构都是"主语+谓语+宾语"；尽管大地和行星相去甚远，但天文学家能发现它们都在万有引力定律的作用下围绕太阳做规律的椭圆运动。同样，很多看起来相似的事物，我们也能通过学习理解其背后的差异。例如，一辆汽油车和一辆新能源汽车哪怕外观完全一样，我们也能知道它们在能量转换和操控方式上是不同的。

虽然即便是对未经专业训练的人类而言，想要形成抽象的概念也并不容易，但在人类之外，不少动物，特别是灵长类动物，似乎也有这样的学习能力。在2001年的一项研究中，研究者甚至证明了蜜蜂也有这样的能力。

研究者让蜜蜂进入一个Y型迷宫的底部，向上飞的蜜蜂会率先暴露在管道中的蓝光之下。继续往上飞，到达Y型迷宫分叉的部位时，蜜蜂需要在左右两侧的蓝光通道和黄光通道中进行选择。如果研究者只在蓝光通道的尽头放置一些食物，那么蜜蜂很快就会学到应该进入蓝光通道。这是非常经典的巴甫洛夫式学习：蜜蜂在脑中建立了一个新的输入—输出模式，即"蓝光—食物"。

但令人惊讶的是，如果研究者改变一下 Y 型迷宫的设置，把底部的蓝光换成黄光，这些经过训练的蜜蜂就会选择进入黄光通道（图24-1）。如果把蓝光和黄光分别换成横条纹和竖条纹，蜜蜂也会有同样的表现。这个发现意味着蜜蜂在训练中学会的不仅仅是**具体的知识**，如寻找蓝光，还有更为**抽象的规则**，如寻找相同条件——当在 Y 型迷宫的分岔处面临选择时，应该选择那个之前刚出现过的视觉信号，不管它具体是什么颜色或形状。

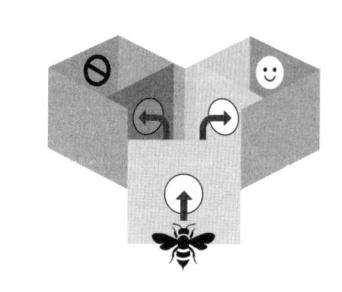

图 24-1　蜜蜂实验

在这个研究中，研究者并不需要反复训练蜜蜂去识别不同的形状或花纹，只需要用蓝光对其进行训练，它们自然就会把规律泛化到黄光和其他形状或花纹上。也就是说，动物的脑天然就有形成规则的倾向。

当然，这种概念的形成其实是脑的又一次冒险：**它不仅要冒险把相关性理解为因果性，还要对相关性进行进一步的浓缩和抽提，形成更为普适的行为指导原则**。而在多变的现实世界中，这些原则越是看起来斩钉截铁和普适，越容易犯错误。性别歧视、种族歧视、地域歧视，其实都是这样的错误。

- **从规则建构到概率推理**

  再来看另一个结果,即与形成抽象概念相反的时刻关注概率。

  在前面的部分中,我们有意识地对学习的过程进行了简化。我们假设铃声和食物总是同时出现,每次按压操纵杆都会掉落食物,也就是说,我们假设事件之间的相关性是必然的。但实际上,在真实世界中,这种必然性几乎不可能出现,脑面对的总是概率事件。如果鸽子按压操纵杆的时候,只有某些时候会出现食物,其他时候则徒劳无功,甚至偶尔还会带来惩罚,那么鸽子该如何处理这种存在概率的信息呢?

  人脑显然有关注概率并随机应变的能力,某些非常聪明的动物看起来也有这种能力。例如,2020年的一项研究发现,来自新西兰的啄羊鹦鹉对概率的理解已经达到了非常高的水平。

  在研究一开始,鹦鹉首先学会了黑色短棍代表食物奖赏,橙色短棍代表没有奖赏。之后,研究者开始和鹦鹉玩概率游戏。他们准备了两个小桶,一个桶中有100根黑色短棍和20根橙色短棍,另一个桶中有20根黑色短棍和100根橙色短棍。然后,研究者分别用左右手从两个桶中抓取一根短棍,并将短棍紧紧握住不让鹦鹉看到,再测试鹦鹉会把头转向哪只手的方向,如图24-2所示。如果鹦鹉转头朝向的那只手里恰好握的是黑色短棍,鹦鹉就会获得食物奖赏。几轮测试下来,研究者发现,鹦鹉确实能准确地意识到,从黑色短棍占比更大的那个桶中抓取短棍的手,有更大的概率握着黑色短棍,把头转到这个方向也就有更大的概率获得食物奖赏。甚至如果研究者玩点小把戏,在实验中偷偷改变抓不同短棍的概率,例如从黑色短棍少的桶里专门挑黑色短棍出来，鹦鹉也能很快意识到这一点并改变自己转头的倾向。

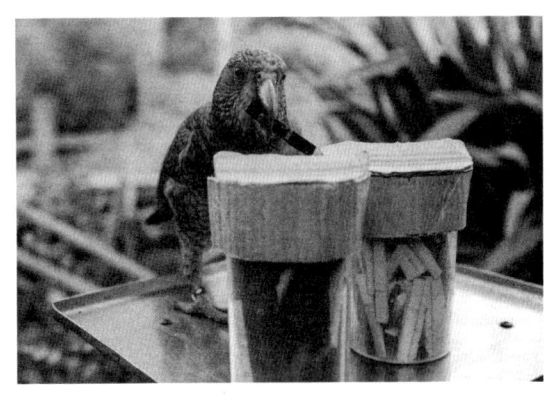

图 24-2　鹦鹉实验

在这个过程中，脑其实是按照贝叶斯定理的方式开展学习的。贝叶斯定理的逻辑非常简单，即主观信念不能一成不变，它需要随着相关证据的发现而改变。**当发现有利证据时，主观信念增强；当发现不利证据时，主观信念减弱。**

也就是说，在学习过程中，脑寻找的不是确定性关系，而是概率关系。只要某个事件发生之后大概率会发生另一个事件，脑就接受两者之间存在相关性。而且，脑还会根据概率的变化来实时修正自己的学习结果，动态调整自己的输入—输出模式。回到这项对鹦鹉进行的研究中，鹦鹉的脑会分析研究者左右手里抓出黑色短棍，也就是带来奖赏的概率有多大，以及这个概率是如何变化的，然后根据这个信息调整自己的行为输出。

- **从哲学纷争到 AI 路径**

这么看的话,形成抽象概念和时刻关注概率似乎是截然相反的。前者意味着建立明确、简单的规则,并以此理解和改造复杂世界;后者则意味着放弃这种确定性,并根据复杂世界的实时反馈来调整自身的认知和行为。至于我们的脑是如何同时实现这两个目标的,目前仍然是一个未解之谜。

但是,形成抽象概念和时刻关注概率之间的区别和矛盾,很容易让我们联想到哲学领域理性主义和经验主义的纷争。

理性主义的代表人物是来自欧洲大陆的笛卡尔、莱布尼茨和斯宾诺莎,他们认为可以用人类的理性理解世间万物,把纷繁复杂的自然现象纳入因果关系的严密逻辑中。这一派的观点可以用斯宾诺莎的名言做个总结:"人的理性是认识的唯一手段和评判真理与错误的唯一标准。"而 20 世纪德国数学家希尔伯特的名言则代表了理性主义的升华:"我们必须知道,我们必将知道。"

经验主义的代表人物是英国的休谟、洛克和贝克莱,他们认为不管世界的本质是否合乎逻辑,人类都只能通过经验理解世界,我们能真正识别的只有相关性。休谟有句名言:"所有的经验归纳都是由有限推导无限,由已知推导未知,根本无法保证我们获得普遍必然的知识。"这句几乎可以说与希尔伯特的名言针锋相对的话,有力地说明了经验主义者的观点。

这两派的观点并未停留在书房和哲学家的脑中,它们也对人类社会带来了截然不同的影响。理性主义思想导向了激烈的社会改造:既然人类能通过理性认识世界运行的本质,我们自然就可以利用理性设计出更合理、更完美的社会制度。正是这些思想催生了恢宏但暴烈的法国大革命。而经验主义者认为我们根本无法获得世界运行的本质规律，所有社会改造都只能根据以往积累的经验进行，并且需要小心翼翼地小步试错。英国的光荣革命和中国的改革开放，一定程度上可以看作经验主义的胜利。

虽然这两种哲学观点针锋相对，但我们在处理现实问题时不妨对其进行一定的调和。一方面，我们要相信通过严密的逻辑推导和实验测试，人类能在严格控制变量的条件下，理解世界运行的一部分因果关系和普遍规律。另一方面，我们也要认清人脑在处理因果性和相关性问题上的盲目和草率，从而有意识地利用真实世界的反馈，动态调整我们的认知和行为；同时，我们要时刻提醒自己，在面对经济活动、国际政治、社会变革等变量众多的复杂系统时，人脑特别容易产生关于因果关系和普遍规律的幻觉。

实际上，这两种思维方式的差异也体现在人类如何创造人工智能的问题上。

我不是人工智能专家，没有能力对这个问题进行技术层面的讨论，但我可以对其进行简单的介绍。在人工智能的发展史上，"专家系统"和"深度学习"两条路线恰好分别倚重理性主义和经验主义。专家系统的思路是构造出一套固定的规则来执行复杂任务。例如，按照专家系统的思路来设计一个翻译软件，需要输入几本厚厚的词典的内容，也需要语言学家把各种语言的常用语法尽可能详细地总结、罗列出来，然后把每个词翻译出来放到对应的位置。深度学习的思路则是放弃寻找确定性的规则，转而从海量的信息中提取相关性信息。例如，利用深度学习的思路来设计翻译软件，需要更关注哪些字和词经常一起出现，词和词按照哪种顺序出现的概率更高，等等。至少目前看来，深度学习思路的效果要明显好于专家系统思路的效果。

在大语言模型诞生之后，不少人工智能领域的专家都提出过批判意见。例如，图灵奖获得者杨立昆（Yann LeCun）旗帜鲜明地认为，这些基于深度学习开发的产品其实并不真正理解世界，也不理解因果关系和物理规律，它们只是根据海量数据之间的相关关系无意识地进行输出而已，未来真正的通用人工智能一定需要有一套所谓的"世界模型"，也就是一套基于规则和逻辑的底层系统。这个观点代表了如今人工智能发展方向的重大分歧。

但从脑科学的角度来看，我更倾向于认为如今的人工智能恰恰走在正确的道路上，人工智能并不需要真正理解世界，更不需要理解因果关系和物理规律。毕竟，我们已经反复谈到，从复杂世界抽提因果关系和普适规则是个非常困难的任务。而我们的脑早在亿万年前就已经选择了主要利用经验而非理性来理解世界，自觉地利用理性反而是非常晚近的产物。即便是在科学如此昌明的今天，我们炒菜时也不需要理解有机化学反应，吃喝拉撒也不需要理解脑科学知识，交流讨论也不需要掌握信息编码和解码的数学定理。

说得更极端一点，直接针对海量信息进行概率式的分析可能最容易接近客观世界的真相，因为一旦对信息进行提取和规律总结，就容易犯盲信和越界的错误。动物之所以不得不选择关注一小部分重点信息，并试图通过总结简单规律来指导生活，是因为它们的脑处理信息处理能力有限，但算力更强大的人工智能或许根本不需要做出这样的"妥协"。

人工智能可以在不懂围棋精神，也不看人类棋谱的条件下，战胜围棋世界冠军；可以在完全不知道什么是人脸，什么是眼睛、鼻子、嘴的条件下，做到精确地识别面孔；可以在不知道什么叫语法，什么是主谓宾，什么是名词、形容词的条件下，做到对人类的语言进行处理；也可以在不借助任何蛋白质物理化学理论的条件下，预测蛋白质的结构。所有这一切，只需要大量数据的训练。

必须承认，这是一种全新的、人类并不习惯，也无法真正理解，但又非常管用的认知方法论。

这对人类来说意味着什么？也许有一点是肯定的，我们可能不得不习惯与大量的异类新知识相处：我们知道它们是对的、有用的，但不知道它们是怎么来的。当人类理性的独特自尊被打破（知其然，但无法知其所以然），我们将会开始一种怎样的生存方式，人类世界将会呈现怎样的全新面貌，是值得我们每个人思考的问题。

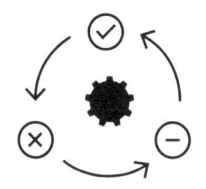

拥有动物灵魂的脑

第四部分

———•———

我们为什么总是想吃东西、害怕危险、又离不开朋友?
本部分聚焦于大脑中负责本能、欲望与情绪的系统,
正是这些系统共同塑造了人类"作为动物"的日常行为模式。

在第三部分中,我们把大脑当作一台计算机器来看待。那样的大脑像极了没有感情的理性装置,仿佛印证了黑格尔的名言:"凡是合乎理性的东西都是现实的;凡是现实的东西都是合乎理性的。"

但如果我们换一个视角呢?

这一部分,我们将回到脑的生物本质,去理解拥有"动物灵魂"的脑。

我们曾提到,"动物灵魂"这一术语源于亚里士多德,用来描述那些植物所不具备、只有动物才拥有的脑功能,比如感觉、运动、情绪和欲望。虽然亚里士多德对灵魂分类的方法在今天看来并不严谨,但这个概念依然具有启发性。

它提醒我们,脑有两个根本特征:它具有目的性,也具备情感。这两种能力在动物世界中普遍存在,却与计算机器的运行机制完全不同,也远远超出了当前最先进 AI 系统的能力边界。

从这个角度看,至少在脑科学的视野中,黑格尔那种强调理性至上的观点是值得商榷的。倒是德国哲学家叔本华一语中的:人类,本质上是由欲望和需求驱动的生物。

25

进食：为什么减肥那么困难

从这一节开始，我们先来看脑的目的。不过需要提前说明，"目的"这个词容易与人有意识的目标设定相混淆，因此在下面的讨论中，我们采用一个更为严谨的术语——"动机"。

当我们将人脑与 AI 或智能机器进行对比时，"是否拥有动机"可能是双方之间最本质的区别之一。AI 和智能机器没有自己的动机，或者说它们没有植入一个带有主动追寻意义的概念。它们实际上只能接收外部输入，然后被动地执行来自操作者的指令。

我尝试着问不同的 AI 大模型它们存在的目的是什么，它们的回答方式各不相同，但大致都围绕一个意思：帮助人们获取信息、解决问题、探索新知。可是，如果你问一个人类朋友他存在的目的是什么，他绝不会这样回答。他的第一反应可能是有些迷惑，千头万绪不知从何说起，然后可能会从声色犬马说到拯救世界。这种模糊而多变的反应，恰恰说明了人类与 AI 在"动机"这一点上的根本区别：AI 的动机并非自身所拥有，而是由人类设定，用于完成那些边界清晰、目标明确的任务；而人类的动机不是外部赋予的指令，而是深植于个体内部、在漫长的进化历程中逐步形成的心理结构。

正因如此，当我们将 AI 与人脑进行比较时，"是否具有内在动机"不只是一个技术层面的差异，更是关乎两者工作模式的根本性分野。

AI 的工作模式是接收操作者的指令并按指令完成任务。在收到指令之前，它们不需要做任何事情。这也是为什么至今为止的所有 AI 助手都需要一个触发词，不管是"Hey Siri"还是"小爱同学"，以及为什么所有的大模型工具都需要等待用户输入提示词，才会开始生成内容。

与 AI 不同，天然就存在内在动机的人脑会持续积极地探索外部环境和自身状态，随时且主动地采取行动。即便没有任何环境因素触发，人脑也能带着点冲动和任性进行思考并采取行动。而这种冲动和任性，就是人类创造宗教、艺术和科学的起点。

从这个角度来说，我不太相信 AI——至少这个阶段的 AI——具备独立创造文明的能力。除非我们找到某种方法，让 AI 也拥有属于它自身的内在动机。

作为对比，人类之所以会主动探索世界、持续演化，乃至创造文化，正是因为其行为背后存在一个深植于进化根源的"终极动机"——生存与繁衍。这一点不难理解，因为在持续且激烈的自然选择中，只有那些尽可能维持自身生存和繁衍，并尽可能传播自身基因的物种才能一直绵延生存下去。围绕"生存和繁衍"这个终极动机，又衍生出了许多具体的动机，如获取食物、追求配偶、躲避危险、抵御外敌。而很多更抽象的动机，如理解世界、崇拜神祇、获得认同、青史留名，其实也都能与前面几个具体的动机产生联系。

看到这里，你可能还是有点疑惑：我知道这些都是动机，但动机本身究竟是指什么呢？

想要理解这个问题，美国心理学家克拉克·赫尔（Clark Hull）在1943年提出的驱动力减弱理论（Drive Reduction Theory）是绝对绕不开的。如图25-1所示，这一理论的基本逻辑是，动物存在一些预先设定好的内在需求，如获取食物并填饱肚子。如果这些需求没有被满足，需求和现实之间就出现了落差，而这个落差会让动物产生驱动力，使其努力寻找食物吃饱。等动物吃到更多的食物，填饱肚子的需求被满足，则该驱动力消失。换句话说，**动物行为的动机，就是减轻自身的需求和驱动力**。

这一观点在某种程度上也呼应了哲学家叔本华的看法——人生就是不断在痛苦和无聊之间摇摆。叔本华所说的，无非就是自身需求不断产生和需求不断被满足之间的循环嘛。

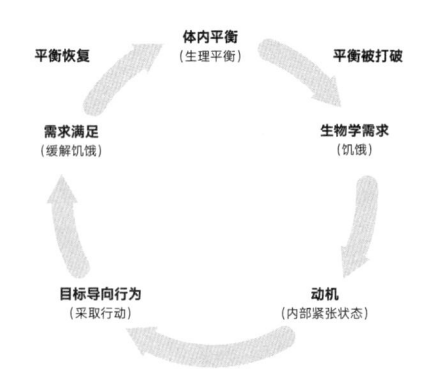

图 25-1 驱动力减弱理论

回到前面部分提到的输入—输出模式——AI 的行为模式需要外部输入作为触发，它不会因自身状态变化而自发行动。而人脑还有一系列额外的输入—输出模式，这些模式可以被自身需求激发并被自身行动满足，它们就是动机。

接下来，我们用这个模型来分析一种最基础的动机——吃东西。

- **进食的动机**

吃东西这个动机看似平凡，但其背后是著名的热力学第二定律：一个孤立系统总是自发地朝着热力学平衡的方向，也就是混乱度（熵）增加、秩序减弱的方向演化。**所有生命形态的存在都需要抵抗热力学第二定律的约束，在混乱的大自然的局部建立并维持一定程度的秩序。**从细胞的精巧构造到脑的复杂组织，莫不如此。

植物通过光合作用吸收太阳能，动物则通过摄取食物来获取能量。一旦能量流动中断，维持秩序的机制也随之停摆，生命体便迅速走向衰败，最终回归自然的熵增进程。

在微观层面，热力学第二定律的约束体现在生命活动对能量的持续消耗上。几乎所有重要的生物过程都以能量为前提：在蛋白质的合成过程中，每组装一个氨基酸分子，就需要消耗 4 个 ATP 分子所携带的能量（1 个 ATP 分子能释放大约 10^{-20} 焦耳量级的能量）；在肌肉收缩过程中，粗细肌丝之间每移动大约 10 纳米，就需要消耗 1 个 ATP 分子所蕴含的能量；在神经电活动中，钠 - 钾泵蛋白每次工作都会消耗 1 个 ATP 分子所携带的能量，用于将 3 个钠离子泵出细胞外，将 2 个钾离子泵入细胞内，以维持细胞膜两侧的电压稳定。

迫切且持续的能量需求，在动物的祖先出现之初就创造了"进食"的动机。对脊椎动物来说，这个动机主要是由下丘脑来执行的。下丘脑位于脑的深处，在靠近脑干和小脑的部位，仅有一瓣大蒜大小（图25-2）。

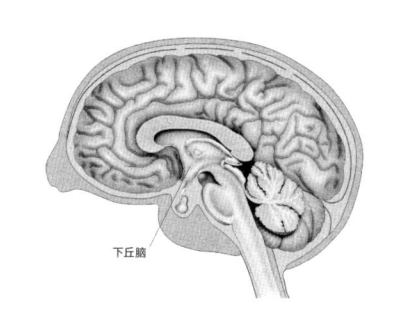

图 25-2　下丘脑所在位置

从概念上说，作为进食这一动机的中心，下丘脑需要完成两个基本任务：第一，实时检测体内能量储备情况的变化；第二，如果发现体内能量储备太少，则随时启动寻找食物和进食的行为。

目前对下丘脑的研究最为深入的内容与下丘脑中几群特殊神经元的功能有关。以 NPY/AgRP 神经元为例，之所以叫这个名字，是因为这群神经元能合成并分泌两种刺激食欲的激素——神经肽 Y（NPY）和刺豚鼠相关肽（AgRP）。当动物陷入能量匮乏的状态时，这群神经元会被激活，相当于按下了"寻找食物"的行为开关，驱动动物寻找并享用食物。

2005 年的一项研究发现，如果杀死成年小鼠脑中的 NPY/AgRP 神经元，小鼠会彻底丧失进食欲望，最终甚至因饥饿而死亡。2011 年，研究者进一步发现，如果人为激活这些神经元，小鼠的进食量会暴增，甚至一次性吃下平时 10 倍以上的食物。

看起来一目了然，但细究起来，NPY/AgRP 神经元的工作原理可能没有你想象的那么简单。

以人体为例，能量其实没有单一的指标，它是以不同的形态存储在人体各个部位的。例如，血液中的葡萄糖是最直接、最容易使用的能量分子，但其总量有限，只有 4 克左右，大约相当于一块方糖的重量；脂肪组织中的脂肪分子的单位能量含量很高，是葡萄糖的 2 倍多，但其利用比较复杂且耗时很长，需要先将脂肪分子运输到肝脏进行分解，然后产出葡萄糖再加以利用；如果一个人正在吃饭，那么他的消化系统中也有已经获得且尚未被利用的能量分子，但想要精确衡量这类能量的水平，其实还是很困难。

也就是说，NPY/AgRP 神经元至少需要实时分析来自血液、脂肪和消化系统的能量水平，才能准确判断动物的能量需求有多大。如此复杂的工作，它是如何完成的呢？

我们用几个被重点研究过的例子来进行说明。

首先，NPY/AgRP 神经元能检测血液中胰岛素的存在，而胰岛素的水平与血液中的葡萄糖水平直接挂钩——吃饱饭后血糖上升，胰岛素也随之上升。其次，NPY/AgRP 神经元能检测血液中瘦素的存在，而瘦素是由人体中的脂肪组织合成并分泌的，脂肪储量越多，瘦素水平越高，代表体内能量储备较多。最后，NPY/AgRP 神经元能检测饥饿素的存在，而饥饿素由胃部合成并分泌，吃得越多、胃部越膨胀，饥饿素的分泌就越少。

也就是说，以上三种激素中，胰岛素和瘦素代表能量充裕，饥饿素代表能量缺乏。**下丘脑中的 NPY/AgRP 神经元通过同时检测这三种激素的水平，将信号加以整合处理，进而判断出人体整体的能量需求。**

当然，鉴于能量输入和能量输出对动物体的极端重要性，脑中显然不止 NPY/AgRP 神经元在管理这件事。不过，你可以把 NPY/AgRP 神经元当成一个典型案例，以此来想象脑究竟是如何精确、实时地检测体内复杂多变的能量状态的。

- **脑的动机管理**

现在，请你抛开具体细节，想象一下：人脑感觉饥饿并启动进食的过程，是不是有点像能自己回航充电的扫地机器人？这类扫地机器人可以实时监测自身的电量，一旦发现电量太低，它就会通过红外信号找到充电座的位置，自己导航回来充电。

这个类比虽然形象，却严重低估了人脑对动机的管理复杂度。与依赖预设程序的智能机器相比，脑在动机调控上的精细程度远超我们日常所见的任何工程系统，主要体现在以下三个方面。

第一，脑的动机是灵活多变的，可以被其他重要动机影响。 特别是当获取食物、追求配偶、躲避危险和抵御外敌等涉及生存和繁衍的本能动机存在明显冲突时，脑可以根据其紧迫程度做出取舍。例如，环境中的危险信号总是能抑制动物觅食和进食的动机，但如果动物实在太过饥饿，它就可能会冒着风险去寻找食物。又如，下丘脑中有一群特殊的神经元可以感知捕食者的信号，从而抑制 NPY/AgRP 神经元的活动。也就是说，作为进食中心，NPY/AgRP 能同时感知到饥饿和风险并从中做出取舍，动态调整动物当下最应该完成的动机。

第二，脑的动机是可塑的，能被经历和经验长期改变。 还是以饥饿和进食为例。按理说，NPY/AgRP 神经元的存在提供了一个"能量降低—增加进食"的负反馈,应该能让动物把体重永久控制在一个水平线上下才对。但事实上,想要维持理想体重非常困难,甚至较胖的人会更容易觉得饿,从而进一步把自己变胖。这是因为 NPY/AgRP 神经元会随时根据身体的情况调整其动机。例如,较胖的人血液内胰岛素和瘦素水平总是更高一些,于是 NPY/AgRP 神经元会降低自身对这两种激素的敏感度,产生所谓的"胰岛素抵抗"和"瘦素抵抗"的效果,而结果就是它们将无法有效抑制食欲。换句话说,如果长期吃得太多、体重太重,那么人脑会主动调高进食的动机,以维持新的体重平衡。

第三,脑的动机是很顽固、很难被彻底破坏的。想要破坏扫地机器人自己回航充电的机制很简单,但想要彻底关闭脑的进食动机非常难。研究者早已发现,如果杀死刚出生的小鼠脑中的 NPY/AgRP 神经元,那么小鼠的进食行为不会受到任何影响,这说明小鼠很快就找到另一群神经元来替代了 NPY/AgRP 神经元的功能。更有意思的是,当小鼠找到特别美味的食物,如奶酪和巧克力时,即使 NPY/AgRP 神经元完全不启动,它们也能启动进食,这说明小鼠脑中同时有好几套进食中心在发挥作用。

顺便说一句,这种源自生存本能的进食动机,也许正是现代生活方式对人类健康造成巨大挑战的深层原因之一。

在漫长的进化史上,动物的祖先们几乎总是处于食物匮乏且获取不易的环境中。为了提高生存概率,其脑中负责感知饥饿与驱动进食的系统被设定得极为敏感,而且具有很强的可塑性——可以轻易变得更敏感,却很难被有效抑制。对动物祖先而言,这种机制至关重要:

即便饥饿信号很微弱，也能促使它们抓住稍纵即逝的觅食机会。

但在食物供给丰富的现代社会，这种动机变成了我们的累赘。食品企业不断研发层出不穷的美食来吸引我们的关注，而我们在进食动机的驱动下轻易沦陷，肥胖症、糖尿病等各种代谢性疾病也因此产生。肥胖已成为当今席卷全球的重要公共卫生危机，调研显示，发达国家超过一半的成年人符合临床意义上的肥胖症标准。与之相对，如何控制这种根深蒂固的动机并保持身体健康，或许是现代人需要终身面对的重要课题。

正因如此，我认为近年来大红大紫的司美格鲁肽等 GLP-1 类（胰高血糖素样肽 -1）"减肥"药物很可能会在未来成为真正的大众保健品。GLP-1 是人体肠道合成的一种激素，它在人体进食后分泌，能直接作用于下丘脑的进食中枢，使脑产生饱腹感，从而有效抑制食欲。换句话说，GLP-1 是人体自带的一种抑制食欲的激素。或许在未来，当意志力无法对抗环境中的美食诱惑时，我们将不得不更多依赖这类科技手段，与自身深植于进化史中的动机展开拉锯。

26

繁殖：男性与女性的想法有何不同

"饮食男女，人之大欲存焉。"这一节，我们就来讨论一下动物的另一个基本动机——繁殖。

如果一定要在饮食和繁殖这两个基本动机之间分个高下，那么繁殖可能还是要在进食之上。因为只有成功繁殖后代，动物才能将自身的基因传播出去；而从某种程度上说，进食只是为了支持动物活到成功找到交配对象并顺利完成繁殖。一个极端的证据是，有不少动物的雄性在交配后迅速就死亡或者干脆被雌性吃掉了，如澳大利亚红背蜘蛛，而雄性在交配后被雌性吃掉还能为雌性补充能量，增加其繁殖成功的概率。这么看来，繁殖后代才是生物最核心的动机。

但对绝大多数动物来说，繁殖是一个比进食复杂得多的过程。动物自己就可以完成进食，但要完成繁殖则往往需要异性配偶配合。为了更好地合作繁殖，绝大多数动物（包括人类在内）都进化出了明显的雌雄差异，两性之间不仅在体型、外貌等方面存在差别，其在繁殖中扮演的角色和做出的行动更是天差地别。一般而言，雄性会表现出更强烈的交配欲望，雌性则会在抚育后代的过程中承担更多工作。

这种看起来有点性别歧视嫌疑的分工，其实与雌雄两性在繁殖时最初投入的能量和资源不同有关。

繁殖过程中，雌雄两性的动物分别需要贡献一枚生殖细胞，这两枚生殖细胞融合并形成受精卵。但是，如图 26-1 所示，雄性产生的生殖细胞（即精子）要远远小于雌性产生的生殖细胞（即卵子），雄性生产精子需要消耗的能量和营养物质也远低于雌性生产卵子所需要消耗的能量和营养物质。这就导致雄性在繁殖中更倾向于采取"主动进攻、广种薄收"的策略，也就是产生足够多的精子，追逐大量的交配对象，能成一个是一个；而雌性更倾向于采取"被动选择、精挑细选"的策略，也就是仔细评估雄性是不是合适的交配对象，确保自己产生的珍贵的卵子得到有效利用。顺便一提，2025 年 1 月，美国总统特朗普在其第二任期初期曾提出一项政策，试图从法律层面重新定义"男性"和"女性"，其依据之一正是生殖细胞的大小。这项政策引发了广泛的政治与社会争议，但就生物学而言，这一分类方法确实有其科学依据。

更进一步，很多雌性动物在交配完成后还会投入大量精力保证后代的存活。以哺乳动物为例，雄性往往会在交配完成后离开雌性，而雌性要承担之后孕育胎儿、哺乳、照顾幼年动物的任

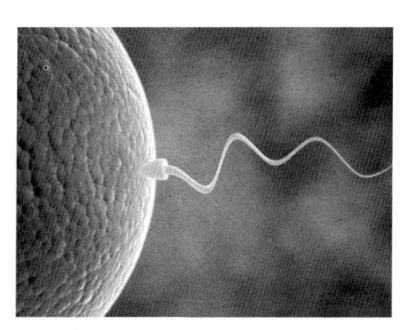

图 26-1　人类的生殖细胞（卵子和精子）

务——人类可能是极少数的例外。

也是基于这种差异,当我们讨论繁殖过程的脑科学时,就不得不区分两性展开讨论。

• 两性的交配动机

雄性动物的繁殖动机就是交配动机。对它们来说,一个核心问题是:性欲是如何产生的?

和进食的欲望类似,交配的欲望也能用驱动力减弱理论来解释:雄性在内在交配需求的驱动下,展开积极的求偶和交配行为;等交配需求被满足,则其性欲会降低。雄性哺乳动物在射精后基本都会出现所谓的"贤者模式"(refractory period,也叫不应期[1]),而这正是性驱动力减弱的表现。

那么交配欲望具体是如何产生的呢?

2023年,一个来自斯坦福大学的研究团队深入研究了雄性小鼠脑中的性欲中心。与上一节讨论的进食中心类似,性欲中心同样位于下丘脑——进食中心位于下丘脑的弓状核,而性欲中心位于下丘脑的视前区。在小鼠交配过程中,性欲中心神经元的电活动会持续上升。而如果人为激活这群神经元,雄性小鼠的性欲会大大增强——不仅是与雌性小鼠的交配行为会增加,与其他雄性小鼠乃至玩具老鼠的交配

---

[1] 神经或肌肉等组织在受到刺激产生兴奋后,短时间内对新的刺激暂时不再产生反应的生理阶段。

行为也会大大增加；即便刚刚完成一轮交配，其也能立刻摆脱贤者模式，精力旺盛地投入下一轮交配。

此外，一个非常重要的发现是，性欲中心的活动本身对雄性来说就有强烈的吸引力，可以看成一种奖赏。类似于前面讨论过的鸽子不断按压操纵杆以获取食物，通过训练，这项研究中的小鼠也学会了用鼻子触碰墙壁上的某个位置，打开电极开关，以刺激性欲中心的神经元产生活动。而结果发现，雄性小鼠会持续通过这一操作刺激性欲中心，而性欲中心的活动还会进一步刺激其脑中多巴胺的释放。这一点倒是和人类的经验相符——对多数男性而言，性行为通常伴随着快感和高潮。

请注意，并非所有动机的满足都会获得奖赏。例如进食中心的活动就不会带来奖赏，事实上它还代表了一种惩罚。研究者发现，如果把小鼠的行为（如用鼻子触碰墙壁或按压操纵杆）与对进食中心的刺激联系起来，那么小鼠不仅不会主动寻求刺激，反而会有意避免刺激进食中心。换句话说，**对"饮食男女"这两大欲望来说，饮食是"不做就难受"，性爱则是"做了就快活"。**

同样是重要的动机，同样都可以用驱动力减弱理论来解释，为什么进食动机和繁殖动机会存在如此深刻的差别呢？

一个可能的原因是，进食是存在理论上限的，而交配活动，至少对雄性动物来说几乎没有上限。具体而言，对饥饿的动物来说，吃到能量能满足需求就可以停下来了，吃得太多反而容易发胖，影响后续生存和繁殖的能力。但起码对雄性动物来说，既然采取的是"主动进攻、广种薄收"的交配策略，那么交配活动就是没有上限的。只要有异性在附近，都应该尽可能试一试，反正就算浪费也只是浪费了一些造价低廉的精子而已。既然如此，进食动机就必须是能自我满足的、收敛的，而雄性的交配动机则应该是自我增强的、发散的。

根据这个原理，我们也可以对其他动机进行分类。例如，口渴喝水这种动机应该是"不做就难受"，因为喝太多水没有好处；而如果偶然找到非常美味、营养非常丰富的食物，进食动机就应该切换成"做了就快活"，因为这类食物在自然界太过稀缺，好不容易遇到了最好多吃一些。

与雄性动物不同，对雌性动物来说，繁殖的关键问题不在于性欲如何产生，而在于如何成功地孕育后代。这倒不是说雌性没有性欲和性快感，只是雌性动物不需要依赖强烈的交配动机去完成繁殖后代的使命。

近年来有不少研究试图理解雌性动物抚育后代的动机。在成为母亲后，雌性小鼠一个特别典型的行为是搜寻那些离开自己太远的幼崽，并把它们叼回自己身边。这种行为的价值是显而易见的，即更方便自己哺乳，也能为后代提供更安全、更保暖的环境。2018年，一项研究发现，雌性小鼠下丘脑的一群神经元可能就是抚育中心。人为激活这群神经元，可以让还没有成为母亲的雌性小鼠去搜寻并叼回幼崽；而人为抑制这群神经元的活动，可以让还处在哺乳期的雌性小鼠忽略自己的后代。更有意思的是，与雄性脑中的性欲中心类似，雌性脑中的抚育中心也能刺激多巴胺的释放。这些发现说明，对刚刚生育完后代的雌性而言，抚育后代本身可能就是一种奖赏。

- **人类繁殖动机的特殊之处**

上文讨论了普通动物在繁殖动机上的基本特征，以及雌雄之间的行为差异。那么，作为高级动物的人类在繁殖过程中有什么特殊之处吗？

答案是肯定的。虽然人类的繁殖动机——无论是男性的交配欲望，还是女性的抚育本能——在神经机制上与其他哺乳动物没有本质区别，但在人类身上，这些动机以不同的方式表达和运作，从而在实际行为上呈现出两点非常独特的差异。

第一，人类是极少数没有明确发情期的哺乳动物。

对其他哺乳动物来说，既然交配的终极目标是成功地繁殖后代，那么交配行为就应该与繁殖相匹配。以人类的近亲黑猩猩为例，雌性黑猩猩的排卵周期大约是36天，其中排卵前后的10天是雌性黑猩猩的发情期。在这段时间内，雌性黑猩猩的臀部会变得肿胀并呈现出鲜明的粉红色，这能够吸引雄性黑猩猩的注意并引起其性欲。而在雌性黑猩猩的发情期之外，即便仍然有雄性黑猩猩求偶，雌性黑猩猩也会对它们非常冷淡——既然在这段时间交配也无法受孕，那还不如节省点精力。

人类则完全不同。人类女性虽然也有规律的月经周期，但她们在排卵期不会向男性释放任何明确的信号。换句话说，男性很难知道女性何时处于容易受孕的排卵期。

当然，有不少研究表明女性在排卵期确实会有更强的性欲，男性似乎也会下意识地认为处在排卵期的女性更有魅力。2007年进行的一项研究甚至发现，脱衣舞女郎在排卵期赚到的小费要比其他时期多不少。

但无论如何，人类的发情期确实基本被隐藏了起来。对于这一点，只要是有过备孕经验的人肯定都能理解——很多女性只有通过每天监测自身体温的微小变化，才能搞清楚自己什么时候处于排卵期。

请注意，没有明确的发情期并不代表性欲更低。恰恰相反，在所有灵长类动物中，人类男性拥有最长的阴茎，而人类女性拥有最大的乳房，如图 26-2 所示。此外，人类也是唯一一种裸露皮肤，且对触觉异常敏感的动物。这些特征都暗示人类可能是一个非常"淫荡"的物种。事实上，人类也许还是唯一一个两性都能体验到性高潮的物种。

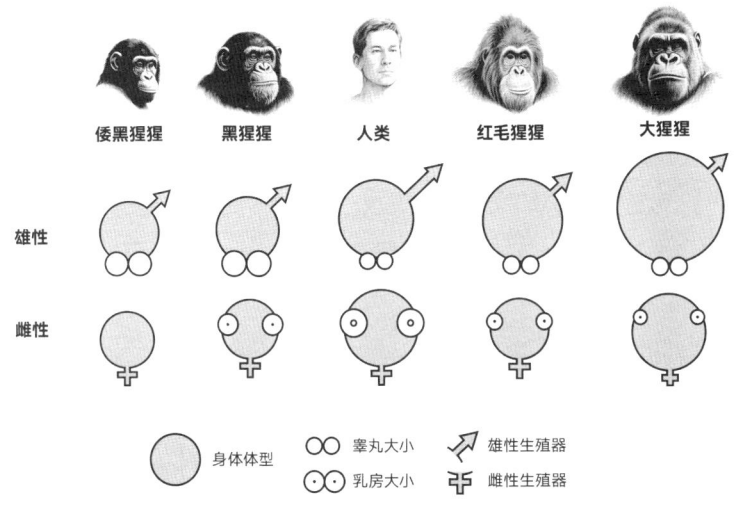

图 26-2 各种灵长类动物乳房、生殖器、睾丸大小对比

但这一点恰恰让人类与普通动物的第二个不同显得更为突兀——人类也是绝无仅有的大规模放弃繁殖动机的物种。

如今，不婚不育已经成为很多人主动的选择，很多发达国家的生育率已经远远低于世代更替水平，即每位女性一生生育 2.1 个孩子。即便是在传统上鼓励多生育的地区，如阿拉伯国家，生育率也在一路走低。一项研究预测，到 2100 年，全球几乎所有国家，包括目前生育率非常高的非洲南部和中东地区的国家，生育率都会低于世代更替水平，如图 26-3 所示。而且，一个普遍的规律是一个地区的经济、社会发展水平越高，其生育率越低。

总生育率

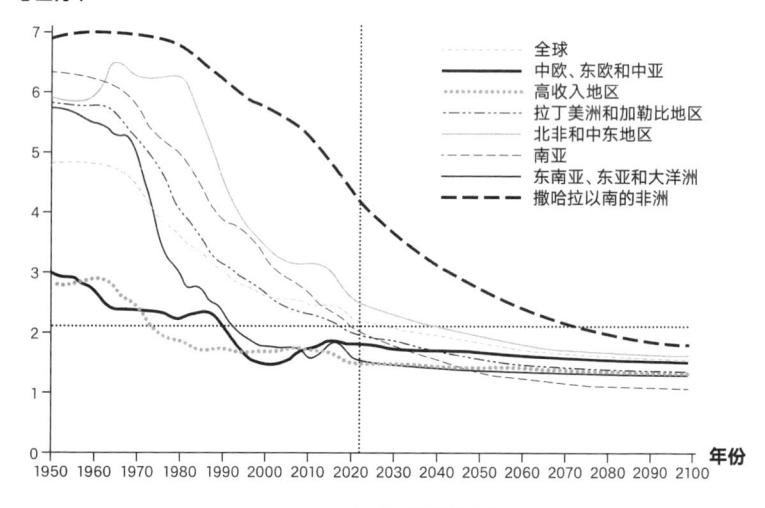

图 26-3　生育率趋势预测

这种现象似乎与前面的讨论彻底相悖。既然繁殖是动物最核心的动机，人类还是最"淫荡"的物种之一，为何人类社会的生育率却持续走低呢？

很多研究将其归结于过高的生活和育儿成本、普遍的晚婚和不婚、职场的隐性歧视、女性意识的觉醒等因素。这些因素可能都是对的，但我想从脑科学的角度给出一个不同的解释。

交配和抚育后代都是带有奖赏和自我强化属性的动机，但两者稍有不同：雄性的交配动机是与生俱来的，而雌性的抚育动机则通常需要通过交配和生育过程来激发。这种安排非常合理，因为在自然条件下，启动交配行为和抚育后代是先后发生、密切相关的两个环节，动物只有在完成交配之后，才有可能繁殖出后代并进行抚育；而一旦发生了交配，后续的繁殖和抚育也就大概率会随之发生。换句话说，"自私的基因"只需要驱动交配行为，后代繁殖就能水到渠成。

但人类发明了避孕技术，彻底切割了交配和抚育两个过程，切断了手段和目的之间的关系。**考虑到人类男女都能体验强烈的性快感，避孕技术的发明让人们可以充分体验性爱过程带来的奖赏和快乐，而无须承担抚育后代的后果**。这就像人类的进食动机让我们寻找美味的食物，而在自然界中，美味和营养丰富是高度相关的，如水果中的糖分会让我们觉得甜。但人工甜味剂的出现改变了这一对应关系——人们可以享受甜味，而无须摄入实际热量。避孕技术的发明，恰如在繁殖本能中引入了人工甜味剂。

沿着这个逻辑继续向前推演，如果人们能更方便地获得其他类型的奖赏和快乐，不管是从游戏、社交媒体还是色情影片中获得，那么人类世界可能不仅是生育率会降低，甚至连性爱本身的发生频率也会持续降低。2021 年，美国一项调查就印证了这一趋势：在 2009 年到 2018 年的短短 10 年间，完全没有性生活的成年人占比提高了大约 20%。从这个意义上说，在社会、经济层面更好地鼓励和支持生育当然是对的，但我很怀疑它的效果。

正如顽固的进食动机正在挑战人类的健康，日渐衰退的繁殖动机也在深刻地影响人类社会的未来。这是一个值得我们每个人代入其中并深度思考的重要课题。

27

睡眠：人为何总在特定时间入睡

生存和繁殖的动机显而易见，但还有一种贯穿人类和动物一生的行为，同样普遍，却至今仍未被完全理解，那就是睡眠。

平均而言，人类要把一生中三分之一的时间贡献给睡眠，有些动物投入的还要更多，如图27-1所示。而考拉、褐蝙蝠和犰狳一天差不多要睡20个小时甚至更多。类似于进食和繁殖，地球上的所有动物都需要某种形式，并达到一定时长的睡眠，没有例外。有些动物可能不得不一天24小时保持清醒，比如海豚必须时刻控制水下的呼吸节奏，长途迁徙中的军舰鸟也无法长时间中断飞行。但即便如此，它们仍会通过左右脑交替休息等方式完成睡眠。这说明，睡眠就像进食和繁殖一样，是一种不可或缺的基本动机。

与进食、交配动机类似，睡眠也存在强烈的驱动力。你或许有过这样的体验：如果在一段时间内缺乏睡眠，脑海里总会有一股力量在拉着你进入梦乡；如果因为有事情而不得不保持清醒，对抗睡意这股力量是很痛苦的；如果熬了一个通宵，第二天睡眠时长往往会显著增加。

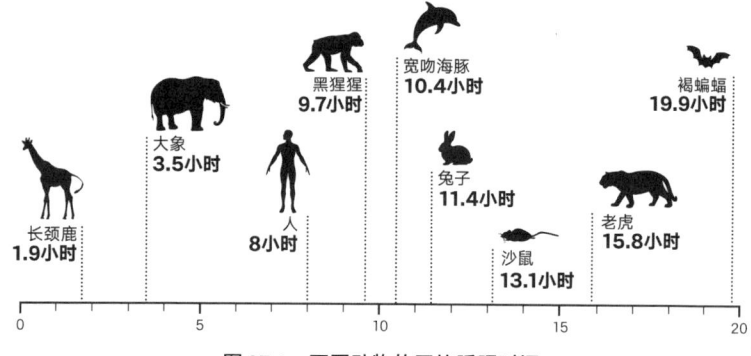

长颈鹿 1.9小时　大象 3.5小时　黑猩猩 9.7小时　宽吻海豚 10.4小时　人 8小时　兔子 11.4小时　沙鼠 13.1小时　老虎 15.8小时　褐蝙蝠 19.9小时

图 27-1　不同动物的平均睡眠时间

显然，睡眠动机也能用驱动力减弱理论进行解释。脑会预先定义一个合理的每日睡眠需求总量，一旦实际睡眠时间不足，需求和现实之间出现落差，就会激发更强的入睡倾向；而当睡眠时长足够了，驱动力消失，我们就不会再感觉困顿。

不过，与进食动机、繁殖动机相比，睡眠动机也呈现出两个显著不同的特点。

第一，睡眠有明确的周期性。进食和繁殖虽然也有周期，但同时也会受到环境和经验的影响。例如，上一顿吃的是什么、吃了多少，附近有没有合适的交配对象，都会影响这两种动机的输出。但对人类和绝大多数哺乳动物来说，睡眠几乎总是发生在一天当中的特定时段。

第二，睡眠从生存角度看其实是一件"危险"的事。在进入睡眠后，动物对外部环境刺激的反应能力会大大减弱，这意味着它们在此期间将自己暴露于天敌的威胁之下。考虑到动物在清醒状态下尚且需要时刻保持警觉，它们居然敢每天在固定时间倒头就睡，这实在令人觉得不可思议。

下面，我们就从睡眠的这两个特征出发对其展开讨论。

- **睡眠的周期性**

不管哺乳动物具体在什么时间睡觉——夜行动物白天睡，昼行动物晚上睡——它们睡眠间隔的周期总是差不多 24 个小时。这与地球自转密切相关。在过去的四十多亿年里，尽管地球的自转速度也在缓慢发生变化，但对任何一个生物个体和具体物种来说，地球自转的速度都可以认为是恒定不变的。这种恒定不变的自转速度为地球生物创造了以 24 个小时为单位、循环往复的环境参数变化——光照条件、气温、湿度，以及食物和天敌。因此，这个周期变化成为地球生物都必须适应的硬约束条件。相应地，许多地球生物也进化出了一套生物钟系统，或者说是昼夜节律。在动物体内，这个生物钟以大约 24 个小时为周期循环计时，并根据计时表来安排动物的许多行为输出，如何时睡眠、何时觅食和进食、何时探索新空间，等等。

这个生物钟的计时功能是怎么实现的？**一个简便的方法是利用负反馈循环。**

我们来设想一个非常简单的情形。有 A 和 B 两个蛋白质，蛋白质 A 能够激活蛋白质 B，而蛋白质 B 反过来能抑制蛋白质 A。初始条件下，我们设置蛋白质 A 处在活跃状态。之后，蛋白质 A 会逐渐激活蛋白质 B，而蛋白质 B 被激活后又会逐渐抑制蛋白质 A。等蛋白质 A 的活跃程度被深度抑制，蛋白质 B 的活跃程度也会相应地下降，从而导致蛋白质 A 重新开始活跃。如此，周而复始，往复循环。通过调节这个负反馈循环的具体参数，如蛋白质 A 激活蛋白质 B 和蛋白质 B 抑制蛋白质 A 的时间和强度，理论上就可以将其震荡周期调整为约 24 小时。

在动物的脑中，这套系统的实现方式要略微复杂一些，但其基本原则是类似的。20 世纪 70 年代，美国科学家西摩·本泽（Seymour Benzer）的团队率先在果蝇身上进行了生物钟的遗传筛选。果蝇有一个昼夜节律行为，即果蝇结蛹的幼虫总是在黎明前羽化为成虫，西摩·本泽的团队巧妙地利用这一行为去筛选那些羽化时间出现错误的基因突变体。他们发现，同一个基因的三种突变分别会导致果蝇结蛹幼虫的羽化周期拉长至 28 个小时、缩短到 19 个小时，以及完全失去周期性。因此，他们把这个基因命名为 Period。20 世纪 90 年代，美国西北大学的高桥（Joseph Takahashi）教授对小鼠进行了类似的筛选，找到了另一个重要的生物钟基因——Clock。

巧合的是，Period 和 Clock 恰好构成了前面设想的负反馈循环的两个基本元件，Clock 蛋白能够驱动 Period 基因的转录，而生产出来的 Period 蛋白则会导致 Clock 蛋白的降解。两者合作，驱动动物脑中的生物钟以大约 24 个小时为周期的节奏持续摆动，如图 27-2 所示。同时，Clock 蛋白还能驱动不少其他基因的转录，从而在动物体每个细胞内创造大大小小的生物钟计时网络。

需要注意的是，动物脑中这套生物钟系统与地球自转的速度存在些许差异。人脑的昼夜节律周期大约是 24.2 个小时，果蝇的昼夜节律周期则是大约 24.5 个小时。这并不奇怪，毕竟进化过程只能通过微调生物钟各个节点的参数来使其逐渐逼近地球自转的速度，但这个微调过程是盲目和随机的，无法做到极其精准。

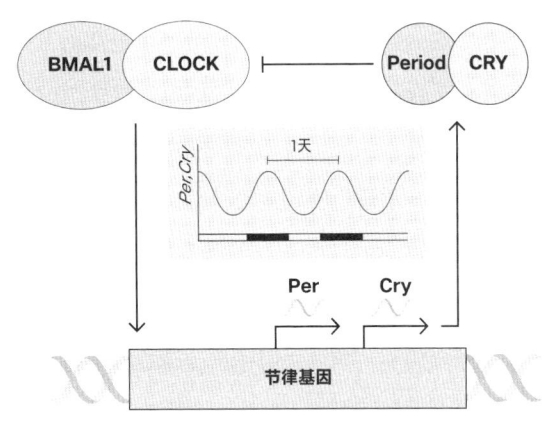

图 27-2 生物钟基因的运作原理

正是因为存在这个小 bug（故障），如果把动物关在彻底黑暗或始终明亮的环境中，它们能在自身生物钟的指引下保持相对规律的生活，但这种节律会逐渐与实际时间偏离。人类也是如此。20 世纪 60 年代，研究者招募了一些正打算闭关准备考试的志愿者，让他们进入德国的一处地堡生活一段时间，并监测他们的昼夜节律变化。这些人在房间里可以自主决定什么时候关灯睡觉、什么时候开灯起床，以及什么时候做饭、吃饭、娱乐、上厕所，等等。结果发现，即便没有接触任何与地球昼夜变化有关的信息，也没有任何时钟来计时，这些人的生活仍然能够规律开展。但是，他们的行为规律逐渐与现实时间发生错位，时间长了，甚至还会昼夜颠倒。这就是由生物钟系统的误差不断累积所导致的，就像一只手表每秒慢了那么一点点，刚开始看不出差别，但时间一长，就会越来越不准。

动物解决这个问题的方法是利用黎明时的阳光，每天校准一次生物钟。具体而言，哺乳动物的生物钟中心位于下丘脑的视交叉上核，这里有一群神经元在生物钟的引导下规律地产生电活动，并为脑送去计时信号，包括促进睡眠和唤醒的信号。同时，这个区域还会直接接收来自视网膜的信号输入。当早晨的第一缕阳光进入视网膜，一群特殊的感光细胞被激活，重设生物钟中心，确保它的误差不会每天持续累积。顺便说一句，这群特殊的感光细胞本身对蓝光波段最为敏感。这也是为什么睡前玩手机会严重干扰生物钟，影响入睡，毕竟手机的蓝光波段信号最强。相反，如果我们在长途旅行后需要调整时差，那么在早晨多出门走走、晒晒太阳，可能会有帮助。

- **睡眠的危险性**

尽管在生物学机制方面的研究取得了很多进展，但至今我们也尚未完全理解睡眠本身的进化意义，特别是考虑到睡眠的需求如此普遍，而睡眠又把动物直接暴露在了可能出现的巨大危险之下。用进化论的逻辑推理，睡眠一定具备某种极其关键的好处，以至于这种行为即使伴随着高风险，也无法被舍弃。但这个好处究竟是什么呢？

当然，人们早已知道长时间不睡觉或睡眠严重不足会导致各种各样的健康问题，如体重失调、情绪失控、免疫机能受损、体温和代谢调节紊乱等，完全无法入睡的动物则会很快死亡。但严格地说，发现不睡觉会导致健康问题与证明睡觉本身有价值并不是一回事。例如，一个人因为脊柱受到严重外伤而无法下床，那么他很可能会产生严重的情绪问题，但这并不能说明脊柱的功能是调节情绪——情绪问题只是个连带后果而已。

关于睡眠的价值，目前众说纷纭，其中有两个相当有趣的思路。

第一个思路是"修复"。这一理论认为，动物会在睡眠期间修复全身各个组织、器官和细胞积累的损伤，清除代谢废物，储备第二天所需要的蛋白质等生物大分子，动物的脑也是如此。2024 年，一项研究发现，在睡眠过程中，动物多个脑区的神经元会按同一个节奏放电，产生规律的脑电波，推动脑细胞缝隙中的液体流动，冲刷脑产生的废物。按照这个思路，动物这台生物机器无法长时间持续工作，只能规律地利用睡眠时间进行检修。

第二个思路则是"增强"。按照这个思路，睡眠最重要的作用是让动物复习、巩固清醒时学到的信息。研究者确实发现，当大鼠进入睡眠时，它们脑中海马区域的神经元会重新开始活动，而且活动的规律和白天清醒时很类似，有一点"日有所思，夜有所梦"的意思。也就是说，在经过了一整天纷繁嘈杂的信息轰炸之后，动物会利用睡眠时间选择和重演那些真正重要的信息，巩固这些重点记忆。

但我认为，这两个解释很可能都不是睡眠最核心的价值。一个明显的证据是，并不是所有人每天都需要 8 个小时的睡眠，大约 1% 的人每天只需要不到 6 个小时的睡眠就可以元气满满，其中一部分人甚至每天只需要 4 个小时的睡眠。

2009 年，美国科学家傅嫈惠（Ying-Hui Fu）的研究团队发现 DEC2 基因一个特殊的变异能显著降低人对睡眠的需求——携带这种基因突变的人每天平均只需要 6.5 个小时的睡眠，比普通人的睡眠短了足有 1.5 个小时。2019 年，他们又发现了第二个短睡眠基因 ADRB1，该基因的一个特殊突变会降低人的睡眠需求，但对人的整体健康情况和寿命没有任何影响。还有一个很有趣的例子是，2013

年的一项研究发现，只要破坏小鼠体内的两个基因（血管紧张素受体V1a和V1b），小鼠就完全不会再有时差的困扰，它们的昼夜节律与睡眠能瞬时完成切换。

既然如此，睡眠的价值就要重新打上一个问号了：如果睡4~6个小时就足以健康生活，更长时间的睡眠是为了什么？为什么这些短睡眠基因突变没有在人群中扩散开？有没有办法让人在睡得少的同时还保持健康和清醒？

在本节最后，我们仍旧要讨论下现代人类世界中的睡眠。睡眠的周期性正在被我们的生活方式严重破坏。咖啡、电子屏幕、全球旅行带来的时差，都在影响我们睡眠稳定的周期性。睡眠的总需求也在被现代生活严重侵蚀。"996"、deadline、夜生活、焦虑和压力，都在侵蚀我们的传统睡眠时间。而且在肉眼可见的未来，这些情况将会愈发严峻。**我们的唯一希望可能只剩下尽快理解睡眠的脑科学基础，帮助人类更少但有效地睡眠了。**我们可以期待，这样的研究也许真的能在某一天，帮助我们以一种更高效的方式进行睡眠。

28

友好型社交：我们为什么喜欢"抱团取暖"

进食、繁殖和睡眠构成了动物世界三种最基本的动机。而且，这三种动机都是动物可以独立感知和完成的。尽管也有不少研究发现动物的行为会受到同伴的影响，例如人在与好朋友聚餐时会无意中吃得更多，但无论如何，这三种动机处理的都是动物自身的需求和欲望。与这三种动机不同，本节要讨论的动机只能在群体中体现，那就是社交动机。

显然，"社交"是个偏人类中心的用词，但在动物世界，同一物种的动物个体之间的交流和互动，也可以被看作社交的一部分。从进化论的角度来看，我们很容易就能理解为何动物需要社交——面对神秘莫测的大自然，动物个体能力再强也有无法独立应对的时刻，尽管彼此可能存在利益冲突，但抱团取暖才是增加彼此生存和繁殖机会的好办法。因此，从脑科学的角度来说，动物也需要准备好一套相关机制，让它们可以识别、接近同类，与同类接触互动并乐在其中。

- **我们为什么需要社交**

可以明确的是，在漫长的进化之中，社交已经成为一种独立的内在需求。尽管这种需求从长远来看确实有利于生存和繁殖，但它本身并不总是依赖于直接的现实回报，比如食物或庇护。

20 世纪 50 年代，美国心理学家哈利·哈洛（Harry Harlow）利用著名的"替身母亲实验"证明了这一点。在实验中，研究者把刚出生的小猴子从母亲身边带走，只给它们两个圆柱体的"替身母亲"，一个由铁丝网制成，怀中有装满奶水的奶瓶；另一个是用柔软的橡胶和绒布做的，里面还装了能发热的灯泡，但无法提供食物，如图 28-1 所示。

小猴子们的选择非常明确：只有在饥饿的时候，它们才会选择那个冷冰冰的替身母亲；其余大部分时间，尤其在受到惊吓时，它们的第一选择都是抱着那个柔软温暖的替身母亲。在后续的研究中，哈洛还发现，如果这个柔软温暖的替身母亲还能像不倒翁一样摇摆，那它对小猴子的吸引力会更大，在它身边长大的小猴子也更有可能健康成长。

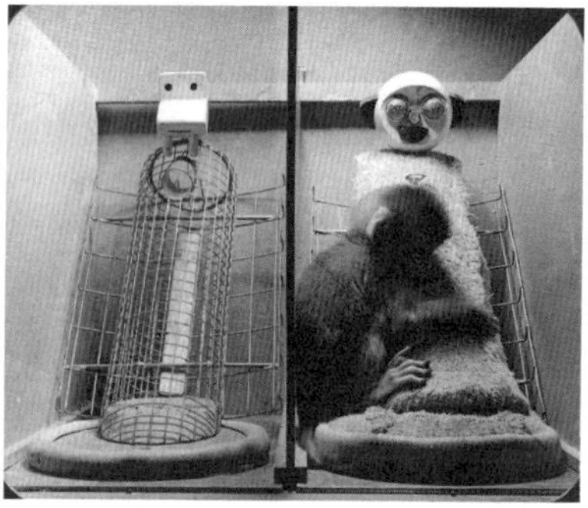

图 28-1 "替身母亲"实验

除了证明社交需求能战胜个体对食物的渴望，哈洛的研究还提示了社交需要的一个重要载体，那就是对亲密接触的渴望。

起码在哺乳动物世界中，这一点是具有普遍性的。例如，哺乳动物有一种常见的社交手段是相互梳理毛发。2022 年，一项研究发现，小鼠也喜欢被轻柔地抚摸。如果研究者总是在笼子里的某个特定位置用刷子给它轻轻地梳毛，它就会更倾向于多待在这个位置。如果把小鼠脊髓中负责感知轻柔抚摸的神经元杀死，那么这些小鼠不仅会无法与其他小鼠开展有效的社交互动（相互梳毛），而且还会更容易焦虑。

人类也是如此。**从某种程度上来说，人类之所以在进化过程中褪去了全身的毛发，可能就是为了让皮肤对轻柔抚摸更加敏感，以帮助我们形成更稳定的社交关系。**

前面提到过，动物的动机大致可以分为"不做就难受"和"做了就快活"两种，进食属于前者，交配属于后者。你可能很容易想到，社交动机应该属于后者，因为显然社交是多多益善的。当前的脑科学研究也支持这个推测。

2021 年，有项研究证明，小鼠会主动启动社交行为并从中获得快乐。根据实验设计，小鼠被独自关在训练箱中，但它们可以学会用自己的鼻子触碰墙壁上一个特殊按钮，打开一扇小门，短暂地和门后一只未成年小鼠互动几秒钟。短短几天时间里，小鼠就越来越频繁地自己开门并启动社交行为。在这个过程中，研究者监测到它们大脑奖赏系统中的多巴胺水平也会显著升高。

这个发现有助于我们构建社交动机的基本框架。对动物来说，同类之间的互动，如彼此接触、抚摸和梳理毛发，本身就是一种值得追求的美好动机。与其他动机的产生机制类似，来自同伴的亲密动作能刺激皮肤上特殊的感觉神经元，感觉神经元把这些信号传入脑中的社交中心——类似于进食中心和交配中心，社交中心也位于下丘脑。之后，社交中心会启动相应的社交行为，对同伴予以回报，同时也能启动奖赏中心，为自己带来快感。

人类大概也是如此。虽然我们越来越习惯于利用文字、语音和表情包在虚拟空间表达情感，但没有什么能真正替代母亲温柔的安抚、好友温暖的拥抱和恋人缠绵的亲吻。

在这套机制的保障下，动物天然会愿意聚集在一起，甚至还有研究发现处在社交状态的动物体温也会略微升高，是真正字面意义上的"抱团取暖"。

除了抱团取暖，动物天然倾向于彼此接近应该还有其他重要价值。参照人类的例子，我们很容易能想到，**个体之间彼此接近有助于在危难中相互救助和彼此安慰，有助于彼此分享食物和其他资源，也有助于相互分工和合作以完成个体无法想象的大型工程等**。这些能力确实并非人类独有的。例如，不少动物都能学会救助被关禁闭或被惩罚的同类。如果被关禁闭或被惩罚同类还曾经和自己有过密切的社交关系，那么其救助意愿会更强。又如，2015年的一项研究发现，如果给大鼠两个选择，一个选择能让自己获得食物，另一个选择除了能让自己获得食物，还能让同伴获得食物，那么大部分大鼠都会选择后者。

这些社交行为看起来是完全利他的，对动物自身也没有什么明确的好处。这提示我们，在社交互动中展现利他行为，可能有助于建立稳定的社交关系网；而一个稳定的社交群体反过来也能为个体提供安全感与支持。这种互为因果的关系，正如那句古老的箴言："我为人人，人人为我"。

除了这些长远价值，社交还带来一个更为直接的附加好处——**当许多动物群居的时候，社交能让它们更容易找到异性配偶以完成繁殖后代的使命**。前面已经详细讨论过交配和抚育后代的动机是怎么回事，这里就不再重复了。但在社交动机的大框架下，我们似乎可以尝试回答这样一个问题：既然同性动物个体之间可以建立长久且有益的社交关系，那么雌雄两性之间除了直奔主题的交配和繁殖，有没有可能也形成稳定的伴侣关系？更重要的是，它们要如何形成和维护这种关系？

- **伴侣关系是否专一**

这个问题对人类而言尤为重要。我们必须承认，尽管人类自古以来就在歌颂忠贞的爱情，如今在婚礼现场新人也要宣誓对彼此忠诚，人类社会也基本执行了一夫一妻的婚姻制度，但在人类以外的哺乳动物的世界中，专一且稳定的伴侣关系非常罕见，只存在于不到5%的物种之中，如图28-2所示。

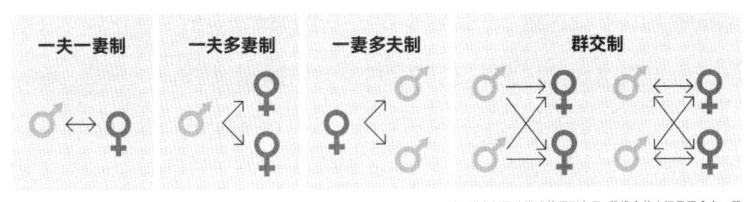

注：群交制两种模式的区别在于，雌雄个体之间是否会在一段时间内建立相对稳定的关系，共同参与后代的抚养。

图 28-2 动物世界的几种婚姻制度

第四部分　拥有动物灵魂的脑　　269

在当前存在的人类原始部落中，也只有 10% 左右的部落在执行严格的一夫一妻制。可以说，夫妻厮守一生并对彼此忠诚，不与婚姻之外的异性发生性关系，在人类历史的任何阶段都是少数派的选择。如图 28-3 所示，即使是今天，婚内出轨的比例也相当高。

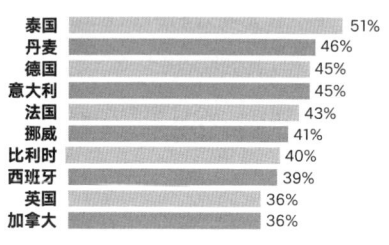

国家	比例
泰国	51%
丹麦	46%
德国	45%
意大利	45%
法国	43%
挪威	41%
比利时	40%
西班牙	39%
英国	36%
加拿大	36%

图 28-3　各国的婚内出轨比例

事实上，很多人认为，现代社会盛行的一夫一妻制更多是一种经济与文化制度的产物。例如，有研究认为，5000—10000 年前，农业和私有制的出现催生了一夫一妻制，因为在农业社会中，男性成为主要的劳动力，而男性希望通过这种婚姻制度确保自己的私有财产能够留给自己的亲生血脉。关于这一点，恩格斯在《家庭、私有制和国家的起源》一书中做过详尽的讨论。在恩格斯看来，一夫一妻制其实是男性对女性的系统性压迫，也就是他所说的"专偶制是不以自然条件为基础，而以经济条件为基础，即以私有制对原始的自然产生的公有制的胜利为基础的第一个家庭形式……个体婚姻制绝不是作为男女之间的和好而出现，更不是作为这种和好的最高形式而出现的。恰好相反。它是作为女性被男性奴役，作为整个史前时代所未有的两性冲突的宣告而出现的"。

从古至今，人类在配偶关系方面展示出了惊人的多样性，如专偶制（一夫一妻）、多偶制（一夫多妻和一妻多夫）、群偶制（多妻多夫）等。如果从生物学角度看，人类最可能属于"连续专偶制"的动物，即个体在一段时间内与伴侣保持稳定关系，之后再更换新的伴侣。作为旁证，即便在现行一夫一妻的婚姻制度的长期塑造和熏陶下，移情别恋和离婚也是非常普遍的现象。美国人类学家海伦·费舍尔（Helen Fisher）在其名著《我们为何结婚，又为何不忠》中提到，美国大约有四分之一的人在婚姻中曾有过出轨经历，大约一半的婚姻最终以离婚告终。甚至有观点认为，婚姻制度未来可能会逐渐解体。

- **如何维系伴侣关系**

当然，这里我们不讨论婚姻制度的社会演变，而是聚焦在其生物学根源。

从进化生物学的视角来看，人类这种阶段性稳定结合，之后移情别恋的策略有明确的价值。一方面，这种关系能保证父母双方分担养育新生儿的繁重工作，特别是考虑到人类婴儿在诞生后需要很长时间的哺乳和养育才能独立生活，配偶的这种协作就显得尤为重要。另一方面，这种关系还能有效防止雄性哺乳动物常见的杀婴行为——很多雄性哺乳动物会主动攻击并杀死不属于自己的后代，以确保自己独占雌性的生殖资源。前面提到过，人类女性在进化过程中学会了隐藏自己的发情期，有一种解释就是这有助于她们把男性伴侣留在自己身边。

这种长期伴侣关系的机制，也得到了脑科学的印证。男女之间的炽热爱恋往往只能持续 1~2 年，在这段时间里，如果给他们看热恋对象的照片，他们脑中的奖赏中心会特别活跃。然而，随着恋爱或婚姻进入第两年，往往就会来到分手或离婚的高发期。这说明从亲密关系中获得直接奖赏的机制并非持久。在这一点上，人类与交配中的雌雄小鼠并无本质区别：都能从亲密关系中获得短期的奖赏与愉悦。而在最初的激情退却之后，人类则主要依靠两种关键激素——催产素和加压素——来维持更长久、更稳定的伴侣关系。

这方面最重要的启发来自对草原田鼠和草地田鼠这两种近亲动物的研究。草原田鼠终身执行严格的一夫一妻制，草地田鼠则没有稳定的伴侣关系。研究发现，在交配中和交配后，雄性草原田鼠脑中会分泌大量加压素，而雌性草原田鼠脑中会分泌大量催产素，这两种激素信号和代表奖赏的多巴胺信号相结合，赋予了草原田鼠对长期伴侣关系的依赖和享受。草地田鼠尽管也分泌这两种激素，但大脑中相关受体极少。若人为提升草地田鼠脑中的催产素和加压素受体数量，草地田鼠也会变得更为专一。反过来，如果破坏草原田鼠脑中的催产素信号和加压素信号，它们也会变成风流浪子和风流浪女。

和田鼠类似，催产素和加压素也会影响人类对婚姻和伴侣的忠诚度。例如，2008年的一项研究发现，携带某个加压素受体基因变异的男性，婚姻出现危机的概率从普遍的15%提升到了33%。还有研究发现，如果把催产素做成鼻喷剂，喷完催产素鼻喷剂的被试在看到自己伴侣的照片时，大脑活动会更加兴奋。

基于这些研究，也许我们可以对人类的爱情做一个简单的脑科学解读。爱情开始于原始的感官吸引，男女双方沉沦于对方的面容、身材、气味和抚摸。随后，男性和女性在亲密的爱抚和性爱中获得最直接的快乐，也就是多巴胺奖赏。但在此之后，随着催产素和加压素的持续释放，激情转化为依恋，情侣关系从热烈走向长情。

这其实也是一个维持伴侣关系的思路——如果感官刺激和多巴胺奖赏的退潮无法避免，那么维持高水平的催产素和加压素才是长久之道。有关动物的研究早已证明，亲密行为如抚摸、性爱可以促进这两种激素的释放。而在人类世界中，除了这些亲密动作，伴侣之间的眼神交会、聊天、亲吻等也有类似的效果。建立这样的相处习惯，也许能帮助维系更稳固的伴侣关系。

到这里，你可能会问一个问题：既然人类的本性并不专一，为何还要在感情退潮时努力维系，而不是顺其自然地离开？

这是一个个人选择问题，没有标准答案，更无道德高下之分。我个人更倾向于这样理解：我们所处的时代充满了新闻热点、剧烈变动、躁动与欲望，个性解放与绝不妥协几乎成为时代的底色。而正是在这样的背景下，如果还有人始于激情、终于陪伴，在动荡不安的岁月里留下一段长久守望的故事，好像也是很美好的一种例外。

人因顺应天性而自由，也因控制天性而高贵。

29

敌对型社交：如何抑制自己的攻击本能

在动物世界中，敌对和竞争是永恒存在的。而在人类世界，敌对和竞争行为有时显得更为夸张，例如新闻时而会报道残忍血腥的暴力犯罪，某些部落和国家间的战争甚至能让成千上万人殒命。这背后的脑科学原理是什么呢？

- **雄性的竞争**
与进食、交配、友好型社交等动机类似，敌对和竞争行为的进化意义是很明确的——为了和同类竞争有限的生存资源，包括食物、配偶和避难所。特别值得讨论的是对异性配偶的争夺。前面讲过，因为雌性和雄性在繁殖后代这件事上投入的成本不同，两者的交配策略也出现了巨大的差异。对很多物种来说，雄性都倾向于采取"主动进攻、广种薄收"的策略，即产生足够多的精子，追逐大量的交配对象，能成一个是一个；雌性则更倾向于采取"被动选择、精挑细选"的策略，即仔细评估雄性是不是合适的交配对象，确保珍贵的卵子能得到有效利用，在交配完成后往往还会投入大量精力保证后代的存活。这样一来，对交配欲望近乎无限的雄性来说，雌性配偶就几乎总是处在相对稀缺状态。因此，雄性之间展开竞争，争夺配偶，就是自然而然的事情了。这也是为什么雄性之间竞争的激烈强度通常会强于雌性之间的竞争。

当然，雄性之间的这种竞争不一定表现为赤裸裸的暴力行为，进化为它们安排了各种各样的微妙而又精彩的竞争策略。例如，在求偶过程中，雄孔雀会展示美丽的尾羽，雄性园丁鸟会修筑精巧的亭子，以吸引雌性的注意。在交配过程中，有些雄性灵长类动物会利用进化出的更大的睾丸来产生更多精子，再利用阴茎在雌性阴道的反复抽插刮走来自竞争者的精子。在交配完成后，某些雄性动物会杀死幼崽或在雌性生产后参与对幼崽的抚育，以阻止竞争者乘虚而入。

除了这些策略，雄性之间直接的竞争和暴力行为也不少见。例如，非洲草原上的公羚羊会用长长的角相互冲撞，雄性长颈鹿会甩动粗壮的脖子彼此攻击，雄狮会立起身体向对方猛扑，雄性大猩猩则会捶打胸口发出低吼。

我们可以作如下推断，一个物种越是实行一夫多妻制，雄性的交配资源就越紧张，雄性之间的竞争就会越激烈，自然选择也就会让雄性变得更加强壮和好斗。在灵长类动物中也能看到这个趋势：大猩猩实行一夫多妻制，其雄性体重是雌性的两倍；而黑猩猩实行多夫多妻制，其雄性体重则只有雌性的 1.2 倍左右。最惊人的例子大概是生活在南极地区的南象海豹。南象海豹是一种严格实行一夫多妻制的动物，成功的雄性通常能同时拥有几十甚至上百头雌性配偶，而这显然会让大量雄性彻底失去交配机会。在这种巨大的选择压力下，雄性南象海豹进化出了巨大的体型，其体重甚至可以达到雌性的三到五倍，二者的体型差距如图 29-1 所示。

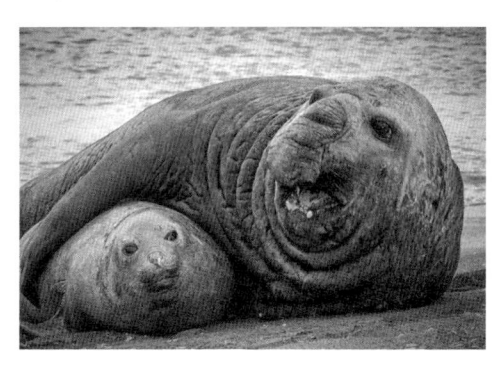

图 29-1 雌性南象海豹（左）和雄性南象海豹（右）

敌对和竞争行为的重要性毋庸置疑。但与进食、交配、睡眠、友好型社交等动机不同，敌对和竞争行为是否应该被看成一种本能动机一直存在不少疑问。换句话说，敌对和竞争行为到底是一种被动的、为了保卫自身安全和拥有的资源而不得不进行的行为，还是一种主动的、有意发起的，甚至让动物乐在其中的行为呢？

在自然界，我们很难对这两个可能性进行区分。但从人类的经验来看，暴力行为似乎确实具有某种天然吸引力。关于这一点，只要看看大家对带有暴力元素的影视作品和电子游戏的追捧就看得出来。

- **雄性的本能**

2016 年一项有关小鼠的研究则直接回应了这个问题。研究者设计了一个学习装置，其基本设计思路与前面提到的几个学习装置类似。雄性小鼠被独自关在一个实验箱里，箱子的墙壁上有两个按钮，如果小鼠用鼻子触碰其中一个按钮，箱子会打开一扇小门，门后有一只体型较小、很容易被打败的雄性小鼠。这时，这只实验鼠就可以对它展开暴力攻击。经过几天的学习，很多实验鼠都学会了打开门并频繁地向门后的小鼠展开攻击。但是，如果把门后的小鼠换成一只不那么容易被打败，甚至还能"反杀"实验鼠的小鼠，这些实验鼠就会倾向于不开门。这个结果很好地证明了，起码在雄性小鼠中，对同类展开攻击并获得胜利是一个主动为之且能带来愉悦的本能动机。

脑科学研究也发现，雄性小鼠的暴力中心也位于下丘脑。同性小鼠的气味能显著激活暴力中心的神经电活动，引发小鼠的争斗行为。而如果人为激活这群神经元，小鼠甚至会对着一只吹了气的橡胶手套大打出手。

有趣的是，有研究者认为，小鼠脑中的暴力中心和交配中心并非泾渭分明，而是深度融合在一起。同一群神经元可能会既参与暴力行为的输出，又参与交配行为的输出。果蝇也是类似的，其脑中负责交配和负责争斗的神经网络同样紧密融合在一起。这也许是大自然特意做出的安排，因为雄性动物需要频繁而彻底地在交配和竞争两种行为之间进行切换，只有这样安排才能避免其在打跑竞争者的同时误伤交配对象。**从某种程度上来说，这也解释了为何性与暴力经常相伴而生。**

另外，紧密融合的暴力中心和交配中心也存在一定的优先级。例如，通过对小鼠和果蝇的研究发现，如果关闭小鼠和果蝇脑中负责感知雄性气味的感觉神经元，它们就会对眼前的同类个体发起求偶行为，无论对象是雄性还是雌性。这说明雄性动物社交的"默认"状态是求偶交配，除非它们能确认自己身边出现的是一个雄性竞争者。

20世纪60年代，美国反越战运动中有一句著名的口号——"做爱，不作战"（Make love, not war），如图29-2所示。从脑科学的意义上来说，这句口号倒是很能反映雄性动物的深层社交动机——交配繁殖是第一位的，争斗暴力是为交配繁殖服务的。人类世界中男性的暴力犯罪水平显著高于女性，大约能占整体暴力犯罪的80%甚至更多，也从侧面证明了这一点。

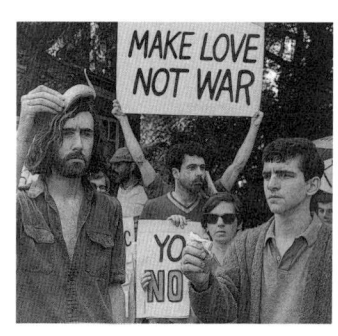

图29-2 "做爱，不作战"口号

到此，竞争和暴力行为的动机就基本解释清楚了。但有一个新的问题：**既然雄性的暴力本能如此重要和普遍，那么雄性之间是如何建立友好的社交关系，并形成稳定社群的？**

如果雄性动物的社交选择如此单调——要么与异性交配，要么与同性竞争，那么动物世界应该只能形成原子化的社群，每个社群内部也许会有多个雌性及其后代，但永远只能有一个雄性。但这显然和事实不符。事实上，很多动物既会形成一夫多妻加子女的原子化社群，也会形成大规模的群体。例如，实行一夫多妻制的大猩猩通常是按原子化家庭的形式来共同生活的，但有时也会形成包括五六十只大猩猩的大社群，其中除了雄性首脑，还会有几只服从它的雄性。实行多夫多妻制的黑猩猩则能形成更大的社群，在社群内部，不同雄性之间会形成稳定的等级和同盟关系。这意味着起码在某些场合，雄性之间是可以放下争端、和平共处的。

促使这种和平共处的重要因素之一是社交经历。通过有关小鼠的研究可以发现，如果几只雄性小鼠从小一起长大，即便彼此之间没有任何亲缘关系，它们也能形成和平稳定的社群。可能的解释是，它们在尚未形成明确性别意识和攻击本能前就习惯了彼此存在。不过这个解释并不完善，因为这些小鼠对其他陌生小鼠的攻击意识也会减弱。相反，如果小鼠从小被独立喂养，它长大后见到同类时就会异常好斗。

- **人类天生有暴力倾向吗**

带着这些信息，我们再来看看人类世界的暴力和争斗。

人类的暴力看起来充满了矛盾。一方面，人类的暴力程度似乎远远超过其他动物。例如，人类在折磨和杀死同类方面表现出了惊人的想象力。从古到今，人类历史上写满了仇人拔刀相见、匪徒图财害命的故事，以及各种惨无人道的酷刑。国家之间的征伐、屠杀行为也不绝于书。进入20世纪之后，在各种先进武器的加持下，人类更是成了地球上唯一掌握自我毁灭能力的物种。

另一方面，人类又的确形成了庞大的社群。从小部落到部落联盟，从原始国家到现代国家，再到地球村和人类命运共同体，人类证明了自己有能力跨越传统、语言和文化的藩篱，形成一个多达80亿成员的巨型社群。考虑到两个大猩猩社群偶然相遇还会爆发一场战争，相隔万里的两群人初次见面居然还能心平气和地坐在一起交流，实在是令人惊叹。

17世纪，英国哲学家托马斯·霍布斯（Thomas Hobbes）的理论为我们理解上述矛盾提供了一个思路：在自然状态下，人类的本性就是无休止地彼此争斗和暴力相向，他称之为"所有人和所有人的战争"。而为了避免这种悲剧，人类用理性克制了本能，彼此签订契约，将自身的一部分自由和权利交付给某个统治集团。这个统治集团建立秩序和规则，并利用暴力维持社会内部的秩序、保障每个人的安全，并对外抵御强敌。这种由社会契约而形成的统治集团，拥有绝对的专断和无限的威权，因此霍布斯将其比喻为《圣经》中的海洋巨兽"利维坦"。

在霍布斯的这套理论中，人类的极致暴力和庞大社群并不矛盾，反而是互为因果的——**恰恰是因为极致暴力的存在，人类才不得不组建庞大的社群以建立秩序并保障安全。**

霍布斯的理论深刻影响了现代政治学的发展。但从脑科学的角度来看，他的理论几乎可以肯定是错误的。事实上，在进入文明社会之前，人类不太可能是一种特别暴力的动物。

首先，一个经常被人忽略的事实是，动物世界雄性之间的竞争虽然经常看起来声势浩大（图29-3），但很少真的需要拼到你死我活的程度。例如，大猩猩猛捶胸口并发出怒吼主要是为了吓跑竞争者，而不是为了将竞争者置于死地。这很好理解，毕竟雄性之间竞争的最终目的是夺得雌性的青睐，而如果两者拼个两败俱伤，大概只能让第三者得利。同样的道理，在进入文明社会之前，人类也没有道理会单独进化出异常的暴力倾向。

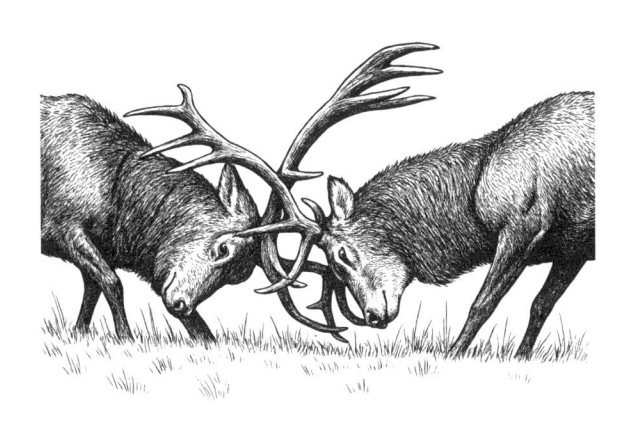

图 29-3　动物世界雄性之间声势浩大的竞争

其次，前面讲过人类的婚姻制度更接近于连续单偶制或者温和的一夫多妻制。在这样的婚姻制度下，雄性之间直接争斗以获得繁殖机会的压力就变得小了很多。即便存在竞争，雄性之间也会更倾向于通过炫耀等更温和的方式进行。关于这一点，一个旁证是人类男女体型的差异比黑猩猩雌雄两性之间的体型差异还要小，更远远小于实行一夫多妻制的大猩猩雌雄两性之间的体型差异，甚至在整个哺乳动物世界都属于两性体型差异最小的一批。换句话说，如果我们默认暴力行为主要是为了争夺配偶，那么人类就更不可能天生暴力。

基于这个讨论，我倾向于认为人类的严重暴力是经济与文化环境共同塑造的产物。人类学研究也发现，人类社会中大规模的暴力行为大约是在一万年前才逐渐出现。而霍布斯所提出的利维坦式国家理论，也正是在这一时期之后才开始具备现实基础。一个合理的解释是，在人类开始定居和耕种之后，伴随着私有财产的出现、人口密度的增加，以及社群和国家意识的形成，社会不平等现象开始出现并不断加剧，进而催生了大规模的乃至合法的暴力。因此，要遏制系统性的人类暴力，更需要从社会制度建设的角度去努力。就像史蒂芬·平克（Steven Pinker）在《人性中的善良天使》中所说，现代社会的暴力水平在持续降低，背后的原因可能是商贸活动的发展、教育水平的提高、女性主义崛起等经济和文化因素。

当然，在大趋势之外，我们也不能否认总有少数人类个体存在比普遍水平更为严重的暴力行为，这一点在其他动物中也难以避免。而脑科学的任务之一，也是要解释这种更异常的暴力是如何出现的，我们又该如何防止其出现。

从基因的角度来看，有不少遗传变异似乎与暴力犯罪有关，如著名的"勇士基因"；从脑神经活动的角度来说，暴力犯罪者的不少脑区，如杏仁核和下丘脑等都有明显变化；从社交生活的角度来看，童年被冷落和被虐待也是成年后暴力犯罪的重要诱因。但至今为止，尚未发现某一种单一变量可以决定暴力行为的发生。暴力的成因是多维度、复杂交织的，脑科学对此仍有大量工作要做。

30

情绪：从脑产生还是从身体产生

从本节开始，我们讨论动物灵魂所拥有的另一项特殊能力——情绪。

与许多涉及大脑高级功能的概念一样，情绪是一种人人都能直观感受到，却难以精确定义的东西，甚至连"人类究竟拥有多少种情绪"这一看似简单的问题，至今都无法达成统一。

中国传统医学认为人有"七情"，即喜、怒、忧、思、悲、恐、惊；西方哲学家笛卡尔则说人的主要情绪有六种，分别是惊奇、爱、憎恨、欲望、快乐和悲伤。这两种观点在某些方面相似，也存在差异。但即便在这两种理论框架之内，在我们普遍承认的某种情绪范畴之内，每种情绪也有许多细微的差别。例如，快乐可以区分为开心、狂喜、得意、愉悦、兴奋、满足等各种情绪。此外，有些情绪在动物身上也存在，如快乐、悲伤、愤怒、恐惧；同时，也有一些情绪是人类特有的体验，如尴尬、无聊、嫉妒、敬畏、内疚等。因此，想要对情绪做出明确的定义就更加困难了。

那么，有没有更有效的方法来理解和区分不同的情绪呢？

我们可以根据情绪的效价和强度两个维度，从主观感受出发对情绪进行分类。其中，效价衡量的是情绪究竟是正面的还是负面的，强度衡量的是情绪究竟有多么强烈。例如，同样是快乐，狂喜的强度大于开心；而同样是强烈的情绪，狂喜和狂怒就是效价的两个极端，分别属于正面情绪和负面情绪。按照这个分类方法，人类的情绪远非几个孤立的分类可以概括，反而可以看成一个连续的光谱，如图 30-1 所示。

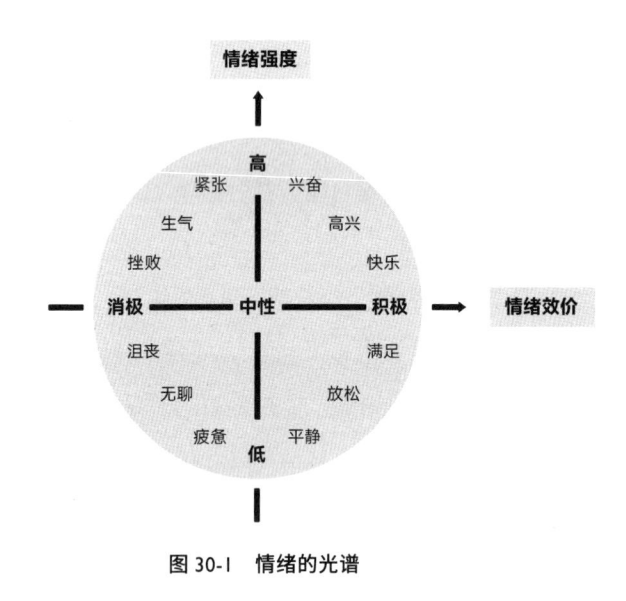

图 30-1 情绪的光谱

我们暂且放下对具体情绪的分类和定义，从输入—输出模式这个概念出发，为"情绪"下一个宽泛的定义。

前面说过，我们可以把学习看成对特定输入—输出模式的微调，或者新建某种输入—输出模式；也可以把动机看成一种由动物自身驱动的输入—输出模式，即由自身需要引发，被自身行为满足。**相应地，我们或许可以把情绪看成一种更宽泛、更持久的对输入—输出模式的调节机制。这种调节机制能够被特定场景唤醒，也能够迁移到特定场景之外。同时，这种调节机制还具有持续性，即便特定场景消失，也可能会延续一段时间。**

以一首我特别喜欢的古诗为例，陆游在晚年时重游故地，忆起四十多年前与表妹唐婉的悲欢离合，写下"伤心桥下春波绿，曾是惊鸿照影来"。沈园旧游勾起他深沉的情感，使一座平常的石桥、一池春水也染上了哀愁的色彩。即便离开沈园回到住所，这种情绪的波澜恐怕仍在心中回荡许久。

- **从身到脑 vs. 从脑到身**

那么，情绪这种特殊的状态究竟是如何产生的？长期以来，这个问题一直没有得到很好的解答。当我们处在某种情绪状态时，往往会伴随着心跳加速、血压升高、皮肤战栗等身体反应和感觉紧张、感觉兴奋、感觉恐惧等心理状态变化，那么，这两者之间有没有明确的因果关系？究竟是先有情绪，还是先有身体反应和心理状态变化？哪怕是这个看起来非常简单的问题，目前也没有明确的答案。

19世纪末，美国心理学家威廉·詹姆斯（William James）和丹麦生理学家卡尔·朗格（Carl Lange）先后提出了类似的情绪理论，被后人称为"詹姆斯–朗格情绪说"。他们认为，当面对特定刺激时，个体身体的某些生理指标会率先出现变化，而随后产生的心理状态，实则是脑对身体变化的解读。按照这一理论，一个人看到蟒蛇心生恐惧，是因为蟒蛇的视觉刺激首先导致这个人心跳加快、掌心出汗、呼吸急促，这一切身体反应都不需要脑的参与；之后，脑发现身体出现了上述变化，于是将其解读为"这个人一定遭遇了什么令人恐惧的场景"，进而在脑中产生恐惧情绪，如图 30-2 上半部分所示。

20 世纪，美国心理学家理查德·拉萨鲁斯（Richard Lazarus）则提出了一个与詹姆斯 - 朗格情绪说针锋相对的理论，即"认知中介理论"。这个理论认为，情绪反应的第一步是脑对特定场景进行认知和分析，随后才是脑激发身体产生反应。按照这一理论，一个人看到蟒蛇心生恐惧，是因为脑解读了他看到蟒蛇的视觉信息，发现一条蟒蛇出现在自己的视野中，于是做出了此物危险、需要逃跑的评估，之后才控制身体各器官产生相应的情绪和身体反应，以准备逃跑或战斗，如图 30-2 下半部分所示。

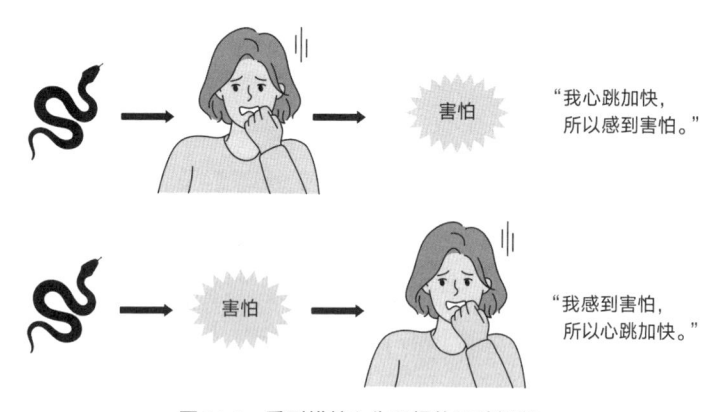

图 30-2　看到蟒蛇心生恐惧的两种解释

如果说詹姆斯 - 朗格情绪说认为情绪是"从身到脑"，那么认知

中介理论则认为情绪是"从脑到身"。这两个理论谁对谁错呢？

顺着此前对脑科学的介绍，你可能会更倾向于认为情绪起源于脑而非身体，毕竟脑是一切心智活动的物质载体。确实有不少证据支持这一看法。1994 年，美国加州理工学院的科学家发现并研究了一名代号为 S.M. 的女性患者。这名患者患有某种罕见的遗传病，成年后，其脑中的"杏仁核"这一结构彻底萎缩并消失了。而在此之后，她开始变得无所畏惧——到宠物店可以随便抓毒蛇来玩耍，在鬼屋里可以若无其事地游玩，看恐怖电影可以看得津津有味。更令人惊讶的是，她似乎对"恐惧"这一情绪完全失去了理解能力。比如，她完全无法识别出他人脸上恐惧和担忧的表情；如果让她画出表现不同情绪的面孔，她可以把其他各种情绪都画得不错，但在描绘恐惧时，她只能犹豫着画出一个正在爬行的婴儿，并且表示对此很不满意。同样，如果切除猴子和小鼠脑中的杏仁核，也能看到类似的表现。这么看来，起码对于恐惧这种情绪，杏仁核才是核心。

而且，人类自身的经验也说明，面对同一种外部刺激，不同的人会有截然不同的情绪反应。例如，同样是坐过山车或在大庭广众之下发表演讲，有人会表现得兴致勃勃、激情四溢，有人则会心慌恐惧、浑身发抖。又如，同样是看到蟒蛇，家里养过宠物蛇的人和小时候被蛇咬过的人肯定也会产生截然不同的情绪反应。这一切都说明脑的认知功能对情绪处理来说是至关重要的。

但是，以脑为中心解释情绪的理论也遇到了不少挑战。例如，人们发现，那些脊柱受损、自主神经系统无法向脑传送信息的截瘫患者能够体验各种情绪，但其情绪反应要比普通人低得多。这说明至少有

第四部分　拥有动物灵魂的脑　　287

一部分情绪反应是直接来源于身体状态的。

关于这一点，一个更为直接的例子是，通过操纵人类的表情，居然可以直接影响其情绪。肉毒素是一种常用的美容产品，可以麻痹面部神经和肌肉系统，起到除皱瘦脸的效果。但研究发现，注射过肉毒素的人的情绪反应要比普通人更微弱。还有人做过这样一项研究：让被试嘴里叼一支铅笔，其中让一部分被试用牙齿咬住铅笔，同时嘴巴尽量咧开，让面部表情呈现出类似于开口大笑的状态；让另一部分被试用嘴唇噘住铅笔，如图 30-3 所示。结果发现，前者反映自己的心情也变得更愉快了。这两个例子似乎说明，面部肌肉的伸缩可以反过来影响情绪状态。也就是说，"从身到脑"的詹姆斯－朗格情绪说似乎并未彻底死亡。

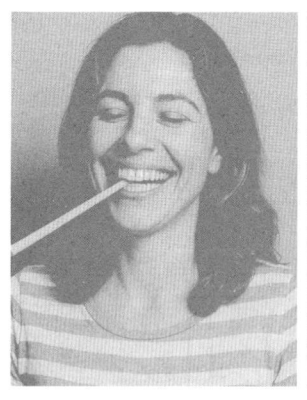

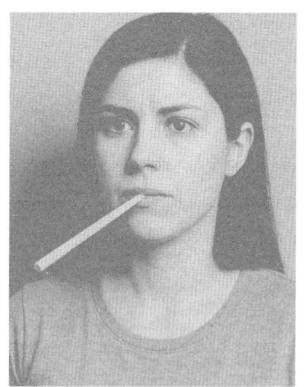

图 30-3　口咬筷子的方式与人的快乐水平

2023 年，一项有关小鼠的研究更是直接验证了詹姆斯－朗格情绪说。研究者利用光遗传学技术直接刺激小鼠的心肌细胞，以人为提高小鼠的心率，结果发现，即便生活环境没有任何变化，这些被提高了心率的小鼠也会整体表现出更加焦虑的情绪状态。与正常状态相比，它们更不愿意进入开放空间，也更不愿意冒险尝试容易招致惩罚的动作。总而言之，只要心率快了，小鼠就会觉得焦虑，甚至不需要它们的脑接收到任何足以引发焦虑的环境信号。

- **二因素理论**

根据这些研究发现，我们很难用单一的理论来解释各种复杂的情绪状态。也许比较公平的说法是，在某些情境中，身体反应可以直接驱动情绪的产生，如用牙齿咬一支铅笔会让人觉得更愉快；而在另一些场合，脑的认知也可以直接驱动情绪的产生，如对某些人来说，登台公开演讲就能带来快乐。但在更多情况下，身体反应和脑的认知要相互配合才能促使情绪的产生。

于是，美国心理学家斯坦利·沙克特（Stanley Schachter）和辛格（Jerome Singer）共同提出了"二因素理论"（又称为"情绪归因理论"），介于詹姆斯-朗格情绪说和认知中介理论之间。该理论认为，情绪反应是环境刺激、身体反应和认知评价三方面共同作用的结果，三者缺一不可。根据这一理论，看到蟒蛇心生恐惧，是因为一个人在看到蛇之后，他的身体会出现心跳加快、掌心出汗、呼吸急促等变化，同时脑会完成对蟒蛇的识别和风险分析，并据此判断上述身体指标的变化是因为对危险的恐惧，由此产生相应的情绪反应。

著名的"吊桥实验"正是对该理论的一个生动验证。1974年，加拿大心理学家唐纳德·达顿（Donald Dutton）和阿瑟·阿伦

（Arthur Aron）在温哥华附近的一座吊桥上完成了这一实验。在实验中，他们让一名年轻漂亮的女性站在不断摇晃的吊桥中央，并让年轻的男性被试接连通过吊桥。当被试通过吊桥时，这名女性会和他们说自己正在做一项问卷调查，希望他们回答一些问题并留下自己的电话号码以便事后回访。结果发现，18 名被试中有 9 名在事后主动通过电话联系了这名女性，希望还能与她多聊聊天，甚至想约她出来。但是，如果把这个实验换到附近一座更加稳固的石桥上进行，16 名被试中就只有 2 位还会主动联系这名女性。

这一差异可以用二因素理论很好地解释：当被试走过摇摇晃晃的吊桥时，他们的身体难免会出现心跳加速、手心出汗、呼吸急促等反应。由于此刻他们恰好遇到了一名年轻漂亮的女性，因而他们的脑错误地把这些身体反应解释成了自己对这名女性动了心。换句话说，身体反应和脑的认知的错误组合，让这些被试误以为自己被爱情击中了。

提出二因素理论的沙克特和辛格做过一项更具说服力的实验。他们给一群受试者注射去甲肾上腺素，然后让他们与一名故意表现得很兴奋或很愤怒的实验人员交流。这种激素通常在个体遭遇危险时释放，会让人出现心跳加快、血压升高、肌肉紧张等反应，从而做好战斗准备。结果发现，在实验过程中，被试会体验到了强烈的情绪，比如开心或愤怒。但如果事先告诉被试注射去甲肾上腺素会带来一系列的身体反应，他们在实验过程中就不太会产生明显的情绪反应。

这个实验的设计很巧妙——研究者一方面用激素注射操控被试的身体反应，另一方面又用一名故意夸张表演的实验人员来影响被试脑的认知。当脑认知到个体身边有一名兴奋或者愤怒的同伴，同时发现自己的身体出现了明显变化，就会倾向于把这种身体反应"解释"为某种被这名同伴激发出来的情绪。但如果被试事先知道自己的身体反应只是因为注射了激素，那么单单是脑的认知就不足以引发情绪的产生了。相应地，如果不注射激素，单纯是与故意夸张表演的实验人员交流，被试也不会体验到情绪变化。

　　这些研究都说明，人类复杂的情绪无法用单一因素来解释。环境刺激、身体反应和脑的认知评估都参与了情绪的形成，且在不同场合三者的权重可能有所不同。如果我们想要改善自己的情绪状况，避免产生情绪疾病，也需要从多个因素入手，改善身体状态、调节精神活动、改变身处的环境，甚至只是一点点的小改变，比如强迫自己笑一笑，也可能会带来意想不到的积极效果。

31

价值：人类为何需要情绪

你已经知道，情绪的产生是一个复杂过程，涉及对环境刺激的感知、身体状态的变化，以及大脑的认知与评估，各个系统协同参与其中。相应地，情绪对脑和身体状态的影响也是广泛而持久的。学习和动机往往对应特定的输入—输出模式，而情绪则不同，它可以在相当一段时间内改变很多输入—输出模式。这一点，我相信有过路怒或失恋经验的人应该深有体会。

不过，问题也随之而来：如果情绪会让我们长时间偏离理性和效率，那它真的有必要存在吗？要知道，脑可以通过动机来感知和满足少数几个重要的、生存必需的本能，如进食、繁殖、睡觉和社交；脑也可以通过学习来掌握和更新关于外部世界的更多线索，以更好地规划自己的行为。可以说，动机和学习都是很精确且很有目的性的。相比之下，情绪的作用方式就稍显含糊，而且很多时候，这种含糊还会带来明显的坏处。

那么，如果我们完全没有情绪，只依赖理性判断呢？比如，面对野蛮插队的司机，靠理性来判断其是错误的、危险的、需要远离的；再如，失恋时只靠理性来分析背后可能存在的各种原因，以便在下一段关系中避免同样的错误。这样看起来不是更好吗？

但事实并非如此简单。

- **情绪对个体的生存价值**

我的看法是，在理性起作用之前，或者说在理性的边界之外，情绪能够对动物的输入—输出模式进行模糊但有方向性的改变，从而帮助动物更好地生存和繁殖。使用理性是一个奢侈的选择，它不仅要求动物的脑有更多的功能，也要求动物获取更丰富的信息用于分析和判断。而在自然界中，情况常常变化迅速、信息也往往不完整，此时，情绪的反应机制便显得尤为关键。

更具体地说，从进化心理学的视角看，情绪可能有以下三个重要的价值。

第一个价值是快速决策。 相比理性思考然后采取行动，情绪引发行动的速度要快得多。而在性命攸关的危急时刻，这也许就能救命。

还是以看到蛇心生恐惧为例，当代表蛇的视觉信息进入脑，脑有两套处理模式，第一套处理模式（低级通路）是视觉信号通过视觉上丘，直接激活负责恐惧情绪的杏仁核，引发动物的逃跑反应；第二套处理模式（高级通路）是视觉信号进入视觉皮层，视觉皮层对信号进行详细的加工分析后再输出具体的行动[1]（图31-1）。这两套模式的处

---

[1] 低级通路可以快速启动情绪反应，高级通路则可以深入分析视觉信息。

理速度可能只是几十毫秒和几百毫秒的差别。依靠第一套处理模式，个体可能会犯错误；但如果脑只依赖第二套处理模式，个体可能来不及反应就被蛇咬了。从这个角度来说，情绪有点像诺贝尔奖得主、心理学家丹尼尔·卡尼曼（Daniel Kahneman）在《思考，快与慢》中讲到的负责快思考的"系统1"，能帮助我们做出粗糙但快速的判断。

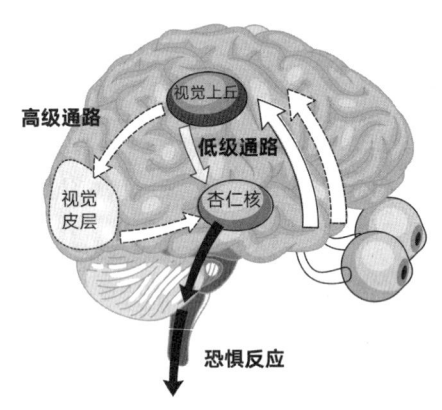

图 31-1 视觉信息处理的低级通路和高级通路

第二个价值是行为协调。 在进化史上，动物总是要面对自然环境中非常复杂乃至互相冲突的信息。不仅是外部信息，动物内部源自本能的动机可能也是彼此冲突的，例如，进食与交配、交配与睡眠、睡眠与攻击等行为，常常在同一时间竞争有限的注意力与能量资源。

情绪可能起到了强行让脑的不同区域统一思想、统一行动的作用，而这至少保证了脑在接收到彼此冲突的信息时不会死机。例如，恐惧能够广泛地抑制进食、交配、睡眠等各种行为的输出。从这个角度来说，情绪的模糊性反而成了一种生存优势。**在生死攸关的场合，犹豫的对，可能还不如坚决的错。** 换句话说，情绪能帮助我们的脑抛开分歧，把有限的注意力和能量聚焦于单一的行为输出。

第三个价值是自我保护。 一般来说，抑郁、沮丧、恐惧等负面情绪会引起带有回避色彩的行为输出，如认输和逃跑。乍看起来，这些行为输出都不是什么好事情。但对群居动物来说，适时认输反而可能是有自我保护价值的。

在存在社会等级区分的各种动物社群中，竞争失败、社会等级降低都会引发普遍的类似于抑郁的表现，小鼠如此，包括人类在内的灵长类动物也是如此。而对竞争的输家来说，及时认输、降低攻击性，有助于保全自身。相比之下，死缠烂打、持续对抗可能导致更大的风险甚至生命威胁。

考虑到以上价值，我们可以得到一个推论：既然情绪如此重要，那么它应该在进化史上很早出现，并在动物世界广泛存在。

看起来也的确如此。虽然我们无法像研究人类和其他高等动物的情绪那样，在动物世界的各个角落考察情绪的存在，但基于前面讲的三个价值，加州理工学院的两位科学家为情绪设计了一套较为系统的考察原则，以区分它与那些基于本能、学习的输入—输出模式：

第一，比例原则，即刺激越强，反应越大；

第二，效价原则，即有些能激发行为，有些能抑制行为；

第三，持续原则，即哪怕刺激较小，反应也能持续一段时间；

第四，泛化原则，即某个刺激引发的反应能影响其他行为。

我们可以通过这四项原则来分析动物的情绪。需要特别说明的是，围绕果蝇和线虫这两种常见的实验室模式生物，科学家获得了不少有趣的发现。

果蝇是一种微小的双翅目昆虫，脑中只有大约 10 万个神经元。自一百多年前，生物学家就长期利用果蝇进行各种生物学研究。2010 年，在一项研究中，研究者把果蝇装在细长的塑料管里，对着管子的一头短暂地喷气，结果发现这能刺激果蝇活跃地到处爬行。这并不奇怪，但更重要的发现是，如果连续朝管子的一头多喷几次气，果蝇的活跃程度就会持续增加，活跃时间也会显著延长，需要 7~10 分钟才能重新安静下来。当然，这个发现还不足以说明果蝇拥有复杂的情绪，但至少在比例原则和持续原则上，果蝇已经不仅仅是一个单纯的输入—输出机器，因为它们不是反射式地应对气流波动，而是产生了一些内在精神/行为状态的差别。

2015 年，同一个团队又进行了另一项更细致的研究。这一次，研究者在果蝇实验箱的上方安装了一个能转动的扇子，扇子转动起来就会在果蝇上方形成一个巨大的阴影。结果与之前的发现类似，阴影刺激也能显著增强果蝇的活动性，而且这种影响的持续时间很长。同时，这些被阴影吓跑的果蝇的进食行为也受到了明显的抑制。也就是说，当面对出现巨大阴影这一特定的环境刺激时，果蝇的行为模式还反映了效价原则（逃避阴影）和泛化原则（停止进食）。在我看来，这足以说明脑容量极小的果蝇也拥有原始的情绪。

秀丽隐杆线虫是一种比果蝇更小也更为简单的生物。2023 年，有一项研究发现，如果在线虫进食的时候电击它们，它们就会快速移动、逃离食物。而且，几秒钟的电击足以让它们产生长达几分钟的行为改变。虽然这只是一个相当简单的行为变化，但从其在持续原则和泛化原则上的表现来看，线虫拥有原始的情绪。

线虫的神经系统极其简单，一共只有 302 个神经元，其中 2/3 的神经元构成了线虫的原始脑。这个发现足以说明，**情绪是一种在脑刚刚诞生时就出现的非常重要且原始的能力。**

果蝇和线虫的案例也进一步强化了一个重要观点：情绪的进化意义在于提升生存概率。当动物处于一个充满潜在威胁的环境中时，情绪状态能帮助它们维持一种持续的高度警觉，随时准备逃跑。这种全局性的内部调节机制，正是情绪区别于单纯反射行为的关键所在。

- **情绪对群体的社交价值**

此前我们讨论的情绪功能主要集中在个体层面：如何帮助动物快速决策、协调行为、实现自我保护。但事实上，情绪的意义远不止于此——它对动物群体的建立和维持也很重要，很多情绪其实也能在群体成员间相互感染。我们平时常说的"情绪价值"，指的就是一个人对另一个人的情绪能产生积极的影响。

在动物群体中，至少疼痛和恐惧情绪的传播是很明确的。例如，当着小鼠或者大鼠的面，在透明隔板另一侧电击其同伴，观察的小鼠或大鼠会产生与被电击的同伴类似的反应：当被电击者感到疼痛时，观察者也会尖叫、跳跃；当被电击者感到恐惧时，观察者也会瑟瑟发抖、趴着不动。显然，被电击者的肢体动作在观察者脑中激发了情绪反应，并让它们也表现出了类似的身体反应。而且，观察者如果与被电击者更加熟悉，其情绪被感染的程度就会更强烈。这样一来，情绪就可以在群体成员之间由内而外，再由外而内地持续传播。

在人类中，情绪的传播机制不仅存在，而且更为丰富复杂。这是因为，人类有一种相当有趣的情绪传播方式——表情（图 31-2）。

当我们处于不同的情绪状态时，会下意识地展现出对应的面部特征：开心时眼睛微眯、嘴角上翘，愤怒时眉头皱起、嘴唇聚拢。达尔文在《人类和动物的表情》一书中也反复提到，人类的表情无关种族和文化，在世界各地的原住民中都呈现出惊人的相似性。甚至还有进化生物学的研究显示，人类的面部骨骼在进化过程中发生了微小的变化，如眉骨更低、前额更平，而这就是为了让我们能更灵活地通过挑动眉毛来表达情绪。对人类个体而言，这些表情变化没有什么重要的生存价值，但其存在极其普遍和自然。一个合理的解释是，这些表情的作用在个体之外、群体之间，帮助群体成员更有效地交流。

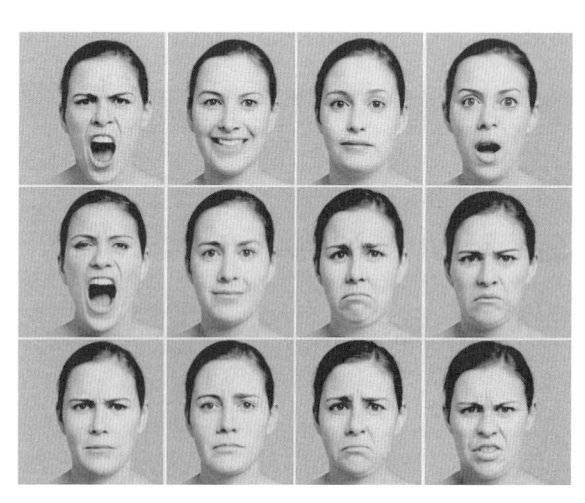

图 31-2　丰富的面部表情是人类传达情绪最直接、最普适的语言

298　　脑科学讲义

也就是说，我们可以把人类的表情看成一种社交信号。1995年，有项研究发现，各种表情都是会"传染"的：给被试看呈现各种表情的照片，他们自己的面部肌肉动作也会不由自主地模仿照片中的表情。在人类社群中，每个人都是情绪信号的发送者和接收者，都可以通过表情快速交换和传播自己的情绪状态。在复杂的人类理性和语言出现之前，这可能是最高效的社交和协作手段了。

情绪的可传染性，在人类社会的形成与扩展中扮演了至关重要的角色。正是因为我们能够体察他人的情绪，并在心理上产生共鸣，才使得大规模协作、集体行动与社会认同成为可能。孟子讲"禹思天下有溺者，由己溺之也；稷思天下有饥者，由己饥之也"，范仲淹说"先天下之忧而忧，后天下之乐而乐"，更是一种非常高级的情绪体察能力——只要想象到还有同类在受苦受难，我们就会感到悲伤和责任。

当然，这可能也是群体狂热的脑科学基础。就像法国社会心理学家古斯塔夫·勒庞（Gustave Le Bon）在《乌合之众》中提出的观点，"我们始终有一种错觉，以为我们的感情源自于我们自己的内心……但有两种这样的情绪最容易被利用，就是恐惧和愤怒。恐惧和愤怒的情绪极易传染，某种断言如果夹裹在这样的情绪中传播开来，被传染的人群会深信不疑并按照断言的指示采取行动"。

我必须提醒你的是，《乌合之众》一书中的很多断言其实都没有实际的证据支持。勒庞认为个体一旦进入集体，就会发生理性到非理性的转变，这个看法明显带有社会精英的优越感。尽管如此，他关于情绪可以传染的洞见，确实在过去几十年脑科学的研究中得到了越来越多的实证支持。

第四部分　拥有动物灵魂的脑

32

危险：如何应对恐惧和焦虑

这一节，我们用一种特殊的负面情绪——恐惧——具体来看看情绪是如何发生的，又是如何影响脑的运行的。

你可能已经注意到，在各种常见情绪中，负面情绪的比例远高于正面情绪。以"七情"为例：喜、怒、忧、思、悲、恐、惊，其中六种都与不愉快的体验相关。这种分布并非巧合，而是有其深刻的进化基础。

要知道，情绪的出现本质上还是为了帮助动物更好地生存和繁殖。对动物而言，危险的威胁和资源的获取同样重要，但它们对生命的影响却并不对等。面对危险时，哪怕一次误判都可能导致无法挽回的后果，因此大脑需要格外敏感、宁可过度反应；而对资源的错失，尽管可能带来损失，却很少具有立刻致命的风险。所以，处理危险信号的负面情绪占比更大也就不足为奇了。

在各种负面情绪中，最容易进行科学观察和研究的就是恐惧情绪。一方面，这是因为我们能找到一些事物来触发动物的恐惧本能，如猫和狐狸的气味之于小鼠，蛇的图片之于猴子，愤怒的面孔之于人类。另一方面，恐惧引发的行为输出在不同动物（包括人类）中看起来是相当一致的，也就是所谓的 3F 反应——战斗 / 逃跑 / 僵住反应（fight or flight or freeze）。因此，通过实验给动物施加天然的恐惧信号，观察并分析它们的行为反应，以及哪些神经元参与了这些行为反应，就能帮助我们理解恐惧情绪。

当然，在深入细节之前，我们已经知道脑中的杏仁核（图 32-1）是产生恐惧情绪的中枢。前面提到过，因为疾病缺失了杏仁核的患者 S.M. 很大程度上失去了对恐惧的认知和体验。人为切除了杏仁核的动物也有类似的表现，例如，切除了杏仁核的猴子可以满不在乎地徒手

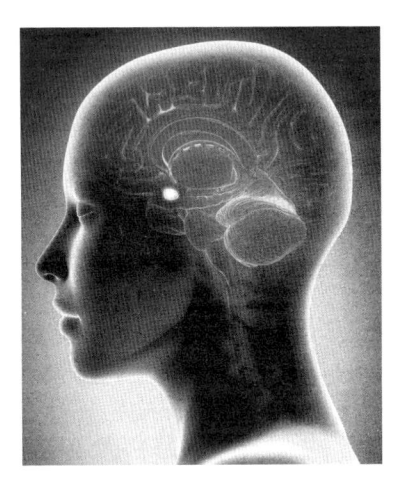

图 32-1　人脑中的杏仁核

抓蛇，切除了杏仁核的小鼠甚至敢找猫玩耍。此外，也有研究发现，那些更敢于冒险的人，杏仁核往往更不容易被激活。例如，研究者发现，纪录片《徒手攀岩》（*Free Solo*）的主人公、徒手无保护攀登酋长岩的亚历克斯·霍诺尔德（Alex Honnold）在面对常见的恐惧刺激时，其杏仁核几乎不会有任何反应。

此外，前文提到，情绪的产生是环境刺激、身体反应与大脑认知评估共同作用的结果。接下来，我们将以杏仁核这一关键脑区为切入

点，依次探讨这三个因素如何参与恐惧情绪的形成与调控。

- **情绪的三重驱动**

先来看看特殊的环境信号是如何引起动物的恐惧情绪的。

在众多能引发小鼠恐惧的环境线索中，研究最为深入的是来自天敌的气味，比如猫、蛇、大鼠和狐狸的气味。无须经过训练，这些气味天然就可以引发小鼠的恐惧反应，哪怕数百代以来都从未真正见过这些天敌的实验室小鼠。这说明小鼠的嗅觉系统中天然有一些标记线，专门用来检测这类危险气味。

事实上，小鼠的嗅觉系统可以分成两个部分，鼻子和嗅球利用群体编码的方式，负责大部分气味的识别；而鼻腔底部一个叫作"犁鼻器"的微小结构，会利用标记线的方式，检测特别重要且特殊的气味，如同类和各种天敌的气味。

值得一提的是，人体中也有犁鼻器这一结构，只是其已经大大退化，很可能是没有功能的。这也反映了在哺乳动物的进化历程中，随着我们的祖先走出洞穴和黑夜，更多地依赖视觉信息来生存和繁衍，嗅觉系统的重要性大大降低了。

当犁鼻器探测到天敌的特殊气味后，会把信号送入小鼠脑中一个被称为"辅助嗅球"的特殊结构，信号中转一次后，会被直接传递至杏仁核。尽管目前研究仍在深入，但已有证据表明，杏仁核在这一阶段不会进一步细分气味种类，而是将这些气味统一处理为"危险信号"。其他性质的危险信号，如巨大的噪声、天敌的视觉信息、剧烈的疼痛等，应该都会汇聚到杏仁核的同一区域，激发类似的神经反应。

在检测到危险信号后，杏仁核会启动一系列的身体和行为反应来应对危险。

首先，以下丘脑和脑干作为中介，杏仁核会在短时间内推动一系列身体反应，如心跳和呼吸加快、肌肉紧张、血压和血糖升高，甚至是排尿和排泄。这些反应来得很快，会在大脑皮层还没有意识到危险时就发生，而且通常能持续很长一段时间。一个有趣的影响是，在这种状态下，动物的感觉系统会更加敏锐。例如，对视觉系统来说，肾上腺素飙升会使瞳孔扩张，让眼睛对光线更敏感，也会使个体产生所谓的"隧道视觉"，让视野更聚焦于正前方一个狭窄的范围内，如图32-2 所示。带着怒气开车之所以危险，一个重要原因就是处在路怒状态的司机很容易忽略侧方来车。显然，这些反应都是为了让我们的身体为即将到来的危险做好准备。

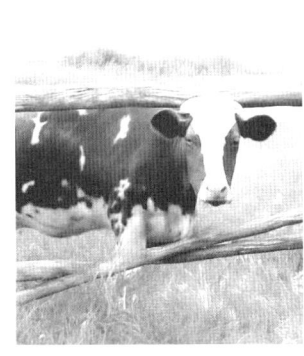

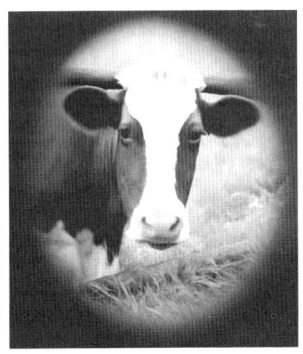

图 32-2　隧道视觉

在身体做好准备后，动物有三种基本的行为选择——战斗、逃跑、僵住。具体采取哪一种策略，取决于一些不同的因素：如果敌人并不强大，可以战胜，那么动物更可能选择迎战；如果敌人看起来无法战胜，那么逃跑往往是更安全的策略。反过来看，如果敌人距离较远，逃跑仍有机会成功，那就应该尽快脱身；但若敌人已逼近、逃无可逃，则不得不迎战以求自保。

与战斗和逃跑相比，僵住这个行为输出更为特殊，背后可能有两层意义：一方面，在决定是战斗还是逃跑之前，动物可能会先保持不动，直到有足够的信息做出选择；另一方面，当战斗和逃跑的路径都被封死时，动物可能会选择装死以逃脱被捕杀。也就是说，这三种行为的选择和输出需要结合具体的环境条件来决定。

再来看看脑对危险信号的认知评估。显然，这是一个更加复杂的过程——

即便面对同样的危险信号，动物过往的经验和经历也可能会影响其情绪的变化和行为的选择。以我们自身的经验为例，一个原本害怕在公众面前发言的人，经过几次成功的演讲后，可能会逐渐减少恐惧感。相反，某些强烈的负面经历，比如战争中的创伤，可能会让人长时间处于高警觉状态，反复出现恐惧和焦虑的反应，甚至发展为创伤后应激障碍（PTSD）。

从概念上说，负责理性思考的大脑皮层应该深度参与了对危险的评估。前文提到过脑科学史上一位著名的患者，美国铁路监工盖吉。他在一次事故中被铁棍贯穿头部，虽然侥幸存活，但此后性格发生了明显变化——从一个可靠的工头变成了鲁莽、情绪失控的人。在盖吉死后，人们发现那根铁棍刺穿了他的前额叶皮层区域，也因此认定这个脑区和人的许多高级认知功能（如推理、决策和情绪控制）密切相关。

具体到恐惧的情绪，从盖吉的表现来看，前额叶皮层更多起到了给恐惧灭火的作用，通知杏仁核"冷静，这没什么大不了的"。这一点也得到了不少证据的支持。例如，人为激活小鼠脑中前额叶皮层的不少区域都能让小鼠变得更加无所畏惧。此外，研究者也通过一个很聪明的方法研究了人类对风险的评估——看人们在赌博游戏中是更愿意稳妥地赚点小钱，还是冒险赌把大的。而研究结果发现，那些更愿意冒险赌把大的的人，前额叶皮层对杏仁核的压制能力更强。

- **情绪的学习**

到这里，我们以恐惧为例，把影响情绪产生的三个要素都分析了一遍。现在，让我们回到本节开头的问题：情绪是如何发生的，又会如何影响脑的运行？也许我们可以给出一个简单的模型。

还是以恐惧为例，特定的危险信号被感觉系统捕捉到，激活脑中的恐惧中心杏仁核。一方面，杏仁核可以通过下丘脑推动产生一系列身体反应，让个体为应对危险做好准备；另一方面，杏仁核可以主导应对危险的各种行为输出。这一切都可以在无意识的状态下自发进行。与此同时，大脑皮层也会对危险信号进行更详细的评估，进一步判断是否应该支持、增强或者关闭杏仁核的活动。上述三个过程彼此交织、互相影响，这才使我们脑中产生了恐惧情绪。如果这种情绪长期持续下去，人就会进入焦虑状态，仿佛生活中所有一切都附上了恐惧色彩。

不过，到这里情绪处理的问题还没有结束。上面这个过程能很好地解释天生的情绪是怎么回事，但我们还知道，情绪处理模式也可以通过后天经验塑造。例如,"一朝被蛇咬,十年怕井绳"。怕蛇是哺乳动物天然的情绪,但怕井绳很明显是后天习得的结果。这种学习又是如何发生的呢?

关于学习和记忆的发生,前面已经进行过不少讨论。这里抛开技术细节不谈,学习和记忆的核心其实是神经网络中突触连接强度的变化。这一点也适用于情绪的学习。区别在于,**一般的学习发生在海马区域,而与情绪有关的学习发生在杏仁核内部。**

结合上述恐惧模型,我们简单看看具体的情绪学习是如何发生的。

在危险信号进入杏仁核的同时,外部环境中一些原本中性的信号也会在大脑皮层中被加工处理,并同步传送至杏仁核。只是危险信号的刺激足够强,能直接引发恐惧反应,而中性环境信号的强度很弱,不能直接引发反应。但如果某种中性的环境信号总是和危险信号同步进入杏仁核,那么就像巴甫洛夫的狗一样,这两种同步到达的信号会强化突触之间的连接,突触连接达到一定程度时,原本是中性的环境信号就也足以引发杏仁核的强烈反应,恐惧学习至此完成了。举个例子,如果小鼠在闻到猫气味时总会听到铃声,那么久而久之,它会学到铃声就意味着危险,单单是听到铃声也会心跳加快、呼吸急促、瑟瑟发抖。

相比本能的恐惧,认知和学习过程制造的恐惧对人类的生活有更大的影响。毕竟在现代世界,真正能威胁我们生命的原始危险,如一头猛虎朝我们扑来或被荆棘刺穿脚底等已经越来越少了;但父母和老师的批评、他人的谩骂与嘲讽、对失败的恐惧、对孤立无援的担忧，以及围绕这些要素形成的联想和回忆，构成了我们恐惧感的主要来源。说得粗俗一点，动物世界的恐惧是由环境引起的，而人类的恐惧是由自己造成的。从这个角度来说，美国前总统富兰克林·罗斯福（Franklin Roosevelt）那句名言，"我们唯一值得恐惧的只有恐惧本身"，确实恰如其分。

我并不打算用"想开点就不紧张了"这种无效的劝慰来回应你的焦虑。但从脑科学的角度出发，我们的确可以找到一些应对恐惧和焦虑的思路。

第一，从环境刺激入手。情绪不会无缘无故地产生，总有一些直接或间接的环境诱因。因此，识别并有意识地远离这些诱因，是调节情绪的第一步。例如，在新冠疫情期间，铺天盖地的负面信息使许多人陷入了持续的焦虑状态。而放下手机、暂停信息输入，本身就是一种有效的情绪干预手段。

第二，从身体反应入手。身体反应是情绪形成的重要一环。以恐惧为例，肾上腺素和皮质激素的分泌会在短时间内放大紧张感。那么，有没有办法降低这两种激素的水平呢？进行体育锻炼是一种简单且行之有效的方式。虽然运动过程中激素水平会升高，但运动结束后，这些激素会迅速回落，从而带来一种"放松后的平静"，这正是情绪恢复的关键。

第三，从认知调节入手。人们已经知道冥想能够有效地缓解焦虑，原因可能正在于此。在冥想时，大脑皮层的许多区域都会变得活跃，杏仁核的活动则会减弱。当然，熟练掌握冥想技巧可能需要时间积累，但我们可以随时运用一些基础练习，比如有节奏地深呼吸，或把注意力转移到一个与恐惧无关的具体目标上。

第四，从恐惧本身入手。 具体来说，是利用恐惧的学习机制来对抗恐惧。例如，对于深受创伤后应激障碍困扰的患者，一个常见且有效的治疗思路是"脱敏治疗"——让患者在安全可控的环境中，通过文字、语言、图片等方式，温和地回到那些曾引发恐惧的情境中。随着反复的重现与确认大脑中的"这已不再危险"信号，杏仁核的反应逐渐减弱，恐惧感也随之松动。这不是压抑恐惧，而是与之共处。

33

快乐：抑郁症的脑科学基础是什么

本节我们将关注一种与恐惧截然不同的情绪——快乐。这是一种正向情绪，也是值得主动追求的情绪。你可能想不到，尽管我们每个人都体验过快乐，它却是所有情绪中最神秘、最难以定义的一种。

和其他基本情绪一样，快乐也广泛存在于动物世界。达尔文在《人类和动物的表情》一书中提到了狗的快乐，它们会绕着主人乱跑乱跳，耳朵向后伸，咧开嘴巴，露出牙齿，表情与人类的笑也很相似，

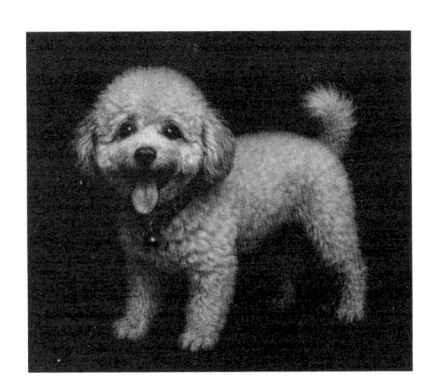

图 33-1　狗的快乐

如图 33-1 所示。给猩猩们挠痒，它们会发出笑声，这也证明猩猩能和人类一样体验到快乐。

然而，要想给快乐下一个精确的定义却并不容易。从我们自身

的感受来看，快乐大致是一种混合了愉悦、兴奋、满足等元素的复杂情感。前面详细讨论过奖赏这个概念。在自然状态下，奖赏天然和快乐有关，如吃到美食让我们快乐，于是我们也会很愿意追求和创造品尝美食的机会。但这两个概念之间的差异也很明显——奖赏驱动了过程，快乐则在于享受结果。

从脑科学的角度看，两者可以区分得更清晰。脑的奖赏中心释放多巴胺，驱动动物积极地寻找和期待奖赏，如美食，但等动物真的获得了奖赏，奖赏中心的多巴胺神经元反而不再兴奋了。正如诗人王尔德（Oscar Wilde）的那句名言，"生活中只有两种悲剧：一种是没有得到我们想要的，另外一种是得到了我们想要的"。

再举一个更加通俗的例子——网上购物。有些东西我们是买的时候最兴奋，收到快递时反而没什么感觉了，甚至可能根本就不会用，只是追求奖赏。有的东西我们则是买的时候没什么感觉，真的到手开始用了会觉得爽，这更接近于享受快乐。当然，还有些东西，买的时候和用的时候都很开心，这是最好的结果。

那么，快乐情绪的脑科学基础是什么呢？这个问题不是几句话能说明白的。我们不妨换个角度，先来聊聊和不快乐密切相关的一种情绪疾病——抑郁症。搞清楚抑郁症的脑科学机制，或许能帮我们更好地理解快乐情绪。

• 快乐的反面：抑郁症

抑郁症的核心特征你应该并不陌生，简单来说是长时间的情绪低落，以及对很多事情失去兴趣。很多抑郁症患者也会同时出现食欲和体重变化、嗜睡或失眠、思维和运动迟缓、疲劳、自责、记忆力下降、出现自杀念头等症状。

目前临床上常用量表进行初步筛查，例如表 33-1 所示的 PHQ-9 量表。医生会请患者回顾自己在过去一周内是否出现量表中的各种表现，并根据其频率进行评分，最后将各项得分相加，得出一个总分。总分超过某个分值则判定其患有抑郁症。

表 33-1 常见的抑郁症量表

项目		完全不会	几天	一半以上天数	几乎每天
01	做什么事情都感到没有兴趣或乐趣	0	1	2	3
02	感觉心情低落、沮丧或绝望	0	1	2	3
03	入睡困难、很难熟睡或睡太多	0	1	2	3
04	感到疲劳或毫无精打采	0	1	2	3
05	胃口不好或吃太多	0	1	2	3
06	觉得自己很糟，觉得失败，或让自己或家人失望	0	1	2	3
07	注意力难集中，例如阅读报纸或看电视	0	1	2	3
08	动作或说话速度慢到被别人注意到的程度，或正好相反，感到坐立不安，活动量比平常显著增多	0	1	2	3
09	有不如死掉或用某种方式伤害自己的念头	0	1	2	3

根据该量表，得分 5~9 为轻度抑郁，得分 10~14 为中度抑郁，得分 15 及以上为重度抑郁

事实上，绝大多数人都曾或多或少、或长或短地体验过抑郁情绪，而其中一小部分人会深陷其中无法自拔，发展为临床意义上的抑郁症。那么，为什么有些人更容易患上抑郁症呢？

这背后的原因很复杂。首先，生活经历是抑郁症发病的重要影响因素。如果一个人在童年经历过重大创伤，或者在工作或生活中遭遇突发的重大挫折，那么其往往更容易患上抑郁症。其次，激素水平变化也是重要的影响因素。例如，女性在孕期、哺乳期、更年期时激素波动大，罹患抑郁症的风险显著增加。最后，先天遗传因素对抑郁症的发作也有一定的影响。在这个意义上来看，抑郁症应该被看成一种全身性、系统性的疾病，而不仅仅是脑的问题。

此外，我们从上述描述中也可以看出，抑郁症是一种涉及身体各个部位和各种机能的疾病。而且，由于带有很强的主观判断色彩，不同的人抑郁症发作的表现各不相同。举个例子，20世纪80年代，研究者用统一的量表在全球范围内进行调查，发现欧美国家的抑郁症发病率在15%~20%，而东亚各国，包括日本、韩国、新加坡和中国，抑郁症发病率只有5%~6%。排除人种差异后，一个明显的可能性是，尽管世界各国的居民都会患上抑郁症，但不同文化和语言背景的人对这种疾病的描述差异非常大。**研究发现，东亚国家的人群普遍较少主动谈论自己的情绪问题，更倾向于将情绪困扰以身体不适的方式表达出来，例如心口疼、胸闷、恶心等。**

在这个背景下，对抑郁症的研究、诊断和治疗整体就处在一个非常困难的境地。由于缺乏统一、客观的诊断标准，抑郁症很难被精确识别，也难以在动物中建立稳定、可重复的模型进行深入研究，这无疑限制了我们在药物开发和干预手段上的进展。

但是，结合前面对快乐的讨论，我们会发现，抛开各种具体的症状，抑郁症可以被看成快乐情绪的反面，是人失去了感知和享受快乐的能力。因此，如果我们能更好地理解抑郁症的脑科学本质，就能更好地理解快乐情绪；反之亦然。

- ### 第一次发现：血清素

20世纪50年代，一个偶然的发现让人类开始触及抑郁症的脑科学机制。当时，美国化学家合成了一种叫作"异烟肼"的化合物，用于治疗肺结核，效果显著。但是，医生们在临床使用中发现，服用这种药物的肺结核患者还出现了异乎寻常的欣快感，心情、食欲和幸福感都大大提高。精神科医生知道了这个现象后，就让抑郁症患者服用这种药物，结果发现70%的患者都出现了明显的好转。就这样，人类历史上第一种抗抑郁药误打误撞地进入了临床应用。

异烟肼的意外出现为抑郁症研究打开了第一扇门。科学家们很快就发现，异烟肼能显著提高人脑中多种单胺类神经递质的水平，包括多巴胺、血清素、肾上腺素和去甲肾上腺素。其中最引人瞩目的当数血清素的变化。20世纪60年代，科学家发现服用了异烟肼的抑郁症患者脑中的血清素水平大大提高了。就这样，科学家们提出了第一个在脑科学层面解释抑郁症的模型——**如果脑中的血清素水平太低，人就会患上抑郁症。**

显然，这个以单一化学物质为基础的模型还非常粗糙，但其优点也很明确，那就是它很明确地提示了该如何治疗抑郁症——只要找到一种能提高脑中血清素水平的药物，就可以治疗抑郁症。

在这一模型的指导下，抗抑郁药物的研发持续了半个多世纪，直至今日仍深刻影响着相关治疗策略。其中最重要的一类药物被称为"血清素重吸收抑制剂"（SSRI），其作用方式是阻断突触间隙的血清素被重新吸收进入神经元，因此变相地增加了血清素的浓度和作用时间。1987年获批上市，且有史以来销量最大、应用最广泛的著名抗抑郁药物百优解，就是一种血清素重吸收抑制剂。

这个发现也可以帮助我们更好地理解快乐。既然一个人患抑郁症是因为脑中的血清素太少，那么血清素是不是就代表快乐情绪呢？

看起来两者确实有关，而且有一系列研究证明了这一点。在脑中，血清素主要是由一群位于中缝背核的神经元分泌的，这群神经元数量很少，人脑中只有大约16万个，但它们的轴突投射范围非常广，遍布全脑各个区域，如图33-2所示。一项研究发现，在小鼠享用美食、交配、进行社交的过程中，这群血清素神经元一直保持高度兴奋状态，而且小鼠享用得越多，这群神经元就越兴奋。这一点和在追求奖赏过程中才兴奋的多巴胺神经元很不一样。

还有一个很有趣的间接证据：各种成瘾性物质的作用其实不太相同，有的是"不用难受"，如尼古丁，有的则是"用了开心"，如吗啡，而脑科学研究发现，这两类成瘾性物质都能激活多巴胺系统，但只有"用了开心"的成瘾性物质才能激活血清素系统。

既然如此，我们是否可以把血清素和快乐画上等号了呢？

恐怕还不行。临床经验和进一步的研究发现，单纯提高脑中血清素的水平，并不能充分解释抗抑郁药物的实际疗效。一个特别重要的

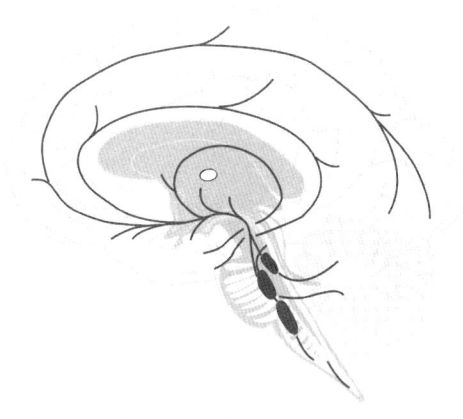

图 33-2　脑中血清素神经元的位置和投射范围

观察是，在服用抗抑郁药物之后的几个小时内，抑郁症患者脑中的血清素水平会显著提高，但抑郁症状的改善非常缓慢。患者往往需要坚持服药一个月到一个半月，才能体会到情绪状态的改善。而在服药初期的一两周内，有些患者的抑郁症状其至可能暂时加重，自杀念头变得更强烈。

而且，对于大约三分之一的患者而言，这类基于血清素机制的药物根本无效——即便检测到血清素水平升高，情绪依然没有明显改善。这些事实表明：血清素确实影响情绪，但它既不是快乐的直接来源，也无法单独解释抑郁的成因，其与情绪之间的关系，远比最初想象的更复杂。

- **第二次发现：NMDA 受体**

我们先按下血清素不表，继续看另一条与快乐和抑郁密切相关的重要线索。

在发现异烟肼的半个世纪之后，另一个偶然的发现，再次为我们理解抑郁症和快乐情绪打开了一扇门。这个发现的主角是"氯胺酮"，它还有一个大名鼎鼎的绰号叫 K 粉。由于成瘾性强、滥用风险高，氯胺酮早已被我国列为严格管控的禁用物质。

与发现异烟肼的意外很相似，在 K 粉泛滥的过程中，精神科医生也注意到了它会给使用者带来异乎寻常的欣快感。在 2000 年，美国几位精神科医生给一群严重的抑郁症患者注射了低剂量的氯胺酮，结果令人惊讶：药物在几分钟内就产生了显著的抗抑郁效果，且一剂的疗效可持续数天，甚至更久。

同样，氯胺酮的抗抑郁效果也立刻指出了另一个能够在化学物质和神经信号层面解释抑郁症的模型——氯胺酮能够结合 NMDA 受体，也就是前面说过的在学习、记忆中居于核心地位的那种蛋白质。基于这个发现，人们又一次推测 NMDA 受体可能与抑郁症有关。过去 20 年里，多个制药公司投入研发针对 NMDA 受体的新型抗抑郁药物，一些已经获得批准上市，如杨森公司的思瑞康（Spravato）、艾克森公司的奥维利蒂（Auvelity）。

这两次意外发现带来了两个抑郁症解释模型，即血清素模型和 NMDA 受体模型。但如果只停留在模型本身，我们仍无法真正理解抑郁症的机制，也无法全面解释快乐情绪的来源。

正如我们反复强调的，人脑是一个由亿万神经元紧密连接形成的复杂网络，血清素等化学物质是神经元用于传递信号的载体，其化学性质固然重要，但更重要的是哪个区域的哪些神经元、在什么时候用它们传递什么信号。同一种化学物质完全可以在不同的时空传递截然不同的神经信号。例如，同样是中缝背核的血清素神经元，根据其轴突投射的位置的不同，其功能也是五花八门的，甚至可以同时代表性质完全相反的信息。

相比之下，NMDA 受体模型面临的挑战更大。由于大脑中大多数神经元都携带 NMDA 受体，氯胺酮的作用靶点可能遍布大脑各个区域。因此，**真正关键的问题是氯胺酮究竟作用在哪个区域的哪些神经元，以什么方式影响了这些神经元的什么功能。**有了这些信息，我们才能更深入地理解抑郁和快乐。

经过多年的研究，许多脑区都被证明和抑郁有关，如前额叶皮层、海马、杏仁核、外侧缰核等。这方面我想举一个很有趣的研究作为佐证。2018 年，浙江大学的研究者发现在抑郁的动物模型中，外侧缰核这个脑区被显著激活了。而氯胺酮可以有效地抑制外侧缰核神经元的电活动，从而快速缓解抑郁症状。2023 年，同一个研究团队又进一步解释了为什么氯胺酮的抗抑郁效果能兼顾快速和持久。在进入人脑后，氯胺酮不仅能快速结合外侧缰核神经元的 NMDA 受体，还能卡在结合位置不掉下来。请注意，外侧缰核被认为是脑中的"反奖赏中心"，它的神经元会在个体遭受惩罚时被激活，并进一步抑制多巴胺和血清素神经元的活动。在抑郁症患者中，这一区域的活性被发现显著增强。

但无论如何，围绕抑郁症的两次意外发现，为我们提供了两个理解抑郁和快乐情绪的角度。在这里，我试着把它们稍微糅合起来。

快乐情绪的产生，或许依赖于三个关键环节：追求奖赏、避免惩罚，以及真实地感受到奖赏带来的愉悦。一旦这三者之间失衡，比如只追求奖赏但无暇享受，或者惩罚的强度长时间超过奖赏，那么快乐情绪就难以维系。血清素系统可能更偏重于"享受奖赏"，而氯胺酮的快速作用机制则可能针对的是"避免惩罚"。

当然，这仍是对复杂机制的简化，但希望这样的整理，能帮助你从更具体、更可理解的角度，去思考快乐情绪的来源，以及抑郁为何如此难以破解。

34

两性：动物灵魂是否存在性别差异

在讨论完动机和情绪之后，本部分最后一节，我们来讨论一个既有趣又颇具争议的话题：两性在脑功能上是否存在系统性差异？

我将这一话题安排在动机和情绪之后，是因为目前研究发现，两性差异主要集中在这两个领域。2015年，一项大规模研究分析了男性与女性在近400项心理与行为指标上的差异，结果显示，差异最大的部分集中在社交行为和情绪反应方面。例如，男性比女性更重视配偶的外貌，也更容易表现出攻击性；女性则比男性更容易在看恐怖片时产生恐惧情绪，也更容易对同伴形成依恋。

• 相似：认知与结构

除了动机和情绪之外，在认知能力相关的指标中，人们经常会提到一个差异，是男性在空间信息方面的认知能力要强于女性。有一个测试被称为"心理旋转"，在测试中，被试需要想象一个二维或三维物体旋转一定角度后的样子，如图34-1所示。在这个测试中，男性的正确率确实高于女性。像这样的研究甚至还演变成了一个著名的"都市传说"——女性比男性的方向感差，比男性更容易迷路。然而，后续研究发现，只需玩上一两个小时如俄罗斯方块这类需要频繁动用空间想象力的电子游戏，女性的心理旋转表现便能迅速提升，与男性不相上下。既然如此，我们就很难说这种能力在多大程度上真的能代表性别差异了。

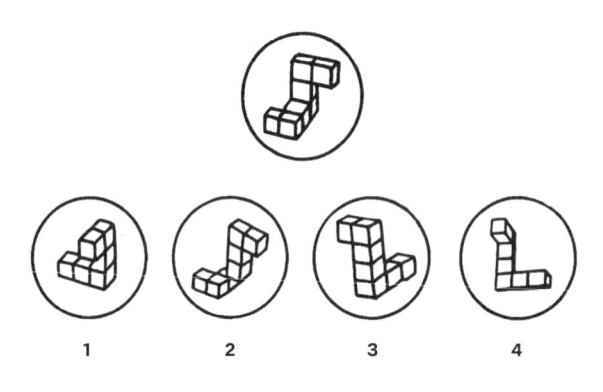

图 34-1 "心理旋转"测试

过去几十年里，研究者持续探索两性在脑结构上的差异，结果却高度一致：即便存在某些差异，其程度也非常有限。不过，近年来有研究将注意力转向脑活动模式，发现了一个颇为有趣的现象——男性的脑活动网络更多是局部的，如出现在某个特定的大脑皮层区域，在左右大脑半球内部，而女性的脑活动网络范围更大，甚至会延展到脑的左右半球之间。至于这个差别究竟说明了什么，目前尚无定论。**考虑到男女两性在认知能力上是高度相似的，我倾向于认为这些脑结构和脑活动的不同即便真实存在，也很难直接和**

某种具体的行为和心理差异对应起来。

其实仔细想想，这种相似性是合理的。自然选择创造出两性差别，是为了通过两性结合的生殖方式增加后代的遗传多样性，更好地支持物种在多变的环境中的繁衍，而不是为了让其中一个性别凌驾于另一个性别之上，或者让一个性别必须依附另一个性别才能活下来。否则，一半的生物个体的能力就被白白浪费了。

基于这个逻辑，除了与交配和繁殖后代直接相关的脑功能，其他脑功能在两性之间应该尽可能保持一致，以使两性个体拥有相差无几的生存能力。反过来说，假设某种基因变异让某个性别的个体获得了更强的脑能力，那么自然选择应该会让另一性别的个体也很快获得这个基因变异，以提升整体种群的适应性。

• 差异：交配与繁殖

说到这里，一个问题就产生了：**围绕交配和繁殖后代的角色差异，两性有哪些脑功能是有差异的**？

这个问题可能比你想象的更为复杂，因为这方面的差异绝不仅限于具体的交配过程。例如，很多人注意到，男孩比较喜欢玩汽车模型和奥特曼，女孩子则比较喜欢各种各样的布娃娃。但关于这个差异究竟是先天存在的还是受后天社会环境影响形成的，一直存在争议。

2008年，一项研究发现，猴子也存在类似的偏好。在一堆玩具中，雄性猴子更喜欢玩汽车模型而不是布娃娃，雌性猴子则对两者没什么明显的偏好，如图34-2所示。显然，猴子不可能理解这些玩具背后的文化含义，因此这个现象大概率还是反映了某种生物学本能。

2010年，一项研究发现，同样是面对一根木棍，雌性黑猩猩很喜欢抱着木棍，做出类似于照顾婴儿的动作，雄性黑猩猩则倾向于拿着木棍做工具，用来掏蚂蚁洞或者打群架。**我们不妨大胆地做个推测：这些灵长类动物对玩具的喜好很大程度上是交配与繁殖本能的延伸。**

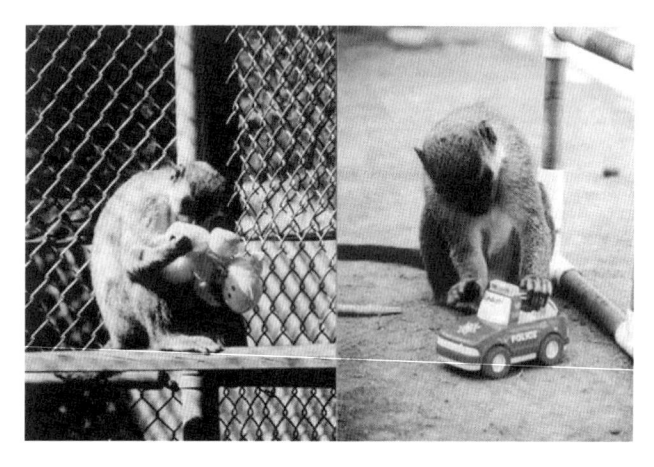

图 34-2　猴子对汽车模型和布娃娃的偏好

在前面的小节，我们已经讨论过交配和繁殖行为在两性之间的差异，现在我们来看看这些差异是如何在两性之间出现的。

两性之间的差异，归根结底是性染色体之间的差异。在绝大多数哺乳动物中，雌雄两性是由性染色体 X 和 Y 决定的，雄性的染色体是 XY，雌性的染色体则是 XX。更进一步，我们可以把雌性看成"默认"性别，只有具备染色体 Y，动物才会变成雄性。这主要是因为 Y 染色体携带的二十多个基因，特别是其中一个叫作 SRY 的基因，在胎儿期直接决定了男性睾丸的形成。而睾丸分泌的一系列性激素，尤其是睾酮，又在个体全身各个器官塑造了男性特征，如促进肌肉、骨骼和胡须的生长。

这样一来，问题就转换成了，**睾酮进入脑后是如何影响脑，从而影响与交配、繁殖相关的行为的？**

斯坦福大学的尼劳·沙阿（Nirao Shah）及其团队用小鼠进行的一系列研究给出了一个相对清晰的答案。简单来说，睾酮进入脑后主要起到两个作用：首先，它可以直接与神经元中的雄激素受体结合；其次，它可以被神经元内部的芳香化酶转换成雌激素，然后与神经元中的雌激素受体结合。

需要强调的是，雄性脑中也有雌激素，而且这种激素对雄性很重要。这一点听起来有些反直觉，但更反直觉的是，在脑发育的过程中，雌性卵巢分泌的雌激素是不会进入脑的。换句话说，雌性的脑就是发育的默认状态，无须雌激素参与，而雄激素则干脆"劫持"了两种激素受体来构造雄性的脑，如图 34-3 所示。

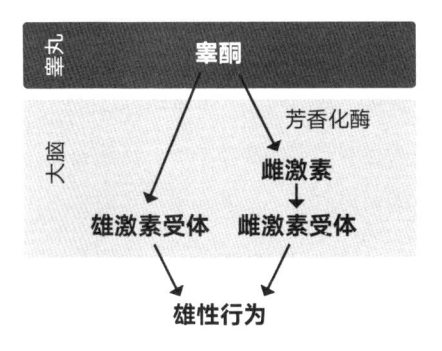

图 34-3　睾酮进入脑后，通过影响雄激素和雌激素受体来共同决定雄性的行为

因此，我们可以根据雌激素受体和雄激素受体的分布来理解雌雄两性脑的主要差异到底出现在哪里，毕竟只有携带这两类激素受体的神经元才会受到雌激素和雄激素的影响。在小鼠脑中，只有下丘脑和杏仁核的某些区域存在这两种激素受体，这也和前面说的内容相互吻合——两性脑的差异其实很小，而且主要集中于社交和情绪。

具体来说，雄激素的作用主要体现在两个阶段：第一，通过与雌激素受体结合，让小鼠的脑在发育阶段就长得更像雄性，例如发育出更大的下丘脑和杏仁核；二是通过与雄激素受体结合，激活这些区域的神经元，让小鼠在成年后表现得更像雄性，例如主动发起交配、攻击对手和用撒尿来标记领地。

而在雌性这一侧，最重要的变化发生在交配和怀孕之后。怀孕之后，雌激素和孕激素大量产生并进入脑，塑造了怀孕的小鼠特有的行为，特别是照顾和保护幼崽。这部分差异同样来自小鼠的下丘脑。

综合来看，关于小鼠的研究显示，**两性脑的差异主要集中在下丘脑和杏仁核的微小区域，而这些区域恰恰也是与交配、繁殖最密切相关的区域**。在动物一生的不同阶段，生殖器官分泌的几种性激素，如睾酮、雌激素和孕激素，共同塑造了雌雄两性之间的这种差别。

那么，人类是否也有类似的脑差异呢？虽然我们尚无法像研究小鼠那样进行精细的干预与追踪，但已有多项证据表明，男女大脑之间的结构差异也集中在这些区域。例如，对人脑结构进行细微的分析可以发现，下丘脑和杏仁核是男女脑中体积差异最大的区域。其中一个比较特殊的结构是下丘脑中的视前区，男性视前区的大小大约是女性的两倍，而男同性恋视前区的大小则更接近女性。不过，由于视前区极其微小，在成年男性的脑中也只有 0.1 立方毫米左右，女性还只有这个大小的一半，若非刻意寻找，几乎难以察觉。

- **不同的解释路径**

从目前已有的研究可以推测，男女在心理、情绪与行为上的诸多差异应该至少有一大部分是由先天决定的，而且主要由几种性激素决定。虽然我们还不清楚在交配和繁殖行为之外，男女两性更广泛的差异是如何产生的，但可能也遵循着类似的规律。以前面说的对不同玩具的偏好为例，2009 年的一项研究发现，三四个月大的婴儿就已经表现出对不同玩具的偏好了，给他们看不同玩具的图片，男婴明显更容易被卡车之类的玩具的图片吸引。而具体喜欢玩哪类玩具与孩子体内的睾酮水平有直接关系，睾酮水平越高，孩子就越喜欢卡车之类的玩具。

还有研究发现，平均而言，女性对危险信号（如可怕的图片）更为敏感，她们脑中杏仁核的活动往往更持久，而这种差异看起来也和女性体内的性激素水平有关。

不过，一旦脑科学的视角延伸到人类性别差异这一话题，就不可避免地踏入一个颇为敏感的领域。为了避免误读和误用，最后我想强调两点。

第一，统计上的差异不等于个体差异。不管两性之间的脑结构和脑功能是否存在差异、存在多大的差异，除了与性行为直接相关的脑区，其他脑区的差异都没有大到可以明确区分出是什么性别。例如，成年男性的脑容量平均比成年女性的脑容量大 10% 左右，但如果随机挑选一男一女比较其脑容量，谁大谁小可就非常难说了。这就像男性的平均身高确实高于女性的平均身高，但参加 2023 年国际篮联女子亚洲杯的中国国家女子篮球队队员平均身高是 1.85 米，碾压 99% 的中国男性。换句话说，**两性的整体差异并不能作为对个体能力的评价，更不能成为性别刻板印象的借口。**

第二，先天与后天的界限并不清晰。考虑到人是天生的社会动物，人脑的两性差异在多大程度上是由生物学先天决定的，多大程度上是后天社会影响的结果，其实并没有那么容易区分。以上一节讨论的抑郁症为例，在世界范围内，女性的抑郁症发病率差不多是男性的两倍，而且在大多数国家和地区都是如此。这个现象肯定同时受到了生物学和非生物学的影响：从生物学角度看，女性在青春期、月经周期、孕期和更年期等人生阶段中会经历频繁而剧烈的激素波动，这些变化会显著影响大脑功能，增加抑郁的风险。而从非生物学角度看，女性在现实生活中往往承担更多的家庭责任和情绪劳动，同时还面临更高的社会期待和隐性压力，这些也会对心理健康造成不利影响。

显然，对于同一个自然现象，我们从生物学视角还是社会学角度出发，可能会得出截然不同的解释路径和应对策略。关键在于，我们如何避免将复杂的科学研究，简化为单一的判断和标签。

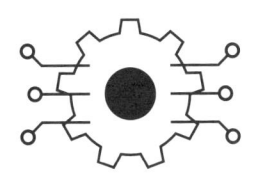

拥有理性的脑

第五部分

———•———

对话、思考、预测、自省……
人类的这些核心特质从何而来?
这一部分试图解析我们如何思考、如何预测、又如何理解自己。

第三部分和第四部分，我们分别从"计算机器"和"动物灵魂"的角度讨论了脑的功能。这一部分，我们终于要踏足脑最神秘难解的部分了，那就是人类智慧。

从技术上讲，想要给"人类智慧"下一个边界清晰、标准统一的定义几乎是不可能的。主要有两个原因，其一，共同的进化历史让人脑和其他动物脑在各个方面的相似性都远大于差异；其二，即使我们观察到某些看似人类独有的能力，也难以百分之百确认其他动物完全不具备这些能力。

但无论如何，从人类自身的感受出发，我们还是能或多或少地说出几个对于进行复杂思考、开展现代生活而言都非常关键的能力，比如创造语言、预测未来、进行理性思考、形成自我意识和拥有自由意志。这一部分将围绕这些能力展开讨论。

不过在进入具体内容之前，我想先提醒你：目前人类对这些复杂能力的理解仍然非常初步。理念和技术上的双重困难阻止了我们像讨论其他脑功能那样直击这些能力的底层规律。很多时候，我们不得不依赖很多较为模糊和间接的证据来展开讨论。而这可能也是脑科学的迷人之处：作为人类科学探索最前沿的领域，它给每一个充满探索精神的人都留下了足够多重要且尚无答案的问题。

35

人类语言：我们如何发明和表达思想

如果把语言定义为生物个体之间交流信息的方式，那也许绝大多数生物都有自己的语言。即便是微生物也有自己的语言——很多细菌能通过向环境中释放特定化学物质来实现彼此交流和协作。

如果把语言定义为动物个体之间通过声音信号来交流信息的方式，那也有不少动物有自己的语言。例如，狼深夜嚎叫，可以召集同伴；雄鸟在春天鸣唱，借此追求配偶；海豚发出超声波，从而表达情绪。如果我们把语言的边界拓展到利用气味、动作等方式来传递信息，那动物世界的语言种类就更加丰富了。

- **语法：人类语言的独特之处**

但是，人类的语言和其他所有动物的语言都有一个巨大差异——动物的语言基本只是碎片化信息的表达，如简单的"快来""滚开""危险"，而人类的语言存在语法，或者更严谨地说是存在句法。

所谓语法，是指语言的基本单元（即字和词）能按照特定的规则和顺序组织在一起，表达特定的含义。例如，同样是"我""爱""你"三个汉字的组合，"我爱你"和"你爱我"表达的是截然不同的含义。在不少人类的语言中，这种语法规则还体现在词性的变化上。例如，英语中的 I love you 和 You love me，I 和 me 都是"我"的意思，但因为在句子中的位置和角色不同，写法也有所不同。现代汉语中很少看到这种变化，但在古诗文中仍然有一些残留。例如，"风吹草低见牛羊"中的"见"字，读 jiàn 的时候是个动词，表示看见；读 xiàn 的时候则变成了一个使动词，表示使什么东西能被看见。

与人类语言不同，动物语言中完全没有语法的存在。例如，语言学研究领域有一只著名的黑猩猩尼姆·奇姆斯基（Nim Chimpsky，图 35-1），它在人类家庭中度过了大半生，也学会了用手语表达许多词汇的含义，如苹果、香蕉、吃。但是，它完全没有展示出任何一点能够用这些词组织成句子的能力。在奇姆斯基的语言系统中，"吃香蕉"和"香蕉吃"表达的是同样的含义，就是它饿了想吃东西。

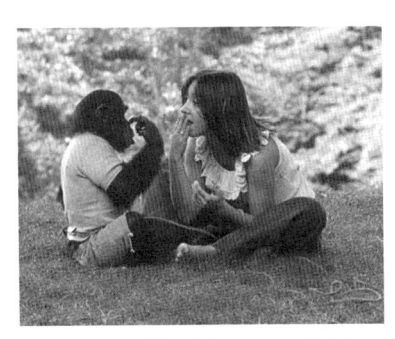

图 35-1　尼姆·奇姆斯基在使用手语

这种独特的语法能力的重要性怎么强调都不为过。正是依靠语法，我们才能将有限的字和词进行无限的排列组合，表达出丰富而复杂的含义。也正因为如此，我们可以使用常用的字和词，构造出自然

第五部分　拥有理性的脑

历史上从未出现过的奇特含义。例如，我们可以用"我""到""月亮"这三个具体的词构造出一个句子，表达一种超越日常生活、看似遥不可及的幻想——我想到月亮上去。

人类语言独有的这种开放性，也许是人类能走出非洲、建立文明、走向星辰大海的生物学基础之一。

- **布洛卡区：语法能力的基础**

与此同时，人类语法能力的脑科学基础一直都是个谜。原因在于，既然这种能力是人类独有的，我们就很难在动物模型上展开研究。而语言不会留下化石，我们也无法从考古学和地质学研究中找到直接证据。著名语言学家诺姆·乔姆斯基（Noam Chomsky）甚至曾说过，也许就是几十万年前一次突如其来的宇宙射线照射地球，改变了人类某个祖先的基因和脑，于是人类突然具备了语言能力。

乔姆斯基当然是在开玩笑，但这个玩笑本身也说明了有关语言能力的研究有多么困难。顺便说一句，前面提到那只著名的黑猩猩，给它取那样的名字就是为了调侃乔姆斯基。

与很多脑科学突破一样，有关人类语言能力最早的线索也来自人类患者。

19世纪下半叶，法国医生布洛卡收治了二十多名语言功能异常的患者。其中一名患者莱沃尔涅（Leborgne）几乎无法说话，只能重复发出tan的音节；另一名患者勒隆（Lelong）则只能说五个词——yes, no, three, always, lelo（他自己名字的错误发音）。

在这两名患者去世后，布洛卡解剖了他们的尸体，发现他们脑中左侧额叶的某个部位（大约眉骨上方的位置）出现了严重损伤。所以布洛卡猜测，这个脑区专门负责语法，也就是组织词汇并输出有意义的句子。为了纪念布洛卡的发现，这个可能负责语言输出的脑区后来就被叫作"布洛卡区"（图 35-2）。

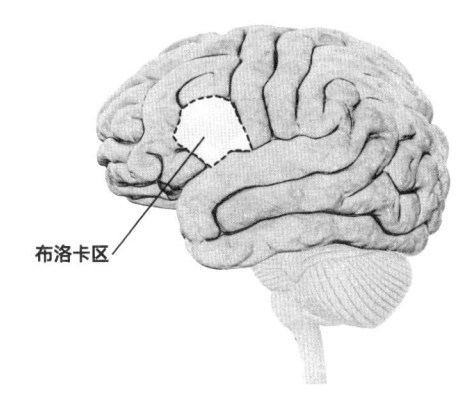

图 35-2 布洛卡区所在的位置

开始的时候，人们推测布洛卡区的作用是组织复杂的发音程序，例如发音时嘴唇怎么张开、牙齿怎么咬合、声带怎么振动，从而让人能连贯而系统地发声。但之后的研究发现，布洛卡区出现损伤的人不仅无法顺利说出句子，在使用手语或者书写时也会出现类似的障碍。同时，当人们看到或者听到不符合语法的句子时，布洛卡区会更加活跃；甚至是听到不和谐的音乐，布洛卡区也能被激活。

这些研究都说明，布洛卡区的功能并非简单的让人说话，而是把人脑中的思想转换成为富有逻辑和顺序、符合语法规则的语言。

这个转换过程看起来并不简单。人脑中的思想像晨雾一样无形无质、飘忽不定，我们明确知道它们存在，但需要刻意关注才能从中提取有意义的信息并利用语言把它们表达出来。陶渊明有一句诗是"此中有真意，欲辨已忘言"，这恰恰说明了由思想转换到语言的难度。

为什么会这么难呢？这是由所有地球生物的语言特性决定的：**思**

维可能同时发生在大脑皮层的各个位置，是二维的；但语言是一维的，只能用声音一个音节一个音节地按顺序说出，且说出了就无法收回，用手语表达同样如此。

因此，在由思想到语言的转换过程中，人脑需要首先形成一个想要表达的明确思想，然后把这个思想里的具体人物、场景、故事替换成一个个具体的字和词，之后再利用发声器官顺序输出。

相对应地，在听别人说话时，人脑也需要从一维的语言中提取各种信息并将其转换成思想。左侧大脑颞叶中有一个部位被称为"威尔尼克区"，如果这个部位受到损伤，人将难以理解别人的语言，哪怕听得清楚每一个词语，也无法准确领会其含义。

• 语法规则的体现方式

2014年，哈佛大学一项研究证明了布洛卡区在语言组织方面的作用。研究者在被试的布洛卡区植入电极进行记录，同时让被试完成一个简单的语言任务。例如，被试会在屏幕上看到半句话（如"Yesterday they____"）和一个需要填进句子的单词（如"walk"），被试需要根据句子的意思对这个单词进行合乎语法的改造，然后读出完整的句子，也就是"Yesterday they walked"。

在此过程中，研究者在被试的布洛卡区发现了三个顺序出现的脑活动高峰，分别在被试看到句子大约200毫秒后、320毫秒后和450毫秒后，而这三个时间点恰好对应其识别词汇、根据语法改造词汇和做好准备读出句子的过程。

根据这个发现，我们大致可以推测，脑产生语言输出的过程有点像挤牙膏：要把丰富的思想从一个很细的出口一点点挤出，形成一条长长的思想"牙膏"；而在挤出每一个具体概念时，布洛卡区都要对其进行分析和处理，并选择合适的字和词来进行表达。

那么，接下来的问题就是：脑是按照什么顺序"挤出"字和词的呢？也就是说，语法规则是如何体现在脑中的呢？

初看起来，每种语言都有自己特定的语法规则。例如，现代汉语和英语的句子大多遵循主谓宾结构，如"我爱你"和"I love you"；而日语和拉丁语的句子中更常见的是主宾谓结构，如要表达"我爱你"的意思，在这两种语言中会说成"我你爱"。这两种语法规则没有对错之分，只有使用习惯的区别。也就是说，语法规则似乎是个纯粹靠后天学习的文化现象，从小生活环境中的大人按什么顺序组织字和词，孩子就怎么学。

这个看法有不少证据支持。人类正在使用的数千种不同的语言，以及任何一种主流语言在现代社会的快速变化，都证明了语法规则的极端多样性和可变性。就拿典型的主谓宾结构来说，主语、谓语、宾语这三个部分的六种组成方式（主谓宾、主宾谓、宾主谓、宾谓主、谓主宾、谓宾主）都在某些人类语言中被使用。反过来，人类能总结出来的任何明确的语法规则，都能在现实生活中找到反例。例如，现代汉语句子的主要语法规则虽然是主谓宾结构，但我们也常用倒装顺序来表达，如"先走了我""干吗呢你"。研究也发现，孩子的布洛卡区在出生后还在快速发育，直到4岁左右才能发育完善；而孩子也正是在这个年龄开始熟练掌握语法结构。这些观察结果支持了一个假设，语法规则可能是在这个阶段通过后天学习进入儿童的布洛卡区，并从此固定下来的。

语法只是使用习惯的产物,这看起来很合理,但也有很多人不同意这个观点。在与这一观点相对的理论中,最具代表性的是乔姆斯基提出的普遍语法理论。普遍语法理论是说,人脑中自带一些天生的语法规则,脑必须按照这些规则来输出句子,我们也只会把按照这些规则输出的句子看成有逻辑、有价值的。这些规则是多种多样的,但绝不是毫无边界和毫无约束的。

2003年,一项研究在一定程度上证明了普遍语法规则的存在。在这项研究中,研究者让一些只会说德语的人学习意大利语或日语中一些简单的语法规则,但这些规则有一部分是真实存在的,有一部分则是研究者瞎编的,例如总是在句子的第三个词后面加一个代表否定的词。研究者发现,这些被试学习真实语法规则的速度要快于学习瞎编的语法规则的速度,而且只有学习真实的语法规则才会激活布洛卡区。这项研究告诉我们,起码不是所有组织句子的规则都是可行的、能够被人脑认可和接受的,人类语言的语法是个有限空间。

关于语法规则是如何体现在脑中的,目前还没有确凿的答案,持不同观点的学者一直在爆发激烈的,甚至带点人身攻击嫌疑的争论。不过,在我看来,有一点是明确的:**即便语法的某些基本原则是与生俱来的,但具体到每一个人和每一种语言,其能使用的语法规则都是有限的、需要后天习得的**。就像用中文说"我你爱"无法被人理解,这种规则限制了人脑用有限字词组装出无穷句子的空间,因为有些组合方式是不被接受的;但它显然也提高了个体之间交流的效率——使用同一语言的人,在同一套规则的约束下可以更快速、高效地相互理解。

- **语言的本质：表达思想**

不知道你有没有注意到，讨论到这里，我们其实已经悄悄为"语言"更换了一个定义。

在本节开篇，我们把语言看成动物个体之间利用声音信号来交流信息的一种方式。但考虑到人类特殊的语法结构和人脑在组织语法过程中的深度参与，至少对人类来说，语言其实是把无形无质的思维梳理成一些明确的概念和字词，然后按照某种天生的或者学习而来的、一维线性的方式清晰表达出来的过程。利用声带振动发出声音并进行交流，只是人类语言能力的副产品。

从这个逻辑出发，你会更容易理解著名哲学家维特根斯坦在《逻辑哲学论》中所说的"语言的边界就是世界的边界"。因为只有能够用语言明确表达出来的思维，才是有价值的、能被我们真正理解的。

顺着这个思路继续推演，我们会得到一个可能会让人一时间难以接受的推测——既然人类要靠语言功能实现对思维的清晰化整理，也就意味着语言，特别是语法规则，会反过来约束和影响人类的理性思考。

这就是著名的萨丕尔 - 沃尔夫假说（Sapir–Whorf Hypothesis）。特德·姜（Ted Chiang）的科幻小说《你一生的故事》（*Stories of Your Life and Others*）[1]，就是基于萨丕尔 - 沃尔夫假说创作的。在这个故事中，外星人"七肢桶"使用的是一种二维的、类似于动态复杂图案

---

[1] 该小说已被改编成电影《降临》（*Arrival*）。

的文字（图 35-3）。这种文字能同步展示世界的过去和未来、事件的原因和结果。它代表着外星人七肢桶独特的思维方式。而在学会了这种语言之后，故事的主人公也获得了预测未来的能力。

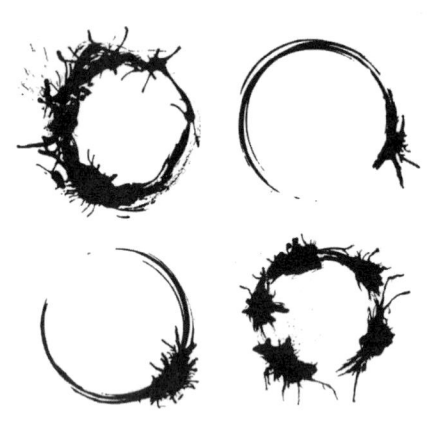

图 35-3　《降临》中七肢桶使用的语言

七肢桶使用的语言只是一个想象出来的案例，但现实生活中确实也有一些证据支持萨丕尔-沃尔夫假说。南美洲一个土著部落使用的语言是皮拉罕语，这种语言对数字的描述非常粗糙，只有"一""二""很多"这三个词，再精确的数量概念就无法用这种语言进行描述了。研究者对这个部落的原住民进行了测试，结果发现他们确实对数字非常不敏感。例如，研究者把几节电池在桌子上摆成一排，然后给原住民一堆电池，让他们依样照做。结果，只要电池数量超过三节，原住民就很难准确地找出正确的电池数量并完成任务。换句话说，因为语言中没有精确的数字，这些人也很难分辨数字，就像盲人无法分辨颜色一样。

还有一个很有趣也更常见的例子是，语言中的时态对思维方式的影响。我们都知道，英语很强调现在、过去、将来的时态变化，而汉语对时态的区分则较为模糊。2013 年，有项研究发现，在收入水平差不多的时候，使用类似于汉语这样的不明确区分时态的语言的人会有较高的储蓄率和更健康的生活方式。**研究者认为，这可能是因为语言中的时间概念比较模糊，拉近了使用者心智中现在和未来的距离，使得他们更愿意为未来做好准备。**

当然，除了少数极端案例，大多数语言学研究倾向于认为语言对思维的反向作用不是决定性的，最多也只是潜移默化的影响。而且，这种影响也可能与生活经验有关。也就是说，不是语言影响了思维，而是生活经验同时影响了语言和思维。例如，有一个著名的"都市传闻"是在北极圈内居住的因纽特人的语言中有几十上百个词可以用来形容雪，这使得他们对雪的样貌有异乎寻常的敏感的分辨能力。即便因纽特人的语言中真的有这么多形容雪的词，也更可能是因为因纽特人和雪有更亲密、长期的相处，于是从生活经验中提取了丰富的细节，进而创造出了大量与雪相关的词。

人类语言的奥秘仍有待挖掘。但从以上这些讨论出发，我们或许可以得到一个很具体的人生建议——喜欢思考的人，无论如何都应该学至少一门外语。因为语言不仅是一种技能、一种交流方式，它还会丰富我们思考的维度，让我们成为更丰满、更复杂的智慧生物。

36

时光旅行：人脑如何预测未来

这节讨论人脑预测未来的能力。需要注意的是，这里说的预测，既不是玄学意义上的占卜算命，也不是通过科学分析对实验结果做出精确判断，而是指人脑的一种具体能力，即在做一件事之前，我们的脑能通过推想来大致预测做或不做这件事的后果是什么，并通过这种推测反过来决定我们的行为。

例如，看到出租车后座有一部乘客遗忘的手机，我们可能会想到如果把手机偷偷拿走，那名乘客一定会万分焦急、沮丧，我们自己也可能会被追究法律责任，所以我们会选择老老实实地告诉出租车司机并交给他妥善处理。当然，也有人可能会想到拿走这部手机可以卖掉然后给自己买一件漂亮衣服，或者去吃一顿丰盛的晚餐，所以决定顺手牵羊。这也是人在行动前做出的未来预演。

可以说，我们几乎每时每刻都在使用这种能力。有时候对这种能力的使用是下意识的。例如，早晨闹钟响起，我们下意识关掉闹钟，继续睡回笼觉，因为我们知道今天是周末，不用担心上班迟到。有时候对这种能力的使用则需要动用强大的意志力。例如，正在减肥的人对眼前的美食说不，是因为他能预测到如果管不住嘴，减肥大业会（再次）功亏一篑。**有项研究甚至发现，人每天平均会有 59 次想象未来，并据此决定自己的行为。**

从某种意义上说，预测未来的能力是整个人类物种和人类文明的奠基石。200 万年前，人类的祖先用石头制作粗糙的石器，用于砍砸和切削。他们需要知道什么形状的工具是称手的，然后才能有目的地去敲打和打磨石头。图 36-1 所示为 170 万年前的阿舍利手斧，它明显是多次有计划加工后的产物。1 万年前，中东新月沃地的人类祖先开始了农业耕作，稳定的粮食产出孕育了人类的文明。但农业耕作是一件极其考验未来预测能力的任务。秋天，先民需要先在土地上播种小麦、大麦、鹰嘴豆，然后要用几个月的时间小心照顾它们的幼苗，这个过程中还要不断地施肥、除草、浇灌、除虫，这样才能等到来年的收获。与巴甫洛夫的狗或斯金纳的鸽子完全不同，农业耕作没有立竿见影的反馈，稍有懈怠便可能颗粒无收。这就需要人脑能够在想象中把这一系列行动串联起来，想象出如果做了这些事，来年的收成会如何，不做又会如何。

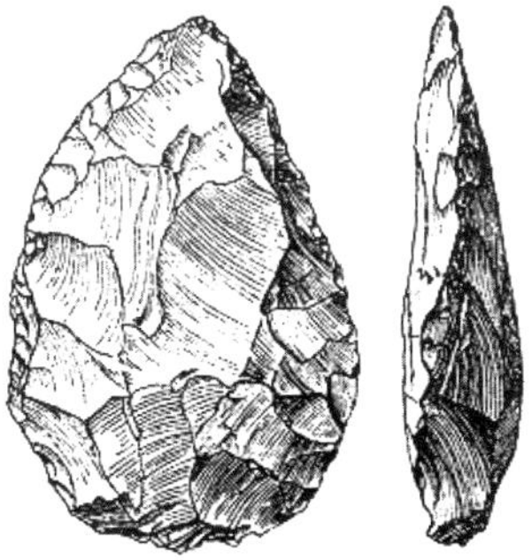

图 36-1　170 万年前的阿舍利手斧

如果放弃对未来的预测，选择今朝有酒今朝醉的生活方式，那么人类就无法建设伟大的文明。

- **预测能力如何实现**

人类预测未来的能力是如何实现的呢？一个容易想到的切入点是，**预测未来的能力和回忆过去的能力是密切相关的**。农民无法未卜先知，但他们能根据以往的劳作经验来预测未来的收成，孔子说的"温故而知新"就是这个意思。心理学家托马斯·苏登多夫（Thomas Suddendorf）将这种能力称为"心理时光旅行"（mental time travel）。

在苏登多夫看来，人类之外的动物都只能活在当下，甚至是被困在当下，只有人类可以神游物外，回到过去想象自己当时做了什么和产生了什么结果，然后再根据这些信息预测未来并决定当下如何行动。从一定程度上说，这也解释了为何农业社会普遍尊重老人和传统——他们代表着经验积累，是年轻人回顾历史、洞察未来的重要依托。

请注意，这种回忆过去和一般意义上的记忆有很大的不同。一般意义上的记忆是"语义记忆"，它是纯粹知识性的。例如，你记得自己是哪年哪月出生的，如果长辈讲得很详细，你甚至可能记得自己在哪家医院、在几点几分出生的。又如，你记得新中国是何时成立的，记得 $3 \times 7=21$。而这里说的回忆过去是指"情景记忆"，它是指个体能记得自己在特定时间、特定地点的特殊经历和感受。例如，你能记得自己第一次出远门、第一次谈恋爱、第一个孩子出生时自己在想什么、做什么，以及当时看到了什么、经历了什么。

在语义记忆中，你是旁观者。在情景记忆中，你才是主角。

针对人类的研究也确实发现，情景记忆和预测未来密切相关。儿童大约在 3~4 岁时，这两种能力才逐渐显现；而到了老年，尤其在阿尔茨海默病患者中，情景记忆退化速度远快于语义记忆，同时，他们也更难构建关于未来的想象。

很多新手父母会有一个困惑：为什么孩子就是无法理解学习很重要，需要认真完成作业？这可能就是因为孩子脑的"心理时光旅行"能力尚未发育完全。在这种情况下，父母其实无法强求他们理解当下的学习和未来的成就之间的关系，单纯发怒和强制都不能解决这个问题。

2016年，一项实验进一步印证了这一点。研究者要求年轻人和老年人设想自己穿越到了未来的某个时间，然后判断一系列事件发生于那个虚拟时间点之前还是之后。结果发现，如果这些事件是知识性的，如"911事件"、人类首次登月，具体判断如"'911事件'发生在2035年之前"，那么年轻人和老年人的表现是类似的。但如果这些事件是情景性的个人经历，如儿子退休、金婚纪念日、过80岁生日，具体判断如"儿子退休发生在2035年之后"，那么老年人的反应要显著慢于年轻人。这意味着老年人的"心理时光旅行"能力下降了，他们很难设身处地地设想未来自己看到儿子退休时是什么情景。

此外，也有研究发现，无论是年轻人还是老年人，在回忆过去和想象未来时，他们脑的活动区域是高度一致的，都包括前额叶、顶叶、颞叶的不少区域，也包括显然和记忆有关的海马。如果一个人的海马区域受到损伤，他的思维会更多地停留在当下。有趣的是，海马区域受到损伤的人在谈到人类和国家的未来时可以侃侃而谈，对自己的未来却完全没有体感。这可能也解释了宏大叙事和微观体感之间为什么会时常出现错位。

- **动物的心理时光旅行**

    我相信，仅仅是这样解释人脑预测未来的能力，你肯定不会满意。但由于对人脑进行研究存在一定的伦理和技术限制，我们很难进一步揭示更具体的机制。不过，我们还有一种"曲线救国"的思路，那就是探索动物的脑是否也具备心理时光旅行能力，进而通过对动物的研究来反向推理人类的预测机制。

    但这条路径并不容易。我们在本部分的讨论中会反复遇到一个核心难题：怎么证明动物拥有和人类一样的可以被称为智慧的能力呢？以心理时光旅行能力为例，研究中一般要依赖被试进行有意识输出，例如他要能主动讲述过去和未来的某个故事，或者判断某个事件属于过去还是未来；而动物不会说话，也无法通过语言来表达自己的想法，我们要怎么判断它们能否在脑海中进行心理时光旅行呢？这是一个非常考验科学家想象力的问题。

    黑猩猩似乎就是具备这种能力的动物之一。在瑞典一家动物园里，人们发现一只雄性黑猩猩能在长达几个月的时间里偷偷收集并藏起石块，用来砸那些让它不爽的游客（图36-2）。这一行为表明，它不仅能预测未来，还能提前做出计划。考虑到黑猩猩是人类的近亲，这一发现并不令人意外。不过，由于实验限制，我们仍然难以借助黑猩猩来深入揭示预测机制的细节。

    1998年，一项非常有趣的研究发现：丛鸦似乎具备心理时光旅行的潜力。

    研究者给丛鸦提供了两种食物，分别是毛毛虫和花生。毛毛虫是丛鸦爱吃的食物，但时间长了容易腐烂；花生没有毛毛虫那么好

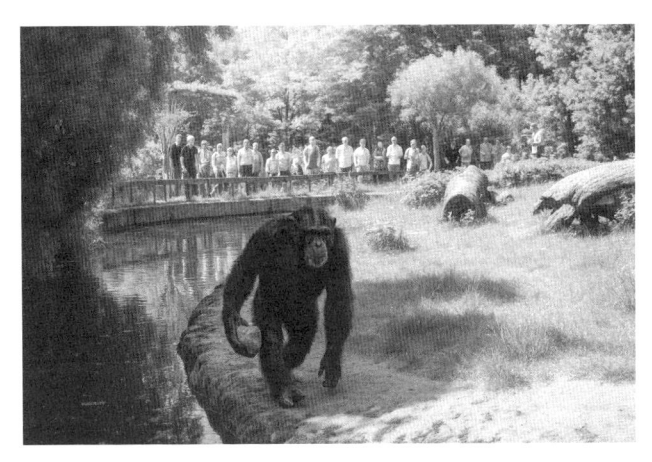

图 36-2 拿着石块的黑猩猩

吃，但不容易腐烂。丛鸦有一个习性，就是会在地上挖个洞把吃不完的食物埋起来——很多动物都有埋藏食物的习性，这可以用本能行为来解释。而埋几天之后，毛毛虫会腐烂掉无法食用，花生则不会受到影响。

研究者想看看，丛鸦饿了之后会挖出哪些食物来吃。结果发现，如果丛鸦先埋的花生，过了几天又埋的毛毛虫，那么它们会优先去挖尚且新鲜的毛毛虫来吃；如果是先埋的毛毛虫，过了几天又埋的花生，它们则会优先去挖花生，就好像它们知道毛毛虫放的时间太长，已经腐烂不能吃了。换句话说，丛鸦应该能回忆起自己是在什么时候、什么地点埋下的哪种食物。

以上实验说的是丛鸦能回忆过去。2007 年，同一个研究团队又通过实验证明了丛鸦似乎也有预测未来的能力。

研究者把丛鸦交替关在两个不同的箱子里过夜，而第二天早上丛鸦需要吃早饭的时候，只有一个箱子里提供了食物——磨碎的松子，而且只能在这里吃，不能带走，也不能储存；另一个箱子里没有提供食物，在这个箱子中的丛鸦当天就只能饿着。等丛鸦习惯了这种安排后，研究者又给丛鸦提供了一些完整的松子供它们储藏。结果发现，这些丛鸦会把吃不完的松子埋在那个不提供食物的箱子里。这个研究表明，丛鸦能预测未来的自己什么时候、在什么地方能或不能吃到食物，并且根据这种预测来储存食物。

丛鸦的研究在行为输出层面证明了心理时光旅行能力不局限于人类。而在神经元活动的层面，也找到了动物的脑能持续进行心理时光旅行的证据。

2007年，一项有关大鼠的研究发现，当大鼠来到一个T型管道的交叉位置，需要思考并决定到底向哪个方向转才能获得食物奖励时，它们往往会暂停几秒钟。而在这段时间里，它们脑中海马区域的位置细胞会开始按特定顺序活动，似乎在模拟向左或向右的行动轨迹。换句话说，此时大鼠可能正在脑中想象向左和向右走分别会有什么结果，然后根据这种想象做出决定。2011年，一项研究进一步证明，当大鼠在空旷的空间内自由探索、行动时，它们脑中海马区域的位置细胞也在实时推测和模拟从当下位置出发向哪里行动才更容易获得奖励。

此外，人们也发现，大鼠海马区域的位置细胞还在实时进行回溯过去的努力，把刚刚走过的路径反复重演。这种能力或许能帮助动物更好地理解自己当下的处境。例如，如果它们突然踩到陷阱或者吃到美食，通过回溯刚刚的经历，它们就能更好地理解自己刚刚到底做了什么才带来了这样的后果。

- **人和动物区别在哪里**

　　这些行为输出和神经元活动层面的证据看起来都很可靠。那么，动物的这些能力是否完全对应了人类的心理时光旅行能力，也就是人类回忆过去和预测未来的能力呢？

　　这个问题目前还没有明确的答案，但我们可以推测一下其中的关键点在哪里。

　　两者能力的区别，很可能主要体现在对时间尺度的掌握上。人类可以为了来年丰收而计划一整年的农耕；可以为理想的工作投入十几年的教育；可以为追求所爱投入数年的心力。对人类而言，这种长线投入是司空见惯的事，但这完全超出了其他动物能理解的范畴。

　　回到我们前面提到的丛鸦实验。即使丛鸦能根据几天前埋藏食物的经验作出决策，它所处理的时间尺度仍然局限在几天之内。与人类动辄以"年"为单位的计划相比，这种预测能力的跨度显然要短得多。

　　这种时间尺度的差异，可能正是人类与其他动物在智慧上的本质区别之一。前面讨论过人类"延迟满足"的能力，**某种意义上，延迟满足正是预测未来的体现：因为想要忍住当下进行享受的诱惑并等待延迟的奖赏，脑需要比较当下的享受和未来的奖励哪个更具有吸引力。**

　　于是，问题就变成了动物能否延迟满足？如果答案是肯定的，它们又能接受多长时间的延迟满足？

　　根据当下的观察和研究，至少有些动物是具有延迟满足能力的，但物种间这种能力的差异很大。例如，以灵长类动物做实验，在它们面前放一个空碗，只要它们能忍住不吃，就隔几秒往碗里放更多食物。结果发现，黑猩猩和红毛猩猩起码能忍耐几分钟的时间，这个表现虽然比不上人类的孩子，但也算相当不错了；而其他灵长类动物的表现则差得多，如卷尾猴平均只能忍耐半分钟左右。

近年来，人们也试图训练小鼠的延迟满足能力。2023 年，在一项研究中，研究者把小鼠关在一个两头大、中间细的笼子里，听到铃声之后，如果小鼠可以从笼子一头跑到另一头，它就可以获得一点果汁，且等待时间越长，获得的果汁越多。经过半个月的训练，小鼠确实学会了一定程度的忍耐，但平均忍耐时间只有不到 2 秒钟，忍耐时间最长的也就是 10 秒左右。

所以，我们可以推测，动物并非像苏登多夫所说的那样完全被困在当下，但它们能理解和感受的时间尺度差别非常大：小鼠这样的简单动物可以理解、感受几秒钟的时间尺度；丛鸦起码能理解并感受几天的时间尺度；黑猩猩可以理解并感受几个月的时间尺度；而人类可以理解并感受的时间尺度几乎是无限的，所以人类才有能力接受春耕秋收、十年寒窗，乃至追求青史留名。**显然，只有理解并感受更长的时间尺度，动物才能计划更为复杂、更为漫长、更需要压制本能欲望才能完成的任务。**

那么，这种差异在脑中是如何形成的呢？

对于这个问题，我们只能做些猜测。动物的脑在追求奖赏时，脑中奖赏中心的多巴胺神经元一直在持续活动，而且越接近获得奖赏，这些神经元越活跃。而在等待延迟奖赏的过程中，这些神经元的活跃度也会不断上升，一旦超过某个阈值，动物就会放弃等待，转而选择立刻享受可得的奖赏。

这也许提示了一个可能的解释：延迟满足的基础和脑中奖赏中心的活动有关，动物得认识到某个东西好，才有可能去努力争取它；但同时，动物还得能用理性思考抵挡即时满足的巨大诱惑，这样才能有耐心等待它的实现。而这种理性思考的能力，可能也是人类独特的智慧元素之一——它帮助我们超越眼前的诱惑，把握当下、回顾过去，并规划未来。

37

理性：人脑如何理解复杂世界

上一节最后提到，理性思考可能是我们抵御眼前诱惑的关键能力。本节将进一步探讨：人类的理性思考能力究竟是如何运作的。

正如亚里士多德所说，"人是理性的动物"。理性无疑是人类最引以为傲的能力之一，现代人对自身的许多认知也都建立在这个基本判断之上。但是，我们很难对"理性"这个概念下一个边界清晰的定义。例如，经济学领域有所谓的理性人假设，这里的"理性"更多的是强调追求自身利益最大化。但对人类而言，并非所有理性思考都一定会指向追求自身利益，舍己为人、舍生取义、公益捐赠等行为都在一定程度上损害了自己的具体利益，但它们也可以被看成人类理性思考后的选择。

因此，与其纠结于"理性"本身的定义，不如回到"理性思考"的过程本身。广义来看，理性思考通常体现为一种慎重、周密、考虑多方因素的认知过程。具体来说，它至少包含以下三个层面，每一层都具有微妙的区别：

第一，理性思考让我们从复杂且混乱的世界中抽提出普适规律。在这个意义上，理性是盲目的反面。

第二，理性思考让我们分析不同的证据，包括存在不确定性乃至自相矛盾的证据，不断优化自己的判断。在这个意义上，理性是迷信的反面。

第三，理性思考让我们能对抗来自先天本能和情绪的劫持，避免冲动行动。在这个意义上，理性是感性的反面。

下面我们就从这三个方面来看看人脑因何特别，又与其他动物的脑有什么共同的脑科学基础。

• 理性作为盲目的反面

我们可以把动物的脑看成各种输入—输出模式的集合。本能行为就是脑先天携带的输入—输出模式，如饿了就要进食；而通过学习，脑还可以建立新的输入—输出模式，如巴甫洛夫的狗可以学会听到铃声就分泌唾液。但在这些场景里，输入—输出的反应都非常迅速，而且不需要脑进行深入思考。关于这一点，无须科学证据，我们自身的体验就足以说明。

但在这些快速反应之上，脑也可以从具体的信息输入中抽离出来，建立事物的分类乃至抽象的概念，而这正是人脑擅长的能力。在发明了语言和文字之后，人类在过去几千年里以前所未有的速度创造和积累了无数概念。有些概念对应的是真实世界的事物，如甜点这个概念对应着冰激凌和巧克力蛋糕等；有些概念则是彻底的理念，如真假、善恶、民主和威权、禁锢与自由。这些概念看起来有些虚无缥缈，但它们对人类的观念和行为产生了实实在在的影响。

那么，这些概念是如何在人脑中出现的呢？

坦白说，今天我们对这一问题仍所知甚少。但有一个线索，那就是本书开篇提到过的祖母细胞，这些神经元会在个体看到特定人物的照片时出现强烈的电活动。而一个非常有趣的发现是，祖母细胞不仅会对特定人物各个角度的照片产生反应，也会对这些人的名字产生相同的反应。这说明起码在人脑中，这些神经元所表征的不是具体信息，如一张人脸，而是一个更抽象的概念，如某个特定人物。

反过来设想一下，也许人脑构造抽象概念的方式，就是把许多不同维度、不同时空的信息关联、凝聚在一起，形成一个含义丰富的"思想实体"。例如，2015年，有项研究发现，当人看到一种水果或蔬菜的图片时，其形状和色彩会被大脑皮层的不同位置提取，然后大脑皮层的另一个区域会综合利用这些信息，推算出这种蔬菜和水果的具体类别。反过来说，人脑中某种蔬菜的概念，实际上是由对该类水果的各种感知经验共同构成的。如果没有对这些具体特征的反复积累，我们也很难凭空形成抽象的概念或总结出普适规律。此外，研究还发现，不同类别的物体会激发不同的人脑活动规律，同类物体激发的人脑活动规律则很接近，如图37-1所示，这也说明人脑有给事物归类的能力。

到这里出现了一个有趣的问题：抛开后天经验不谈，人脑自身会不会也天生就带有某种概念和规则？

这个可能性似乎也成立。一个有力的例子是婴儿对"公平"的反

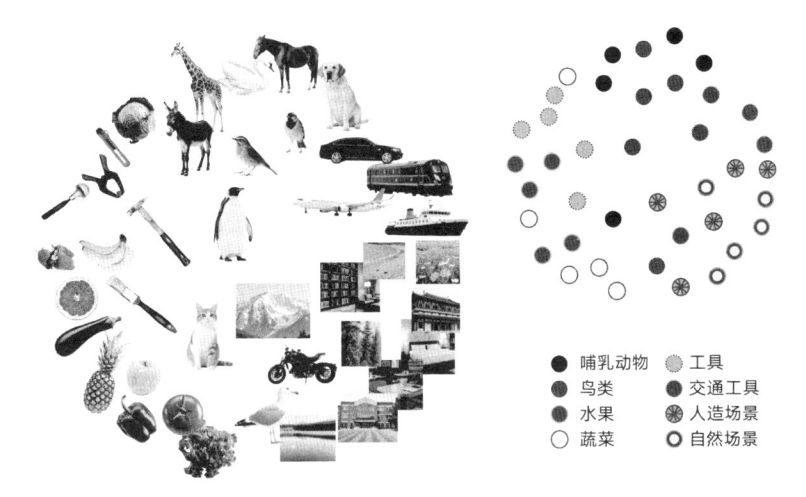

图 37-1　看到各种物体与激发的脑活动规律

应。即便没有接受任何社会规则教育，婴儿仍能对不公平的情境产生明显反应，甚至会本能地拒绝明显不公平的分配。另一个例子是先天失明者对色彩的理解。他们虽然从未见过颜色，但仍能通过语言和经验建立起对色彩的认知，比如通过"草莓是红色的""香蕉是黄色的"这类语言映射来形成色彩与物体的对应关系。他们也能理解颜色之间的相对关系，例如红色接近橙色，绿色接近蓝色。

所以，在人脑构造复杂概念时，先天因素和后天因素可能都参与其中了。先天层面，人脑可能自带一套能对复杂事物进行分析、分类、定义的系统。同时，只有利用后天接触到的各种信息，人脑才能形成并不断丰富这套定义系统。而随着这套系统的不断完善，人脑就可以形成更抽象、更普适的概念和行为指导原则，帮助我们在复杂多变的世界中找到明确的路标。

- **理性作为迷信的反面**

我们再来看作为迷信反面的理性。关于迷信，字典上的定义是，信仰神仙鬼怪等不存在的事物，泛指盲目的信仰和崇拜。这个定义其实并不严谨，毕竟我们根本无法严格证明神仙鬼怪不存在，也很难清楚地界定什么是"盲目的信仰和崇拜"。

在我看来，所谓迷信，是指无条件相信某个事物，即便各种观察和发现有悖于这种信念，也仍然坚信不疑。在这个意义上，相信存在一位无所不能的神灵、相信现代科学可以解释一切、相信某种主义和理念永远正确，本质上都是迷信。

以斯金纳的鸽子为例。在经过一段时间的学习后，鸽子们发现了按压操纵杆和食物出现这两件事总会先后发生的规律，于是会主动按压操纵杆以获取食物，这没有问题。但如果之后研究者改变了研究主题，鸽子按压操纵杆不再能获得食物，而鸽子还在持续不断地按压操纵杆，苦苦期待食物如期降临，这就属于鸽子的迷信了。

实际情形还可以更复杂。例如，如果不是每次按压操纵杆之后都会获得食物，而是有时候能获得，有时候不能获得，这种情况该怎么处理？如果随着时间的变化，按压操纵杆之后获得食物的概率也在变化，或者提高或者降低，这种情况该怎么处理？如果按压操纵杆之后，有时会获得食物，有时则会受到电击惩罚，且两者出现的概率不太确定，这种情况又该怎么处理？……

从这个例子可以看出，即便是鸽子，其脑中也需要有一套对抗迷信的机制，否则它们根本无法在变化多端的自然中生存繁衍。

实际上，这些假设情景和我们在真实世界遇到的各种问题在逻辑上是一致的——人脑在真实世界中获得的信息往往是模糊片面、经常改变，甚至是自相矛盾的。用经济学领域的一个术语来描述，就是"信息不对称"。因此，我们的脑需要克服对某个不变规律的迷信，根据并不充分的信息随时修正自己的世界模型。

针对自然现象，一位科学家曾经提出一个研究思路：首先创设一个解释自然现象的原始模型，这个原始模型会产生一系列可供检验的预测，如果预测错误，我们就需要修正甚至推翻原始模型；如果预测正确，我们对原始模型的信任程度就会加深。但原始模型可能永远都无法完全获得我们的信任，因为总有新的预测和新的证据可供检验。这也是整个现代科学的基本研究思路（图 37-2）：根据已有的知识提出新的猜想，然后利用实验进行验证，而实验结果会进一步强化或者推翻这个猜想。

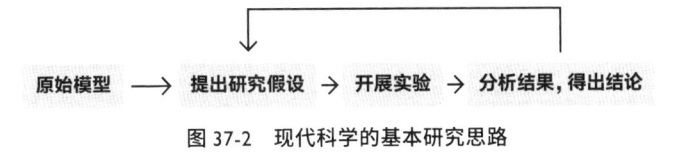

原始模型 → 提出研究假设 → 开展实验 → 分析结果，得出结论

图 37-2　现代科学的基本研究思路

例如，如果一位智者认定地球上所有的天鹅都是白色的，那么每当发现一只白天鹅，这个论断的可信程度就会略有加强；但只要有人发现一只黑天鹅，这个论断就会被彻底推翻。这也是塔勒布（Nassim Taleb）的《黑天鹅》一书书名的来源。与创造理论和形成概念一样，这种基于概率的学习也是人类智慧的基石之一，可以帮助我们适应现实世界中纷繁复杂的扰动。

在脑科学层面，人脑是按照贝叶斯定理的方式工作的：面对变化多端的世界，脑中总是有一个基于经验（包括进化积累的经验和日常生活的经验）而形成的基础模型，脑可以基于这个基础模型做出初始的推测和判断；同时，脑也可以随时利用新的信息修正这个基本模型，并不断调整自己的推测和判断，如图 37-3 所示。

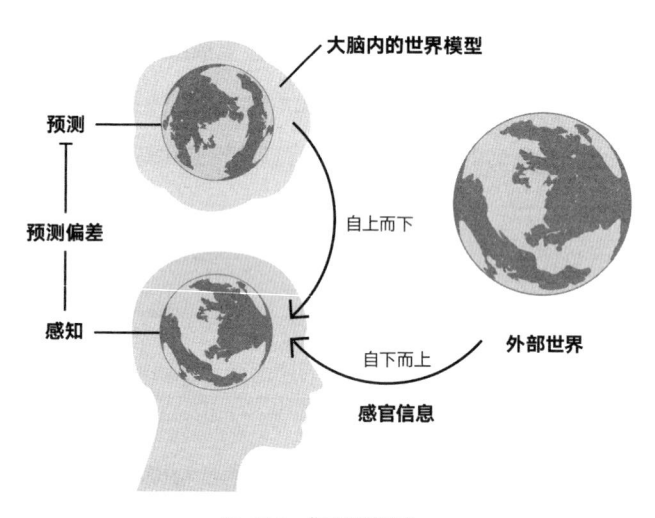

图 37-3 "贝叶斯脑"

打个比方，我们要去附近一家从没去过的餐馆吃饭，地图显示出门后要先找到一个红色的栅栏，然后沿着栅栏走 100 米会看到一个绿色的招牌，在招牌附近能找到一个蓝色的房子，那就是餐馆所在的位置。但实际上，我们可能会在出门后先根据自己对附近的了解，拍脑袋决定朝左走走看。如果走着走着就陆续看到了红色栅栏、绿色招牌和蓝色房子，我们就会越来越确信自己的方向是对的。但如果走了一阵子却一个地标都没看到，我们就会修正自己的初始判断，换个方向再找找看。

进行贝叶斯推理并不是人脑的专美。2016 年，一项研究在小鼠脑中的顶叶区域也发现了一群能够进行贝叶斯推理的神经元。研究者训练小鼠在迷宫中寻找并定位一个声音源，找到了，小鼠就能得到糖水奖励。等小鼠学会之后，即便关掉声音源，它们也能准确地找到目标。这说明小鼠能通过自身的行为来判断行动轨迹。

但更有趣的是，在寻找声音源的过程中，小鼠脑中顶叶区域一些神经元的活动能实时预测小鼠距离目标的远近，距离越近，这群神经元就越活跃。如果同时还播放声音作为引导，那么这群神经元的预测准确度就会更高。相反，如果抑制这群神经元的活动，小鼠就会失去对糖水位置的预测能力。

这项研究说明，这些神经元能够实时计算小鼠找到糖水的概率，而且还能随时根据新的信息（如声音源）来优化这种概率。实际上，脑中可能不少地方的神经元都有这种能力，甚至有人认为所有神经元都有能力基于贝叶斯推理进行学习和决策。考虑到动物的脑总是要在过往的经验积累和变幻莫测的环境中寻找生存的夹缝，这种能力倒也在意料之中。

- **理性作为感性的反面**

最后我们要来看的是作为感性反面的理性。

这个问题的关键在于反应速度。前面讲过，本能冲动和情绪反应是无须学习和有意启动的。面对各种危险信号和现实诱惑，个体的本能冲动和情绪反应能快速且自然地发起，然后基于习惯和经验进行快速、粗糙的判断和决策。与之相反，理性则对本能冲动和情绪反应起到"踩刹车"的作用，所谓"三思而后行"。这两者的差别就像心理学家丹尼尔·卡尼曼在《思考，快与慢》中讲的人脑的两个决策系统——快速且粗糙的系统 1 和深思熟虑的系统 2（图 37-4）。卡尼曼认为，人们大多数时候其实是依赖系统 1，仅在大约 5% 的时间里才真正调用系统 2 做出理性判断。

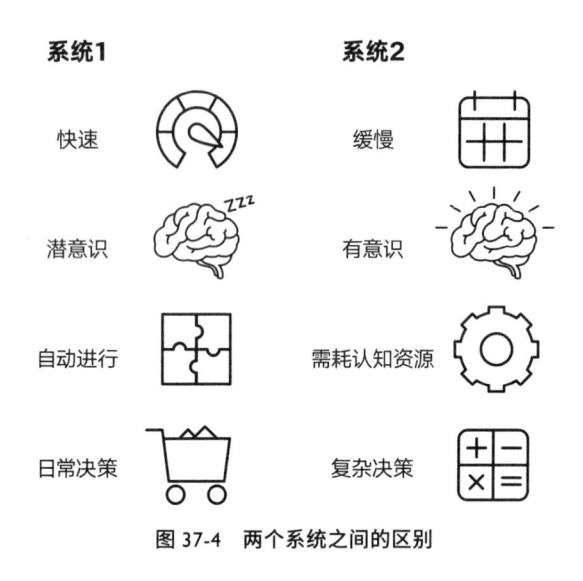

系统1   **系统2**

快速　　　　　缓慢

潜意识　　　　有意识

自动进行　　　需耗认知资源

日常决策　　　复杂决策

图 37-4　两个系统之间的区别

这两套系统在脑中有截然不同的执行机制。前面讨论动机和情绪时说过，它们主要是由下丘脑、杏仁核、伏隔核、基底核等区域操控的。这些区域位于脑的深处，被大脑皮层紧紧包裹着。相反，理性思考主要是由大脑皮层，特别是位于脑门部位的前额叶皮层操控的。前额叶皮层和下丘脑、杏仁核等结构有着广泛和密切的神经连接，两者之间可以相互影响。

一方面，理性可以抑制本能冲动。例如，在关于延迟满足的研究中，如果被试放弃了短期收获，转而追求长期的、更大的利益，那么可以观察到其前额叶皮层的神经活动同步增强，而奖赏中心的活跃程度会被抑制。也就是说，前额叶皮层的神经活动越强，被试越倾向于延迟满足，以忍耐换取更大的利益。

另一方面，理性能让我们抵抗情感直觉的干扰。以著名的电车难题（图 37-5 左图）为例：一个疯子把五个无辜的人绑在铁轨上，一辆失控的电车正在飞驰而来。这时，作为旁观者的你可以扳动一个操纵杆，让电车改道，救下这五个人，但与此同时，改道的电车会杀死备用轨道上另一个无辜的人。你是会选择放任不管，还是会选择以一条人命为代价救下这五个人？调查发现，大多数人的情感直觉是扳动操纵杆救下五个人。

电车难题还有一个升级版本，即天桥难题（图 37-5 右图）。同样是失控的电车和五条人命，但这次你站在一座天桥上。这时天桥上还

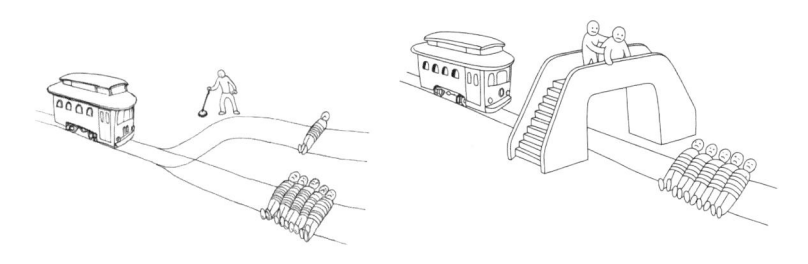

图 37-5　电车难题（左）与天桥难题（右）

有一个人，如果把这个人推下天桥，就可以阻挡电车，救下那五个人。你会不会选择把面前这个人推下天桥？在这个情景下，大多数人的情感直觉是不这么做。

这是一个很有意味的差别。在这两道难题中，我们面对的都是五条人命和一条人命的两难选择，但朴素的情感会告诉我们，在电车难题的场景下，牺牲一个人是合适的，而在天桥难题的场景下，牺牲天桥上那个人则是不合适的。这是为什么？

这两种选择当然没有明确的对错之分，但两者之间的差别足以说明人类在做选择时并没有一个放之四海而皆准的道德标准。一个粗糙的区分是，在电车难题中，人们更倾向于按约翰·斯图尔特·密尔（John Stuart Mill）和杰里米·边沁（Jeremy Bentham）的功利主义伦理学逻辑行事——五条人命的价值大于一条人命的价值，所以我们应该杀一人救五人；但在天桥难题中，人们更倾向于按康德的道德义务伦理学逻辑行事——在任何情况下亲手杀人都是错的，所以我们无法允许自己将天桥上的人推下去。

脑科学研究发现，对这两种道德观的选择的差异，可能正是来自理性和感性的直接对抗。相比电车难题，在面临天桥难题这种需要亲手杀人的选择时，人脑中负责情绪处理的区域（如腹内侧前额叶皮层）会更加活跃，从而驱动他们做出符合情感和道德直觉的判断，也就是绝不杀人。而对于那些经过仔细思考，最终决定亲手杀人以拯救五条人命的被试来说，他们往往需要用更长的时间才能做出决定，与此同时，他们脑中负责理性思考的区域（如背外侧前额叶皮层）会更加活跃，从而驱动他们愿意违反自己的情感以拯救更多生命。

如果人脑中负责情绪处理的脑区受到损伤，人会表现得更加功利；而如果人脑中负责理性思考的脑区受到损伤，人也会更倾向于按照情绪和道德直觉来行事。从这个意义上说，我们可以这么理解感性和理性的关系：**感性是脑对外部刺激的第一优先反应模式，只须调用杏仁核和下丘脑这些本能驱动的中枢就可以完成；而理性为我们决定是否使用和如何使用感性提供了边界和约束，需要调用更为复杂的大脑皮层区域才可以完成。**

我们讨论到这里，理性的价值已经非常明确了，那就是总结规律、利用概率和对抗本能。这当然是理性思考的强大之处，也是人类智慧独特的价值之一。但我们也需要思考一个问题：是不是在任何时候，运用理性都是理所当然、毋庸置疑的？

很可能不是。总结规律和利用概率都是在对现实世界进行模拟，当然也会带来错误。总结规律的危险在于会让人刻舟求剑，试图用一个不变的规律解释和指导万事万物。工业革命以来整齐划一的教育制度犯的就是这个错误，试图基于某本书上的理念大刀阔斧地改造社会犯的也是这个错误。利用概率的危险则在于会让人形成刻板偏见，用整体概率对具体现象做判断。你是亚洲人，你数学一定学得好；你文身带大金链子，你一定是黑社会；你名校毕业，你一定是精致利己主义者——且不说这些判断在概率上是否成立，即便成立，当我们把这些基于概率获得的知识作为判断个体的依据时，难免会带来错误乃至伤害。

用理性对抗本能的危险在于可能会让人忽略人之为人的独特价值。用理性对抗本能固然能帮我们避免冲动决策和感情用事，但是在道德层面，理性计算是否总是优于直觉反应？是不是只要为了大多数人的福祉，就可以牺牲少数人的利益乃至生命？我们要根据什么公式计算甚至是取舍每个人的独特价值？……

从这个意义上说，人类的理性固然可贵，但我们更需要用理性对理性自身进行更多反思，避免陷入哈耶克所说的"理性的自负"，即把理性当作唯一可靠、万能的判断工具，最终忽略了它的局限和人性的复杂。

38

自我意识：如何回答人生的终极问题

古希腊哲学中有一个"忒修斯之船"的著名比喻，说的是有一艘船出港后，在海上不断地航行，其间船的零件不断破损、维修和替换，等到最终靠港时，这艘船上已经没有任何零件是出港时就有的了。那么，靠港时的船和出港时的船还是同一艘吗？

哲学上的争论我们暂且不谈，回到脑科学领域，我们可以讨论一个问题：如果把这个比喻用在人体上，会得到什么样的回答呢？

我们知道，人体是由百万亿数量级的细胞堆砌而成的。其中很多细胞的生命都很短，如红细胞和小肠上皮细胞，只需要几天到几周时间就会彻底循环一轮。可是，我们并不会因此就觉得今日之我不再是昨日之我了。但如果我们彻底丧失了曾经的记忆，推翻了过往的情绪和人格，甚至忘记了自己和家人的身份，那么，这时的我们还是原来的自己吗？这时，你可能会开始摇头了。

再假设一种没那么极端的情况。如果我们的亲人罹患阿尔茨海默病，随着病情的发展，他会逐渐丧失记忆，性格和情绪也会逐渐发生变化。这时，我们会认为亲人不再是自己曾经熟悉的那个亲人了吗？

从这几个例子可以看出，对人类来说，"我"可能是我们脑中产生的最奇妙、最神秘、最难以言说的概念。人类以"我"这个概念为核心，链接了我们所有的回忆、情感、思考和社会关系网络，构造出了独一无二的关于自我的认知。

- **镜子测试：是否拥有自我意识**

与本部分前几节讨论的话题一样，自我意识也是很难被清晰定义和研究的一种能力。1970年，美国心理学家戈登·盖洛普（Gordon Gallup）设计了著名的镜子测试，第一次为自我意识提供了一个相对客观的证明。

镜子测试是如何展开的？盖洛普先对黑猩猩进行麻醉，并在它们待的笼子里放了一面镜子。当黑猩猩清醒过来之后，它们一开始会试图攻击镜子，好像它们在镜子中看到了一个正在靠近的同类；但很快，黑猩猩就意识到了镜子里呈现的其实是自己的形象，于是它们开始对着镜子做鬼脸，如图38-1所示。更有说服力的是，盖洛普悄悄在被麻醉的黑猩猩脸上涂上一个红点，等黑猩猩清醒过来照镜子时，它们很快就会意识到自己的脸上（而非另一只陌生猩猩脸上）有个红点，会好奇地对着镜子用手指去触碰脸上的红点，甚至碰完了还会把手指放到鼻子边闻一闻——这个反应简直和人一模一样。

盖洛普也在几只猴子身上进行了同样的实验，但猴子就完全没有意识到镜子里出现的是自己。

那么，为什么说通过镜子测试就是个体拥有自我意识的标志呢？

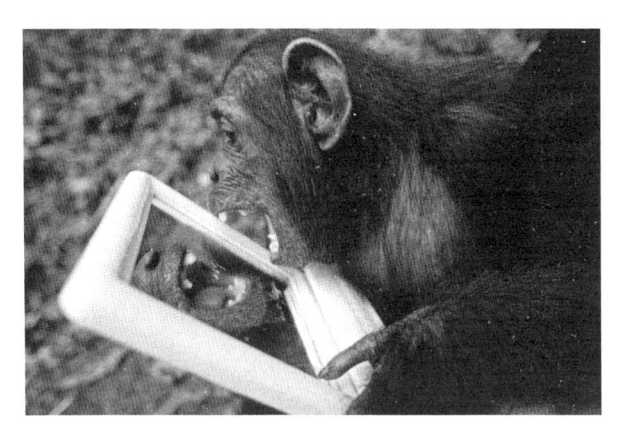

图 38-1　正在照镜子的黑猩猩

关于这个问题，至今仍然存在不少争议——一个显而易见的反对意见是，盲人或者视力不好的动物该怎么办？不过，虽然存在争议，但镜子测试的逻辑是很明确的：如果从未见过镜子的动物有能力对比镜子中动物的运动和自身的运动，例如，当"我"摆摆手，镜子里的个体也摆摆手，当"我"皱皱眉，镜子里的个体也皱皱眉，那么它就能够判断镜子中出现的其实是"我"的一个复制品，或者说是"我"的一个镜像。在这个过程中，动物首先需要有能力觉察自己身体的状态，这种自我觉察即便不等同于自我意识，起码也应该是自我意识的重要基础。

- **自我意识的脑科学基础**

在盖洛普的黑猩猩实验之后，不少研究者对其他动物进行了镜子测试。结果发现，目前大约有十来种动物能够通过镜子测试，如黑猩猩、大猩猩、倭黑猩猩、红毛猩猩、虎鲸、海豚、亚洲象、喜鹊等，而这些动物也确实都是我们通常认为比较聪明的动物。值得一提的是，2015 年，有项研究声称神经系统非常简单的蚂蚁也能通过镜子测试。如果实验结果为真，那么自我意识的存在范围未免就太广了。当然，这项研究的质量实在不能说合格，我们暂且还是不予采信为好。

在镜子测试中，最有趣的是人类的反应：正常成年人显然知道镜子中的是自己，但婴儿要到 1 岁半至 2 岁之间才具备这种能力，而孤独症患者在这方面的认知甚至比婴儿更差。从这些研究来看，人类的自我意识不是天生就有的，而是随着大脑某些区域慢慢发育成熟后才发展出来的。

更具体而言，已有不少研究发现，当人类进行指向自我的思考时，大脑多个区域会被激活，其中以内侧前额叶皮层最为关键。它不仅在自我评价或根据自身感受做判断时高度活跃，而且一旦受损，也会导致个体的自我认知能力下降。

那么，自我意识究竟是如何在神经元层面呈现的呢？

一个广为流行的解释认为，"镜像神经元"可能与自我意识的形成有关。所谓镜像神经元，指的是 20 世纪八九十年代，意大利帕尔马大学的一群科学家在猴脑中发现的一类特殊神经元：当猴子自己伸手抓取食物时，这些神经元会被激活；而当它观察到他人做出类似动作时，这些神经元同样会激活。也就是说，它们能够同时对"自己在行动"与"他人在行动"这两类互为镜像的信号产生反应。此后的一些研究表明，人脑中也存在类似的镜像神经元。简单地说，镜像神经元的活动规律和我们照镜子的体验差不多——我们一边观察镜中的影像，一边不断将其与自我状态进行对比，从而形成一种"这是我"的意识。

不过，仅凭镜像神经元的存在，还远不足以解释自我意识的复杂本质。一个重要的例子来自"裂脑人"研究。我们在第一部分就介绍过，20世纪中期，一些严重癫痫患者接受了切断左右脑之间胼胝体连接的手术，成功抑制了癫痫的蔓延，却也带来了意想不到的副作用——左右脑似乎变成了两个各自为政的系统。例如，有患者会一只手扣衣服扣子，另一只手却试图解开；一只手把商品放进购物车，另一只手又把它放回货架。

在一项经典的研究中，研究者分别向裂脑患者 P.S. 的左右脑展示了两张不同的图片：鸡爪和雪地（图38-2）。随后请他用左右手各自挑选一张与之匹配的图片。结果，P.S. 的左脑控制右手选出了鸡的图片（鸡爪是鸡的一部分），右脑控制左手选出了铲子的图片（用来铲雪）。这两个选择都很合理。但当研究者问 P.S. 为什么会选这两幅图片时，他的回答是"你需要用铲子清理鸡笼"。之所以会如此回答，

图 38-2
裂脑人 P.S.

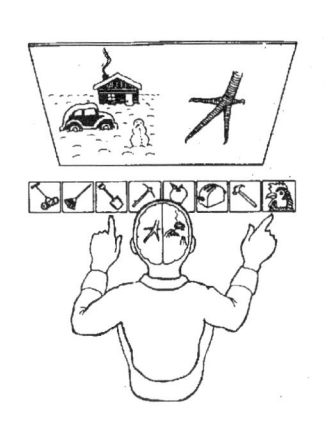

是因为人脑的语言功能在绝大多数时候集中在左脑的布洛卡区,而独立工作的左脑并不知道右脑看到了雪地的图片,也不理解右脑为什么会选出铲子的图片,于是自己编造了一个理由来解释自己的选择。

根据一系列裂脑人的研究,人们意识到,当左右脑分开且独立工作时,它们会分别产生一个独立的自我意识,且这个自我意识能独立感知世界,能对感知到内容做出独立反应,还能独立对自己的反应做出解释。

当然,还有一些更极端的情形。例如,有些人因为疾病通过手术切除了左脑或者右脑,但他们的自我意识完好无损,甚至根本察觉不到自己少了半个脑袋。还有些人的大脑皮层几乎全部消失,神经元数量不足正常人的 5%,但也有完整的自我意识。

这么看来,自我意识大概率没有也不需要一个单一的、确定的物质载体。一个简单粗暴的推测是,**只要脑的神经网络的复杂程度和规模达到一定程度,它就会自然涌现出某种关于自我的认知**。因此,人的脑中可能也不止有一个自我。只不过通常情况下,大脑皮层不同区域之间会广泛产生神经信号进行交流,不同的自我相互竞争,最终协调统一,于是输出的是一个完整、连续、看起来自洽的自我意识。

一个有力的旁证是多重人格障碍(即分离性身份障碍)。据说有多达 2% 的人拥有稳定的多重人格,能短暂体验多重人格的人就更多了。多重人格表现为个体脑中存在两个或两个以上明显不同的自我认知,就像同一具躯体里住着几个不同的"我",这几个不同的"我"轮流占据个体的心智。这种现象提醒我们:人的自我意识并不必然是单一且稳定的,它可能本身就是多重自我之间动态平衡的结果。

- **自我意识有什么用**

到这里，我们会遇到一个很令人费解的问题：前文讨论了许多重要的脑功能，如感知环境、控制运动、学习记忆、追逐本能和输出情绪，它们都不需要依托于自我意识。也就是说，无须借助"我"这个概念，动物照样可以饿了就吃、困了就睡、看到天敌就逃跑、按压操纵杆获得食物奖励等。既然如此，为什么人脑还会形成如此复杂的一套生成自我意识的机制？这套机制又有什么用呢？

这就是著名的"哲学僵尸"问题：假设世界上存在一种人，其外观与功能都与普通人类无异，能对外部世界的刺激和自身需求做出反应，也能进行学习和记忆，但是他们完全没有意识的体验，那么这样的人类能否正常生存和繁衍呢？

从生物学角度来看，好像也能。那既然如此，人类为什么还会发展出自我意识？我们又为什么需要它？

目前这个问题还没有很好的答案，甚至我们完全可以把自我意识看成脑结构变得越来越复杂之后出现的副产品，本身不需要有任何明确的生物学价值。这其实完全说得通，毕竟没有自我意识，或者说至少无法通过镜子测试的万千动物，照样能在自然界顺利生存和繁衍。

不过，出于生而为人的骄傲，我们不妨做些大胆、带点"人类中心主义"色彩的推测，毕竟"我是谁"这个人生终极问题自人类文明开端就始终困扰着每一个热心思考的人类个体。如果单纯把自我意识当成进化的副产品，那未免有些过于让人沮丧了。

在我看来，自我意识的一个价值也许正在于它的解释能力（回忆一下裂脑人 P. S. 的研究）。以"我"为核心，我们就可以把过往的经

第五部分　拥有理性的脑　　369

历、对未来的想象、复杂的本能冲动和情绪、各种各样的注意焦点和理性思维黏合、统一起来，形成一个完整、自洽的世界模型。这个模型当然充满了脑补和自我欺骗的成分，就像前面所说的裂脑人 P.S. 的例子一样。但基于这个想象中的世界模型，我们能在面对混乱无序的大千世界时找到那么一点确定性。

没有"我"的概念，动物只能被动响应环境的变化和本能的冲动；**而有了"我"的概念，人类才会、才能试图理解昨日之我做了什么塑造了今日之我，今日之我要做什么才能创造明日之我。**

从这个角度来说，我甚至认为，人类之所以能忍受更长时间以获得延迟满足、能够在更长的时间尺度上进行心理时光旅行、能计划一系列复杂的任务并按部就班地执行，都与自我意识的出现密切相关。这可能也解释了为什么像盖吉这样前额叶皮层严重受损的人，会一夜之间性格大变。

自我意识的另一个价值也许在于它的互动能力。当我们拥有自我意识，就能用类推的方式理解其他人的内心活动，从而和其他人产生更有效率的互动。

从逻辑上说，每个人的脑都是独一无二的，先天基因和脑结构的差异，以及后天环境和经验的差别，让我们每个人都形成了一套独特的感知、理解世界的方式和独特的价值观。而这就导致两个人即便面对面，也可能根本无法交流，更不用说相互理解了。可是，因为自我意识的存在，我们可以推己及人，推测其他人脑海深处也有一个"我"的存在，从而推测当那个"我"看到一个事物时可能会如何反应，当那个"我"做了什么或说了什么时内心在想什么。

这种能力在脑科学领域有一个很奇怪的名字——"心智理论"（Theory of Mind）。它并不是指一套关于心智的理论，而是指我们大脑具备的一种能力：能够推测和理解他人的心理状态，包括他们的信念、意图、情绪与想法。

为了研究这种能力，科学家设计了著名的糖果盒实验（图38-3）。在实验中，研究者让被试看一个标有 Smarties（一种糖果品牌）的盒子，然后让他猜盒子里装的是什么。正常人当然会猜测盒子里装的是糖果。随后，研究者让被试打开盒子，被试会看到盒子里装的其实不是糖果，而是铅笔。

然后，研究者问被试一个假设性的问题："如果再来一个人，他会认为盒子里装的是什么？"

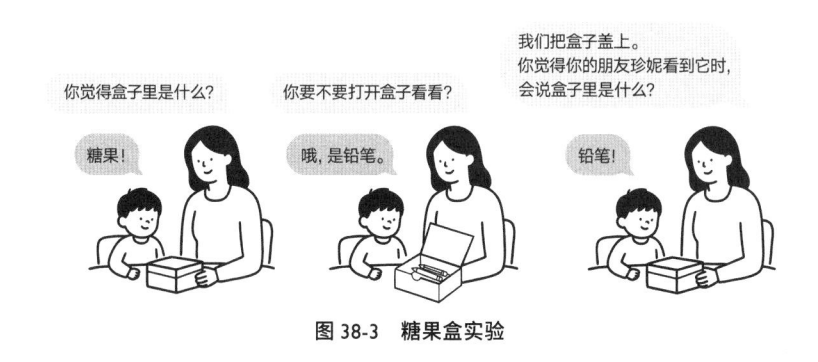

图 38-3　糖果盒实验

这个问题的答案很容易就能想到。在打开盒子之前，这个人会默认盒子里装的是糖果。但这个看似简单的回答，需要我们有能力设身处地地想象他人的脑是如何观察和思考的。具体来说，我们需要想象这个人是第一次见到糖果盒，之前并没有机会打开它，因此他会根据糖果盒的外观推测里面装的是糖果；我们自己知道盒子里装的是铅笔，但这个经验不能简单地迁移到其他人身上。

很难想象，如果没有自我意识，我们该如何理解和推测他人的心理活动。而且，一个很有趣的巧合是，人类儿童的自我意识萌发于1岁半到2岁左右，到4~5岁发育完善；而恰好也是在这个阶段，儿童能够设身处地理解他人的认知与情感，并顺利通过糖果盒实验。这种发展轨迹表明，自我意识与理解他人的能力，很可能是相互依赖、共同成长的。

你看，自我意识的存在能帮我们解释自身的行为，也能帮我们推测他人的心理。对于人类完成长期任务的规划，以及形成严密复杂的分工合作来说，这两种能力似乎都是必不可少的。从这个角度看，人脑演化出自我意识，或许和人类能成功构建文明之间有一层隐秘的联结。

39

自由意志：是人的尊严还是脑的幻觉

和自我意识一样，自由意志也是个很难严格定义的概念，各个流派的哲学家已经围绕它打了数百年的嘴仗。不过，我们可以把它简单理解成人能从各种可能的想法中自由选择，从而决定后续行动的能力。粗暴点说，我们走进餐馆，拿起菜单，在鱼香肉丝和宫保鸡丁中选择点后者，这就是自由意志。

• 自由意志真的存在吗

如果结合自我意识来看，自由意志这个概念几乎可以把本书讨论过的各种脑功能串联起来。比如，在感知和运动中，我们可以主动选择看向某个方向，或决定用哪只手去挠痒；在动机和本能方面，尽管饥饿驱使我们想要进食，但如果此时有重要的事情尚未做完，我们也能暂时忍耐饥饿；在情绪和情感层面，即便经历了失败，我们也能打起精神从头再来；而在语言表达、未来规划和理性思考中，我们更是不断做出决策和选择，有意识地引导自己的思维方向和行为路径。

自由意志的存在，甚至可以被视为人类社会运转的基石之一。正因为我们默认人拥有思想和行动的自由，才有可能建立起道德观念和法律制度。例如，在现代社会，一个人持刀抢劫被抓，他当然会受到法律的惩戒。但他抢劫时拿的刀会受到惩罚吗？不会，因为刀没有自由思想和行动的能力，只是人行凶时使用的工具。因为没有自由意志，所以刀无须为抢劫的后果承担责任，惩罚刀也无法阻止其他犯罪行为的发生。

同样，现代法律体系之所以会对未成年人和精神疾病患者的违法犯罪行为网开一面，也是因为我们认为此类人没有足够的能力约束、控制自己的行为。即便做出了违法犯罪行为，也要减轻其需要承担的法律责任。

以此类推，如果人的思想和行为由一套预设的程序驱动，完全不具备真正的自主选择能力，那么我们就无法利用道德和法律对它进行约束，就像我们没有道理给人抢劫用的刀判刑一样。这样一来，对好人好事进行褒奖、对错误行为进行惩罚就都变得毫无意义了。

也就是说，无论是从主观体验的角度来看，还是从社会价值的角度来看，自由意志都是存在的，而且必须存在。

但是，困难也出现在这里。从物质构成的角度来说，人、刀、北极熊和野狼并没有本质区别，都是无数原子按照特定的方式组织在一起形成的。宇宙学的研究表明，构成人体的每一个原子，都来自宇宙早期恒星的核聚变产物。正如天文学家卡尔·萨根（Carl Sagan）所言，"我们是星尘，反复思量着我们的母体，也就是恒星"。

原子当然没有自由意志，它们按照物理规律的约束永恒运动。在经典物理学的世界，它们的一举一动都是可预测的；在量子物理学的世界，它们的行踪虽然飘忽不定，但却是完全随机、无法被控制的。那么，凭什么说由原子构成的我们突然就有了控制自己思想的自由和能力？

进一步追问，人很多主动的心理活动都需要调动前额叶皮层，它可能是我们意识和理性的大本营。但前额叶皮层同样是由无数原子造成的，其活动本质无非是亿万个神经元内部的微弱电流信号。从物质构成上来说，人脑的前额叶皮层并不比青蛙的大腿肌肉高出一等，凭什么它就能产生自由的思想？

这个矛盾引发了哲学史上无穷无尽的争论。作为一本脑科学的讲义，我们只能对此保持沉默。不过，通过前文的讨论可以明确一点，自由意志即便存在，也只能是一个较弱的版本，随心所欲的自由意志是不可能存在的。原因很简单，既然本能欲望让我们想吃东西、想睡觉、想找配偶；既然抑郁症和阿尔茨海默病患者的种种症状不是因为他们缺乏意志力，而是因为他们的脑功能出现了异常；既然婴儿缺乏自我意识和理解他人的能力只是因为他们的脑尚未发育完成，那么我们就必须承认，我们对自己的思想和行为不可能有 100% 的控制力。经验、动机、遗传、疾病等，都能对此施加影响。

至此，关于自由意志的问题就变成了，**如果不是 100% 的自由，我们究竟能在多大程度上控制或者影响自己的思想和行为？这个程度有可能是 0 吗？** 我们的心智是不是就像哲学家斯宾诺莎所说的那个比喻一样，像一块被扔到空中的石头，看似自由飞行，其实飞行轨迹早已被初始速度和地球引力预先锁死？

- **脑的幻觉：虚假的掌控感**

20 世纪 80 年代以来，脑科学家终于开始正面研究这个神秘而敏感的话题。1983 年，美国加州大学的心理学教授本杰明·利贝特（Benjamin Libet）找到一群大学生进行了一项经典实验。利贝特让这群大学生舒舒服服地坐着，等心情平静了，随时可以自由地动动手指。同时，这群大学生还要时刻盯着一个钟表，等自己决定动手指的时候就喊出具体的时间。在这个过程中，利贝特用电极记录了他们胳膊的肌肉运动，如图 39-1 所示。

结果发现，这群大学生喊出的"决定时间"总比胳膊肌肉真正开始运动的时间早大约 200 毫秒。这并不奇怪，毕竟根据神经元的活动特性，从想要动手指到真正动手指，在时间上总会有延迟。

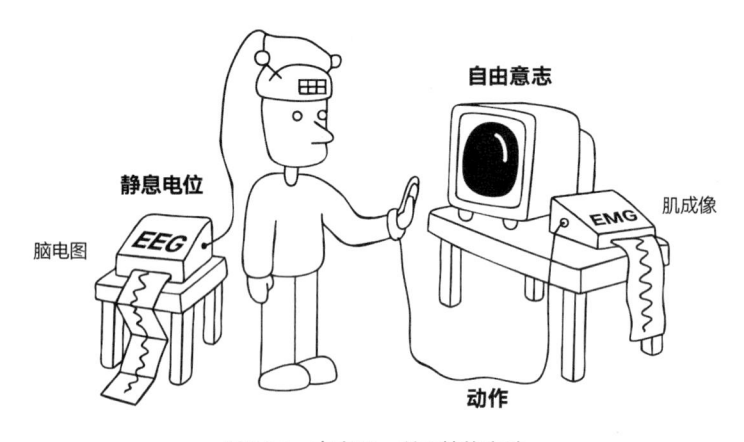

图 39-1　本杰明·利贝特的实验

更关键的是，利贝特还通过电极记录了这群大学生的脑电波，发现在他们喊出时间前 300 毫秒，也就是真正运动前 500 毫秒，他们的脑电波活动已经开始显著上升，为输出运动做准备。这个实验的意义在于，它告诉我们，人脑的运动指令其实早在我们的思想明确介入之前就已经做出了。

这种看起来离经叛道的解释在脑科学领域引发了轩然大波，不少人试图从技术角度挑战利贝特实验的可靠性。但是，种种挑战不仅没有成功，反而在最近10来年，新的研究技术反复证明了利贝特实验的正确性。2011年，人们发现，在利贝特的实验中，早在运动开始前1.5秒，脑中的神经元活动就已经能预测个体的决定，准确率高达80%。

德国神经科学家约翰-迪伦·海恩斯（John-Dylan Haynes）利用核磁共振成像方法开展的一系列研究，进一步证明了自由意志的幻觉不仅仅停留在简单的肌肉运动上。海恩斯让被试自由决定是用左手还是用右手按一个按钮，或者自由决定对从屏幕上看到的两个数字做加法还是减法。结果发现，早在他们明确做出决定的前几秒，就已经可以在一定程度上根据其脑神经活动预测其选择。

这么看，自由意志确实不存在，起码不是以我们常规想象的那种方式——我可以自由地控制我的一切思想和行动——存在的。相反，自由意志倒是更像斯宾诺莎所说的看似自由飞行的石头。叔本华有句名言"人可以做你想做的，但你不能想你所想的"，表达的也是这个意思。

既然如此，自由意志这种感觉又为什么会出现呢？

1999年，哈佛大学的科学家丹尼尔·瓦格纳（Daniel Wegner）展开的一项研究，为利贝特和海恩斯的发现提供了一个惊人的解释。

在这项研究中，瓦格纳让真假两位被试共同操控一个鼠标来控制光标的移动并使光标到达屏幕的某个位置。但实际上，光标的移动完全是由假扮的被试控制的，真正的被试的操控并不会影响光标位置，但他对此并不知情，如图 39-2 所示。结果发现，如果光标移动的方向恰好和真被试的目标一致，他就会很自信地认定光标是由自己控制的。

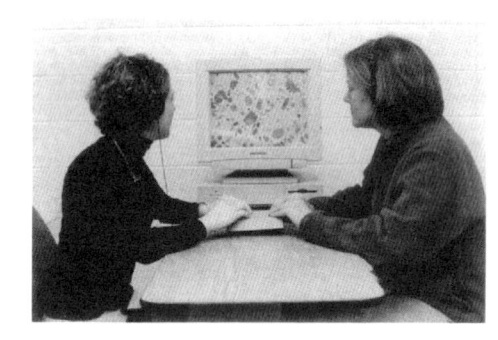

图 39-2　瓦格纳实验

这项研究给出了这样一幅图景：**人脑并没有真正地自由控制自己的行为，我们以为的自由意志，其实是对结果的解释甚至是脑补**。在该研究中，这一点体现为因为我动了手指，所以我的意识事后把移动手指解释成是我的自由意志；因为光标的移动如我所想，所以我的意识事后把光标移动解释成我的自由控制。

如此说来，"自由意志"这个概念的出现，可能主要是让人脑对自己产生了一种虚假但有意义的掌控感。它让我们误以为自己在做自己想做的事，让我们相信付出总有回报、努力总有结果、念念不忘必有回响。我们虽然身处混乱、复杂的世界，但也能在这种虚假的掌控感的影响下努力工作、善待他人，并对未来充满期待。

换句话说，自由意志的幻觉可能是进化留给我们的财富（或者说包袱），它无关个人尊严，但与物种的生存和繁衍密切相关。

你也许有过这样的体验：人脑在对结果进行归因时有一种倾向，

那就是坏的结果是因为别人捣乱，好的结果是因为自己努力。这种常见思维方式的根源，可能也是自由意志带给我们的虚假掌控感。

如果这个结论属实，那么它对整个人类社会都会产生非常重大的影响。举个例子，既然人的一切思想和行为都可能是被预设的、不自由的，那么对犯罪行为的惩罚基础就会动摇。我们不会给一把刀判刑，因为我们默认刀无法自行决定伤害谁；但如果人脑也无法决定自己的行为，我们又怎么能对犯罪行为进行惩罚呢？按这个逻辑，我们或许还应该把犯罪分子送进医院精心治疗。

基于同样的道理，我们无法对好人好事进行表扬，毕竟这都是无意识的自发行为；教育制度也会在很大程度上失去作用，因为谁更努力、谁更懒散，谁喜欢作弊、谁更诚实，谁愿意遵守纪律、谁更容易捣乱，这些都成为被预设的、无法教育的东西了！

- **人的尊严：意识的否决权**

读到这里，你可能已经打算放弃对自我的要求了。但在彻底放弃自由意志的信念之前，我想请你稍作停留，再考虑一个重要的角度。

虽然行动看起来是不自由的，但制止行动可能是自由的。 利贝特就持这一观点，他认为虽然移动手指的决定是脑在无意识状态下做出的，但如果你下定决心不移动手指，这个决定一定是基于自由意志做出的。

2016年，有学者进行了一项与利贝特的原始实验很像的研究——研究者同样要求被试自主决定什么时候发出运动指令，然后用脚踩一个踏板。区别在于，如果在踩踏板之前有盏红灯突然亮起，那么被试要马上停止动作。从脑电波信号来看,即便脑已经做出了踩踏板的决定,人也可以根据红灯信号硬生生地切断该运动输出。研究者把这种能力称为意识的"自由否决权"。

如果自由否决权存在,那么我们的意志至少在一定程度上还是自由的,起码我们能在最后一刻阻止自己做坏事。这个观点类似于哲学家哈里·法兰克福(Harry Frankfurt)所说的,人和动物的脑都有一阶愿望,如我想吃东西、我想踩踏板,但人还有二阶愿望,即对一阶愿望进行评价和控制,如我不想让自己想吃东西、我不想让自己踩踏板。

当然,你可能会说,谁知道这种自由否决权或二阶愿望是不是自由意志呢?说不定未来科学家也能证明这种"我不要"的指令同样是脑的某些自主活动的产物,和我们的意志毫无关系呢?

这个可能性确实存在,而且既然我们已经明确了脑的物质属性,确实也没有理由认为自由否决权就天然高人一等。但我们还需要追问一个问题:**是不是自由意志不存在,我们就完全无法影响自己的思想和行为了?**

当然不是!实际上,上述研究结果证明的是我们脑中那种对行为的清晰意识控制可能不存在,所谓自由意志更可能是对行为的事后解释。但这并不代表我们的行为完全是宿命注定,或是全然随机。

一个重要的细节是,不管是利贝特、海恩斯还是瓦格纳的实验,实验设置中都有一个大前提,那就是被试明确知道自己在实验中需要做些什么,如动手指、按按钮、做加减法、移动鼠标。尽管他们可以自己决定开始的时间,但预设任务是非常明确的。

那有没有可能，被试在听研究者讲解实验设计时，就已经在脑海中形成了某些思维倾向，而这些思维倾向又潜移默化地影响了他们之后的选择呢？如果是这样，我们就无法完全排除自由意志的存在和影响。

目前，这个推测还没有直接的研究证据。但有一些研究似乎间接支持了这个想法——人的行为和思想很容易受到各种因素的无意识影响。有不少心理学研究发现，如果事先给被试灌输一些人没有自由意志的知识，他们在考试中就更容易作弊，在利益分配时就更容易偏向自己，也更不愿意帮助他人。我们很难想象被试在看了一些有关某种观点的文章之后会主动干坏事，但更大的可能性是，这些知识潜移默化地影响了他们的思想和行为。

这么看来，就算自由意志真的是人脑的一种幻觉，只是人脑对自身行为的一种事后解释，我们也不应该放任自流。**为了做正确的事，为了做个更好的人，或者仅仅是为了让我们的脑在事后解释时对自己的行为更满意，我们都应该为自己和自己的生活设置一些原则。这与自由无关，但与生而为人的尊严有关。**

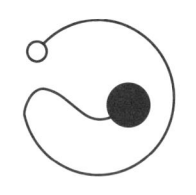

作为生物器官的脑

第六部分

———•———

这颗既复杂强大,又柔软生动的脑,是如何形成的呢?
本部分回到生命科学的路径,
讲述脑在胚胎发育和演化过程中的形成历史。
从神经元的诞生到人脑的独特进化,我们一起寻找答案。

在前几部分中，我们分别探讨了脑在多个层次中所扮演的角色及其功能。

作为一台智能计算机，脑能够感知外部环境的信号，并据此做出运动反应；同时，它也具备通过经验不断学习的能力。作为本能和情绪的容器，脑可以根据自身需求启动各种行为输出，也可以利用各种情绪对输入—输出模式进行模糊和持久的修饰。作为高级智慧的载体，脑可以进行理性思考、输出语言，也可以调动自我意识和自由意志。

而在一次次被脑的奇妙功能震撼的同时，我们也不能忘记，这一切的基点是脑中亿万个微小的神经元。全部的心智活动，都建立在神经元形成的网络的基础之上。

这颗既复杂强大，又柔软生动的脑，是如何形成的呢？

这一部分，我们一起来看看在生物体的发育过程中，神经元是如何诞生、如何形成特殊的形态和结构，又是如何与其他神经元建立突触连接的。在此基础上，我们还将进一步探讨，神经元如何构建出复杂的脑结构，最早的脑又是如何出现和演化的，以及人类大脑相比其他物种具备哪些独特之处。

40

起源：最早的神经元从何而来

在追溯大脑的形成历史时，我们很快会遇到一个更根本的问题：最早的神经元是从哪里来的？

通常我们重建生物的进化历程，依赖的是漫长地质年代中保存下来的化石证据。但是，坚硬的骨骼有可能穿越亿万年的时光，柔软的脑却很难形成化石。既然我们无法依靠实物见证，也没有时光机器，那么想理解神经元的起源，就必须转向进化论的理论框架。

- **首次出现：多细胞动物的初始分支**

为此，我们需要引入一个进化生物学中至关重要的工具——"生命之树"，也称"系统发育树"。这是一种把不同生物的特性——从外形、结构到遗传物质——按照相似程度进行排列和分类的方法。

在进化论诞生之前，瑞典博物学家林奈（Carl von Linné）等学者就尝试按照生物之间的差异进行系统分类，并规定了界、门、纲、目、科、属、种这样从粗到细的类别，如表40-1所示。在这个分类系统里，人类属于动物界、脊索动物门、哺乳纲、灵长目、人科、人属、智人种；黑猩猩属于动物界、脊索动物门、哺乳纲、灵长目、人科、黑猩猩属、黑猩猩种，和人类同属一个科但不同属。根据这个分类系统，我们可以直观地看出不同物种之间的亲缘远近和差异程度。

表 40-1　林奈分类系统

分类等级	人类	黑猩猩	蓝鲸	蛇
种	智人	黑猩猩	蓝鲸	印度眼镜蛇
属	人属	黑猩猩属	鲸属	眼镜蛇属
科	人科	人科	须鲸科	眼镜蛇科
目	灵长目	灵长目	偶蹄目	有鳞目
纲	哺乳纲	哺乳纲	哺乳纲	爬行纲
门	脊索动物门	脊索动物门	脊索动物门	脊索动物门
界	动物界	动物界	动物界	动物界

但需要注意的是，林奈的分类系统更像是一种"图书馆式"的整理方法，只表明了不同物种在形态上的相似性和差异性，并不能说明这些物种之间有或没有亲戚关系。打个比方，在图书馆里，《红楼梦》和《三侠五义》大概都会被放在"文学—中国文学—中国古典文学—明清小说"的书架上，但两者从思想源流到创作手法，都找不到任何联系。从逻辑上说，即便认可这种分类系统，我们也完全可以相信是

某个造物主按照自己的喜好和观念，创造了这么多差异或大或小的生物。实际上，林奈就是这么认为的。直到达尔文提出了进化论，物种之间或相似或不相似的关系才得到了合理的解释。

既然生物总是会在自然选择的压力下出现持续的变化，那么，对于那些外观、结构和内在功能类似的物种，与其假定它们都是独立且偶然地出现在地球上的，不如推测它们拥有一个相当晚近的共同祖先，之后才各自演化出了稍有差异的特征。相反，物种之间的差异越大，它们的共同祖先就得追溯得越久远，它们也就分别经历了越漫长的自然选择和进化过程。

而考虑到地球生物之间存在一些异常稳固的共同特征，如细胞结构、遗传物质的化学构成、蛋白质的合成路线等，我们足以相信所有地球生物都能回溯到一个极其古老的共同祖先，也就是所谓的 LUCA（Last Universal Common Ancestor，地球生物的最后共同祖先），它们大约生活在 35 亿~38 亿年前。

如果顺着时间顺序来看，地球生物的进化面貌就像一棵正在发育、成长的树，如图 40-1 所示。其中，LUCA 是它的树根和起点，随着这棵树生根发芽、开枝散叶，不同的生物类型逐渐出现在树的不同分支上，并彼此渐行渐远。如果反过来观察地球生物的生命之树，我们就可以推测现存地球生物的进化根源。以神经元起源的问题为例，我们可以观察目前地球上的哪些生物存在神经系统，然后看看这些生物分支最终在地球生物生命之树的哪个部位汇合，那里应该就是神经元的起点。

图 40-1
地球生物的生命之树

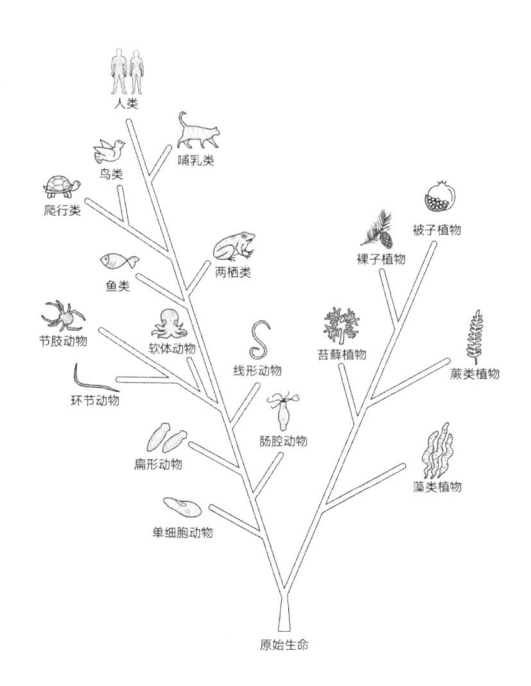

要为神经元寻根溯源，我们可以从两个基本前提出发。第一，神经元作为一种特殊的细胞，它首次出现必然是在多细胞生物体中，单细胞生物不会拥有真正的神经元。第二，神经元的核心功能是帮助生物建立多种多样的输入—输出模式，让生物实时感知外部环境并驱动生物体做出趋利避害的快速反应。相应地，绝大多数多细胞动物（在学术上被称为"后生动物"）都拥有或简单或复杂的神经系统，位置相对固定的植物则没有也不需要神经系统。

基于以上内容，我们可以大致确定神经元的起点——它应该出现在大约 8 亿年前，在最简单、最原始的多细胞动物开始从地球生物生命之树的主干上出现分支的时候。因此，通过研究这些初始分支上的

第六部分　作为生物器官的脑

简单动物，如栉水母、海绵和水螅（图 40-2），我们应该能推测神经元的最初样貌。具体来说，神经系统的起源有两个可能性：一是单一起源（图中浅灰色所示），但在后续进化过程中，某些进化分支又失去了神经系统；二是多次独立起源（图中深灰色所示）。

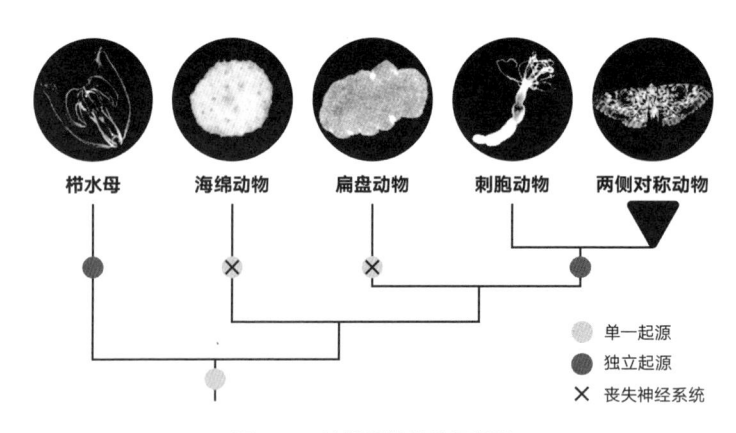

图 40-2　神经系统的最初起源

• 初步成型：功能元件的打磨与组合

但是，确认了神经元首次出现的时间，还不能算真的解决了它的起源问题。更重要的问题是，神经元那些特殊且重要的功能是如何出现的。

根据前面的内容可以知道，神经元想要接收、整合和传播信息，需要有一套非常复杂的功能元件与之配合。其中有两个组件非常关键：**一个是细胞膜上的离子通道蛋白，它们能被微弱的电压变化打开和关闭，用于在神经元内部产生和传导电信号；另一个是神经递质的释放和接收装置，它们使神经元之间可以传递化学信号。**

而且，在今天地球生物的脑中，这两个组件要互相配合才能发挥作用。没有离子通道蛋白，神经元就无法产生电活动；没有神经递质的释放和接收装置，电信号就无法在神经元之间进行传递。但一般而言，进化是一个极其缓慢且渐进的过程，我们很难想象这两个本身就非常复杂的组件居然会同时出现在同一个生物的同一个细胞中，并赋予这个细胞神经元的功能——这才是神经元起源这一问题的真正难点所在。

对于类似的复杂系统形成的问题，进化的答案一般是类似的：整套系统不需要一次成型，它要么源自一个简单粗糙的系统，这个粗糙系统经过不断的打磨并叠加新的功能；要么源自几个独立的源头，这几个源头又经过组合形成了全新的机制。

接下来，我们就用这种思维方式来理解和推测神经元的起源过程。首先来看神经递质的释放与接收是如何实现的。

这个过程最引人瞩目的特点，是神经递质分子被紧密地包裹在轴突末端的小泡里，在电信号到来时被一批批集体释放，如图40-3所示。事实上，这一现象并非神经元所特有。用于装载和释放神经递质的整套蛋白质机制，早在单细胞生物酵母中就已经存在。酵母利用这套方式集中排泄细胞内的毒素和废物，如二氧化碳。我们甚至可以认为，在细胞膜这个结构出现之后，通过折叠和扭曲细胞膜来吞噬细胞外的食物、排出细胞内的废物，可能是生物进化历程中一个非常早期的事件。

第六部分 作为生物器官的脑

(a)　　　　(b)　　　　(c)　　　　(d)

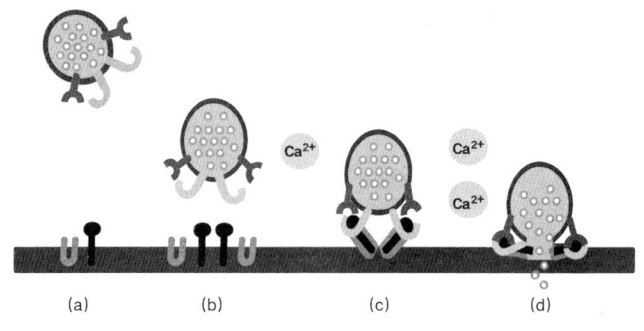

图 40-3　细胞内囊泡的释放过程

与神经递质的释放机制相比，接收过程相对简单。它只需依赖神经元膜表面的一类受体蛋白，这些受体能够专一性地识别并结合神经递质分子，进而触发一系列细胞内的生物化学反应，引导神经元产生新的电信号。前文对此已有详细介绍，这里就不再重复了。

接下来，我们将眼光转向另一项关键功能：如何构造一个神经元可以使用的、能产生动作电位的离子通道。这个过程要稍微复杂一些。

首先要有的，是离子通道。它应该是一个带有内部孔洞的细胞膜蛋白，能让带电离子穿越细胞膜并自由进出细胞。在地球生物生命之树的所有分支上的生物中，我们都能看到离子通道的存在，这说明它有一个非常古老的进化根源，很可能在 LUCA 诞生时就已经存在了。

离子通道之所以如此重要且如此普遍，一个原因可能是细胞需要控制体积。细胞生命形成之初，就用一层薄薄的细胞膜把细胞内外的环境彻底隔绝开来。有了这层物理屏障，细胞生命才有可能生产和储存一些生命特有的分子，如 DNA 和蛋白质，而且不需要担心它们持续飘散，继而丢失在浩瀚的原始海洋中。

但有了细胞膜，细胞生命就有了一个需要解决的新问题，那就是需要小心控制水的进出。虽然绝大部分物质都无法跨越细胞膜自由进出细胞，但水分子可以——如果水分子大量进入或者离开细胞，细胞的体积就会发生剧烈波动。

为了防止细胞被水涨破或失水皱缩，调节带电离子的浓度是个简洁有效的办法。例如，如果细胞外的带电离子浓度突然升高，水分子就会大量穿越细胞膜并离开细胞，让细胞失水皱缩。把一块苹果泡进盐水中，你很快就会看到这样的变化。作为对冲，在细胞失水皱缩的同时，细胞可以打开自身的离子通道，让细胞外的离子进入细胞，以平衡细胞内外的离子浓度，进而防止水分持续流失。

当然，有了最初的离子通道之后，还需要对它进行两个功能改造。

一个改造是让它具备响应微弱电压变化的能力。这一点在技术上不难实现，让离子通道表面的一部分带电，它就能在细胞膜内外两侧电压发生变化时产生结构上的变形，就像磁针在电场的作用下发生偏转一样。这样一来，离子通道的孔道就可以在电压发生变化时打开或者关闭。

另一个改造则是让它变得只能让特定的带电离子（如钠离子、钾离子、钙离子等）通过。这一点在技术上也不难实现。离子通道的孔道内部并不像水管一样光滑，而是狭窄崎岖的，而且还带有特定的电荷，能够根据离子的电荷和尺寸对其进行筛选，就像水管里的过滤网。例如，钾离子的尺寸远大于钠离子，但神经元内也存在特殊的只

第六部分 作为生物器官的脑

允许钾离子通过的通道，更小的钠离子反而无法通过。这是因为这类离子通道的孔道中有一些特定的氨基酸能够结合、运输钾离子，从而只允许钾离子通过。图 40-4 所示为电压敏感的钠离子通道，细胞膜内外的微弱电压变化会导致离子通道蛋白的一部分发生变形，从而允许带电离子通过。

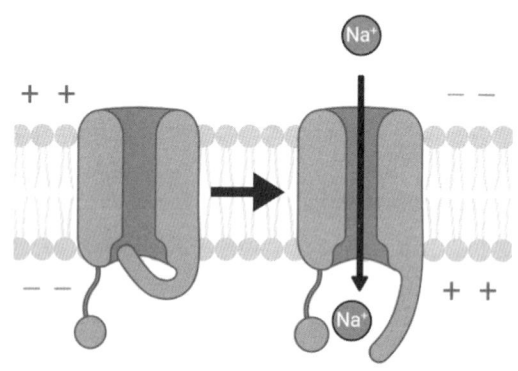

在膜电压变化时（短暂地）打开

图 40-4　电压敏感的钠离子通道

一个更有意思的问题是，为什么绝大多数神经元专门选择钠离子产生神经电信号？

一个合乎进化论的解释是为了"就地取材"。在神经元最早出现的时候，生命主要生存于广袤的海洋中，而海洋中最丰富的带电离子就是钠离子。此后，尽管大量动物登陆陆地生活，远离了钠离子丰富的海洋环境，但进化的路径依赖使得动物还是需要钠离子才能保证自己的神经系统如常工作。

这也是为什么陆地动物都需要吃盐。而人类从石器时代开始，就已经开发出了提纯食盐的技术，盐也成为古代国家政府严格管控的战略物资之一。这么看来，神经元的起源居然和人类历史上最悠久的管制经济联系在了一起。

至此，我们可以做一个总结。只要将这些关键的功能元件——如电压敏感的离子通道、神经递质的释放与接收机制——组合于一个细胞之中，就能够赋予它产生和传递电信号的能力，从而形成具备基本功能的原始神经元。

• 生命之树：神经元构造方式的验证

这种构造神经元的方式，还能在地球生物的生命之树上找到蛛丝马迹的验证。

前面说到，神经元应该出现在多细胞动物进化分支的根部。在这个位置，确实有一些生物虽然尚未形成真正的神经系统，但已显露出神经元的部分特征。

比如，8亿年前出现的黏丝盘虫虽然还没有神经元，也没有动作电位和突触连接，但它体内的某些细胞已经具备了分泌某些特殊蛋白质的能力，而且这些蛋白质可以在周围自由扩散并影响（还谈不上控制）黏丝盘虫的运动和进食。

又如，在比黏丝盘虫稍晚出现一些的海绵的消化道内部，某些细胞之间已经出现了类似于突触的稳定结构，使信号释放不再是无序扩散，而更具指向性。

与此同时，我们也能观察到另一类"反向证据"。在某些多细胞动物体内，神经元的某些特征会丢失。例如，线虫虽然拥有完整的神经系统，但它失去了电压敏感的钠离子通道，使得大多数神经元内无法产生动作电位，只能被动地传导电信号。考虑到线虫本身体型极小（约 1 毫米长），神经元间距短，电信号的衰减幅度不会特别大，也许它确实可以不依赖动作电位来维持神经系统的基本运行。

从生命之树的分支上，我们既能看到神经元雏形的逐步拼装，也能观察到某些功能的退化与丢失。这些来自不同物种的"进化片段"一点点拼出了神经元的原始面貌。

而理解神经元的进化路径只是第一步。在一个新生命体中，这样复杂的结构又是如何从无到有、逐步建构的呢？我们将在下一节继续探索。

41

诞生：神经元如何分化出不同的功能

我们知道，无论成年动物体型多么庞大、结构多么复杂，它们的起点都是一枚小小的受精卵。而在这一阶段，显然还没有任何神经元的存在。

在动物个体发育的过程中，受精卵一边吸收营养、不断生长壮大，一边通过细胞分裂，从一个细胞变成两个、四个……最终构建出包括肌肉、皮肤、血液、神经等在内的所有细胞类型。人体中大约包含上百种、总数接近百万亿个功能各异、形态各异的细胞。因此，从根源上讲，我们需要解决的问题是，神经元是如何在受精卵的一次次分裂中从无到有地出现的？此外，每个受精卵看起来都没有什么区别，都是圆鼓鼓的球体，但受精卵发育长大后的动物个体却千差万别，这种差别又是从何而来的？

一个符合直觉的推测是，每个受精卵内部应该都有一张预先准备好的"图纸"，这张图纸是依据父母的身体特征绘制的，上面标注了每一个后代细胞应该具备的特征。换句话说，受精卵分裂只负责产生钢筋水泥等建筑材料，而建筑材料的组装方法则是由受精卵内部那张图纸预先安排好的。这种理论走到极致，就是17世纪荷兰物理学家与显微镜专家尼古拉斯·哈特苏克（Nicolaas Hartsoeker）那个著名的断言——在每个精子细胞内部，都应该能观察到一个微缩的小人，如图41-1所示。当然，这大概率只是显微镜成像误差和过度脑补的结果。

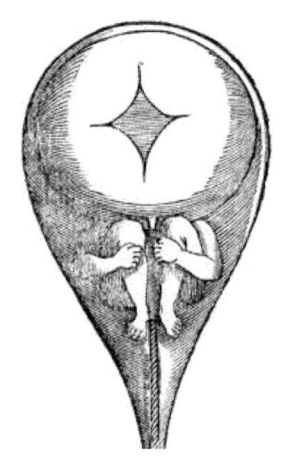

图 41-1 哈特苏克声称，他在精子内部看到了微缩的小人

今天我们知道，这个理论有一定的合理性：生物体的发育过程确实有一张根本的图纸，那就是受精卵携带的基因组DNA，它会随着DNA复制和细胞分裂进入每一个后代细胞体内。但是，像精子细胞里有个微缩的小人这种理论，除了带有性别歧视（凭什么后代的特性只是父亲赋予的），最大的现实障碍就是它无法解释这张图纸到底是如何工作的。

说得更具体一点，既然受精卵分裂出的每个后代细胞所携带和依据的图纸是一样的，那它们又是如何在这张图纸上找到自己的定位，获取不同的身份和功能的呢？

- **"对称破缺"和"潜能换功能"**

从概念上来说，动物个体从一个受精卵发育成拥有百万亿个细胞、上百种细胞类型的复杂生命体，主要依赖两个基本原则的持续运作："对称破缺"和"潜能换功能"。

"对称破缺"本来是个物理学概念。在生物学领域，我们可以用它来描述一种不对称的细胞分裂现象。包括受精卵在内，**一个细胞在一分为二的时候，如果分裂部位两侧的参数，如细胞的形状和体积、携带的遗传物质种类和数量、所处的外部环境等有所不同，那么这两个后代细胞就有可能从此变得截然不同。而基于这种不同，后代细胞就有可能开始孕育出不同的功能。**

伴随着不对称的细胞分裂，后代细胞的命运也发生了改变。**后代细胞会逐渐失去无所不能的发育潜力，开始具备越来越细致和具体的生物学功能。我把这个过程称为"潜能换功能"。**

这两个原则相结合产生的结果，就是受精卵持续分裂，同时产生丰富的细胞类型。这个过程有点像铁球从山峰滚落到山脚的过程。从理论上讲，处在山峰顶端的铁球可以朝着任意方向滚落，但伴随着滚落过程的展开，铁球还是那个铁球，但其路径选择会越来越局限。等铁球结束滚动，它就失去了重新选择路径的可能性，但却在山脚下获得一个实实在在的位置。显然，沿着不同路径滚落的铁球，其最终的位置也是不同的，如图41-2所示。

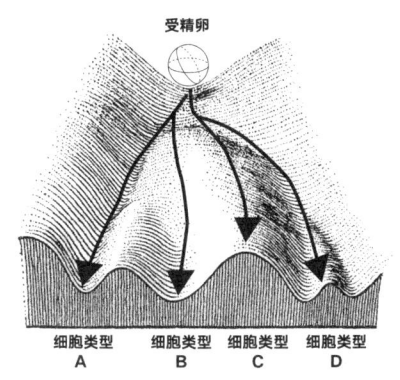

图41-2 受精卵细胞分裂的路径就像铁球从山峰滚落

通过这个视角来审视神经元的诞生，情况就是处在山顶的受精卵持续分裂，分裂产生的后代细胞又沿着不同的路径继续滚落。这些后代细胞只有沿着其中某一条特殊路径滚落，才会最终变成山脚下的具有不同位置和功能的细胞。

- **神经元的诞生：四次选择**

在人体发育的过程中，神经元的出现依赖于四次关键的路径选择。

第一次选择出现在精子和卵子结合后的大约第三天，也就是受精卵第四次分裂的时候，此时后代细胞彻底告别了完整的发育潜能。 受精卵前三次分裂会产生 2^3，即 8 个后代细胞，而且这三次分裂都是对称分裂，产生的 8 个细胞看起来完全相同，都具有和受精卵一样的完整的发育潜能。单独取出其中任何一个细胞，它都能发育成完整的个体。但从第四次分裂开始，产生的 16 个后代细胞开始出现差别。其中一部分细胞会变成未来的胎盘，另一部分细胞则会变成未来的胎儿。这次对称破缺让细胞永久性地丧失了完整的发育潜能，开始向着不同的路径继续分化下去。

第二次选择出现在受精卵持续分裂到第三周的时候，此时后代细胞进一步明确了未来的发育路径。 伴随着受精卵的持续分裂，大量细胞开始堆积，外层细胞向内卷曲，形成截然分明的三层，即外胚层、中胚层和内胚层（图 41-3），且每一层细胞的发育潜能进一步出现分化：外层细胞会变成未来的皮肤和神经，中层细胞会变成未来的肌肉、骨骼和血液，内层细胞则会变成未来身体内部的各种器官。此时，外层细胞的发育潜能进一步下降。例如，在这个阶段，如果从动物胚胎的外层切一小块放在培养皿里培养，这些细胞只会变成皮肤细胞或者神经细胞。

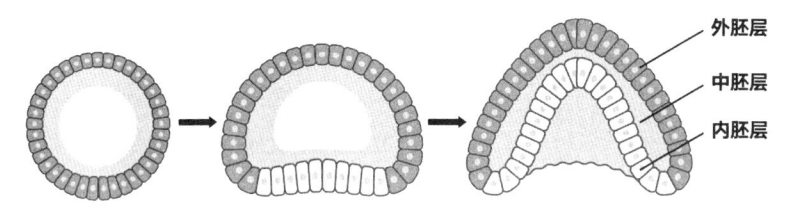

图 41-3　三个胚层的出现

第三次选择发生在外胚层内部，后代细胞需要在皮肤和神经两条路径之间做出选择，要么变成负责皮肤系统发育的干细胞，要么变成负责神经系统发育的干细胞。

你可能会奇怪，在生物发育的道路上，为什么神经细胞和皮肤细胞会共享这么长的一段路程？实际上，这两类细胞有很明显的共性，那就是它们都具有明显的不对称性：神经元最显著的外观特征是细胞体两端有长相迥异的轴突和树突；而皮肤细胞一侧朝向外界环境，一侧朝向身体内部，前者负责感觉和防御，后者则负责吸收营养。

发生第四次选择时，细胞已经进入神经系统的边界之内，此时细胞要在两个路径之间做出选择，要么成为传递神经电信号的神经元，要么成为围绕和支持神经元的胶质细胞。

神经元我们已经比较了解了，而胶质细胞与神经元数量相当，甚至比神经元数量更多，它们围绕在神经元周围，为神经元提供营养、支持和引导。前文提到过，为了提高神经元内动作电位的传输速度，有一类绝缘性很高的物质紧紧包裹着轴突，形成一种叫作髓鞘（图 41-4）的结构，提高了轴突的绝缘性，防止其漏电。这种结构就是胶质细胞形成的。

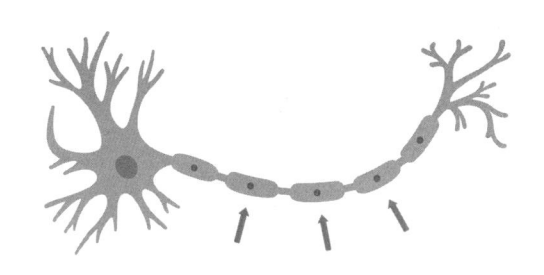

图 41-4　胶质细胞形成的髓鞘包裹在轴突上

顺便说一句，正是因为神经元和胶质细胞在发育路径上很接近，所以有不少人一直在试图人为地将胶质细胞批量转变为神经元，以治疗一些由于神经元异常死亡而导致的疾病，如帕金森病和阿尔茨海默病。当然，这个方向至今还没有取得有确定意义的成果。

- **不对称分裂如何实现**

到这里，从受精卵到神经元的发育路径就大致勾勒清楚了。更进一步的问题是，"对称破缺"和"潜能换功能"这两个引人瞩目的特性为什么会出现，又分别是如何实现的？

从理论上说，想要让细胞分裂产生的两个后代细胞有所不同，倒是有很多方法可以利用。在真实世界中，任何物质的分布都不是完全均匀且稳定的。也就是说，**在细胞分裂的过程中，总会有一些物质不均匀地分布在两个后代细胞内部或者周围。如果细胞充分识别和利用这些差异**，也许就能产生对称破缺。

如图 41-5 所示，对称破缺可能源于细胞外部环境的差异，也可能源于细胞内部物质分布的差异。

细胞外在机制

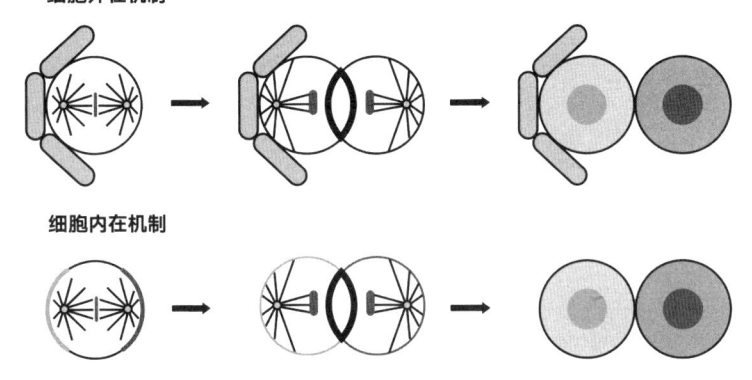

细胞内在机制

图 41-5　细胞的对称破缺

先来看细胞外部环境的差异。设想一个细胞正浸泡在某种化学物质中，并即将开始分裂。但这种化学物质在环境中不是均匀分布的：靠近释放源的一侧浓度更高，远离源头的一侧浓度则更低。当这个细胞分裂为两个后代细胞时，其中一侧接触到的化学物质浓度更高，另一侧则更低。这种微妙的环境差异，就可能促使两个后代细胞走向不同的命运。

具体到皮肤和神经这两条路径的选择中，细胞外环境中有一种叫作 BMP 的蛋白质分子和一种叫作 Noggin 的蛋白质分子，BMP 能将位于十字路口的细胞更明确地导向皮肤路径，Noggin 则能将细胞更明确地导向神经路径。

再来看细胞内部环境的差异。假设存在一个细胞，某种蛋白质聚集在细胞的左侧，另一种蛋白质聚集在细胞的右侧。随后，这个细胞沿着中线垂直分裂为两个后代细胞。分裂后的两个后代细胞分别继承了一种蛋白质，两者就产生了不同。在神经干细胞的分裂中，一种叫作 Numb 的蛋白会聚集在细胞一端；分裂后，Numb 富集的一端会保持干细胞属性，另一端则会向神经元分化。

需要强调的是，无论差异来自细胞外部还是内部，这种初始的不对称往往极其微弱。毕竟一个细胞的尺寸只有几微米到十几微米，在这么小的尺度里，很难想象某种蛋白质分子能产生巨大的浓度差。因此，想要保持细胞命运的稳定，细胞还需要一套自我强化机制来将如此微弱的信号差异加以固定和放大。

这里介绍一个被充分研究过的自我强化机制——Notch-Delta 系统（图 41-6）。

Notch 和 Delta 是细胞膜表面两种功能相互拮抗的蛋白质分子。某个细胞的细胞膜表面的 Delta 能通过结合其他细胞的细胞膜表面的 Notch 来抑制这些细胞产生 Delta。这样一来，如果两个相邻的细胞的 Notch 和 Delta 数量完全相等，两者之间就会展开一场拔河比赛，彼此之间会形成紧张的平衡。

但是，在这两个相邻的细胞中，如果左侧细胞的 Delta 数量因为种种原因出现了极其微弱的增加，会发生什么呢？我们不妨来推演一下。

左侧细胞的 Delta 数量微弱增多，会通过结合右侧细胞的 Notch 来进一步抑制右侧细胞的细胞膜表面的 Delta。而既然右侧细胞的 Delta 数量减少，它对左侧细胞的抑制就会被部分解除，进而会导致左侧细胞产生更多的 Delta。通过这一次循环，左侧细胞的 Delta 会变得更多。如此多轮循环之后，两个细胞之间 Delta 数量的初始微弱差异会被不断放大，最终让两个细胞的性质变得截然不同——左侧细胞产生大量的 Delta，右侧细胞的 Delta 则被彻底清空。

一言以蔽之，两个细胞相互竞争、相互抑制，其中只要有一个偶然领先，就会快速转化为巨大且固定的优势。仔细想想，一场激烈的拔河比赛也是这样决出胜负的。

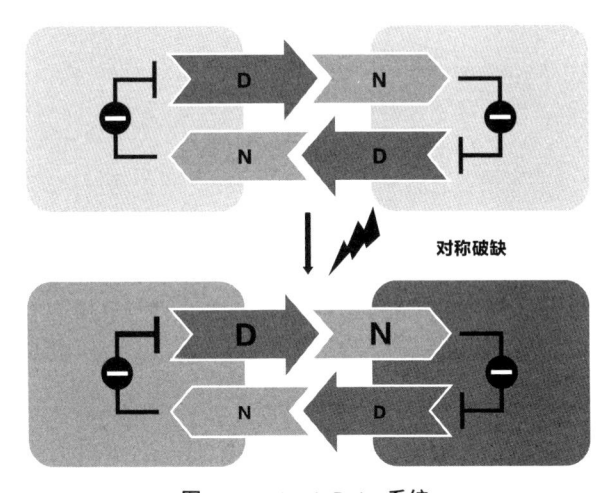

图 41-6　Notch-Delta 系统

还有一些方法能够永久性地固定后代细胞之间的差异。以神经干细胞的分裂为例，细胞分裂出的两个后代细胞出现了永久性的命运差异——一个保留了干细胞身份，仍然可以持续分裂；另一个则成为神经元，彻底丧失分裂的能力。在这次分裂中，两个后代细胞的基因组宏观特征，如 DNA 序列的化学修饰、染色体的卷曲程度等会出现巨大的差异，导致某些基因被永久性地打开或关闭。具体来说，在神经元中，控制细胞分裂的基因会被关闭，而与神经递质合成相关的基因则会开启，从而巩固其作为神经细胞的身份。

回顾本节的内容，我们从具备全能潜力的受精卵出发，一路追踪到功能明确的神经元，梳理出一条细胞命运逐步收束的路径。我们看到，在每一次关键转折中，细胞都依赖内外环境的微弱差异，通过不对称分裂和自我强化机制，将微小的起始偏差固定并放大，最终走向不同的分化方向。

那么，回到本节开头的问题：受精卵里是否真的存在一张指导发育的图纸？

答案是肯定的。它就藏在所有细胞共享的那份遗传物质中，来自父母的基因组 DNA。但这张图纸并不是一份单向执行的说明书，而更像是一份可以被灵活解读和编辑的草图。随着受精卵不断分裂，后代细胞各自选择在这张图纸上做出不同的"批注"与"裁剪"，最终走向功能各异、命运不同的生命角色。

42

分叉：神经元的标志性外观是如何形成的

伴随着持续的细胞分裂，受精卵的一部分后代细胞一步步走上了变为神经元的道路。等真正的神经元诞生，它将彻底终止细胞分裂，将全部余生投入神经信号传输的事业中。

和所有新生细胞类似，神经元刚诞生时是圆滚滚的球形。但为了完成自己的使命，这个新生的神经元还有大量的准备工作要做——它要长出细长的轴突和树丛一样的树突，再分别和许多神经元形成突触；它要装配好各种对电压敏感的离子通道，用于形成和传输动作电位；它还要合成特定的神经递质，并将其装载在轴突末端的小泡里，以便随时释放。

这一节，我们就来讨论一下神经元是如何做好这些准备工作的。由于篇幅所限，本节的讨论将聚焦在一个最引人注目，而且是神经元独有的问题上——在诞生之后，神经元是如何形成标志性的轴突和树突的？

- **首要问题：明确方向**

暂且抛开轴突和树突具体怎么生长的问题，神经元需要解决的首要问题是形成明确的方向性，也就是确定到底在细胞的哪一头形成轴突，在细胞的哪一头形成树突。

你可能意识到了，这个问题其实和上一节讨论的神经元的来源问题很相似，都需要某种对称破缺机制来打破球体的绝对对称性，使神经元长出不对称的轴突和树突。实验发现，这种机制确实存在。如果把新生的神经元放在培养皿中培养，它起初会在不同方向试探性地伸出多个细小突起，但最终只有一个突起的生长速度会显著提高并变成轴突，其余的突起则会成为树突，如图 42-1 所示。

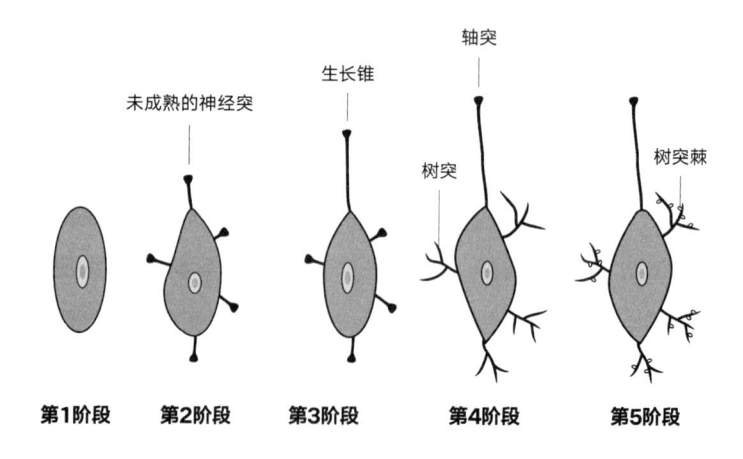

图 42-1　神经元的生长过程

这个过程中的对称破缺是如何形成的呢？

我们先来考虑一个理想化的情况：一个完美对称的神经元，处在一个完全均匀的环境里。此时它还可以形成轴突和树突吗？答案是可以。只要假设许多根微小分叉之间存在相互抑制和竞争，那么哪怕其中某一根分叉因为偶然因素略微长得更快[1]，也会打破原有的对称。这根更长一些的分叉会释放更多假想中的抑制因子，更强烈地抑制其他分叉的生长。这样一来，其他分叉长得更慢，释放的抑制因子变少，反过来又会让这根领先的分叉长得更快，于是长得更快的这根分叉就迅速将初始的微弱优势放大和固定了下来。

这种类似"赢家通吃"的模式有两个最直接的证据。第一，如果将已经取得明显领先的分叉切断，神经元并不会就此失去轴突。领先的分叉被切断后，剩下的小分叉受到的抑制作用被解除，它们会经过新一轮竞争，再随机产生一个新的胜利者，进而让神经元形成新的轴突。第二，在不同分叉之间胜负未分的时候，只要将促进生长的化学药物加在某一根分叉的附近，就能人为地将任何一根分叉诱导成轴突。

当然，这种环境完全均一的理想情况在动物体内是不存在的。在正在发育的脑中，神经元从一诞生起往往就处于不对称的环境中了，可能在某个特定方向存在促进生长的化学信号，也可能细胞内部某些分子的分布已经变得不均匀，而这种环境差异能引导轴突出现在特定的方向，使其不必完全依赖随机竞争来决定命运。

举个例子，人类眼球内的视网膜神经节细胞需要接收视觉信号，

---

[1] 分叉的生长速度本来就不是恒定匀速的，某一根略微领先是常见现象。

然后将视觉信息直接送入大脑皮层。这些细胞在分裂完成时就已经有了明确的朝向，无须再费心决定哪个方向长树突、哪个方向长轴突——长树突的一侧用于接收光学信号，长轴突的一侧用于将视觉信息送入大脑皮层。

- **轴突：定向快速生长**

至此，新生的神经元已经有了轴突和树突的区分，接下来两者还要完成各自艰巨的生长任务。具体来说，**轴突的任务是在正确的方向快速生长，生长到需要与之形成突触的神经元附近。**

凭直觉就可以知道，轴突一路定向生长到正确的位置，把信息传递给正确的神经元，对脑的工作来说至关重要。例如，负责感知"饿"的神经元需要把这一信息传递给"吃"神经元，如果"饿"神经元的轴突长到了"睡"神经元附近，就会出大麻烦；负责控制"跑"的神经元需要把这一信息传递到"腿"神经元，如果"跑"神经元的轴突长到了"嘴"神经元附近，也会出大麻烦。

而发育中的轴突也确实展示出了极高的空间精确性。还是以视网膜神经节细胞为例，它们需要将视觉信息输送到大脑深处做进一步的处理和加工。为了忠实地传递空间信息，其轴突生长显然需要有严密的位置要求。例如，负责看"上面"的视网膜神经节细胞应该把轴突生长到负责接收"上面"信息的脑区，而不是其他位置。

20世纪40年代，加州理工学院的罗杰·斯佩里（Roger Sperry）用蝾螈做过一个很有意思的实验。他取出蝾螈的眼球，将其转180度再放回蝾螈眼眶内。由于蝾螈的再生能力惊人，放回眼球后，眼球上的视网膜神经节细胞会重新长出轴突进入大脑。但是，此后蝾螈眼里的世界就彻底变成了上下颠倒的——如果视野上方出现食物，它们会向下伸出舌头，如图42-2所示。

这个实验说明，不管眼球的位置如何，视网膜神经节细胞的轴突都会忠实地生长到脑中的特定区域。对蝾螈来说，负责看"上面"的视网膜神经节细胞虽然已经被转到负责看"下面"，但它仍然把轴突送到了负责处理"上面"信息的脑区，于是它的空间感觉彻底错乱了。

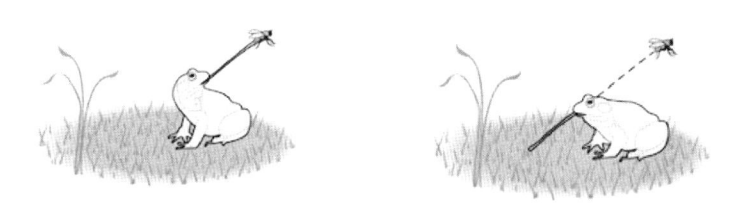

图42-2　当蝾螈的眼球被转动180度后的情况

那么，这种空间精确性又是如何实现的呢？

寻路中的轴突没有上帝视角，不知道自己的最终目的地应该在哪里。它只能根据沿路遇到的标志来决定是走是停，是向左还是向右。这个过程有点像我们在陌生的城市找路，根据当地人说的，我们朝着远处尖顶大厦的方向走，前两个十字路口左转，第三个十字路口右转，然后再走100米。

从20世纪80年代以来，人们已经发现了大量这样的"路标"分子，它们能够引导轴突的方向。这些分子有的是分泌在细胞外的，因此可以在很远的距离起作用；有的则是固定在细胞表面的，因此只能在很近的距离起作用。同时，这些分子有的能吸引轴突前来，有的则会排斥轴突靠近。如图 42-3 所示，这四种信号结合起来，就能把轴突引导到正确的位置上。

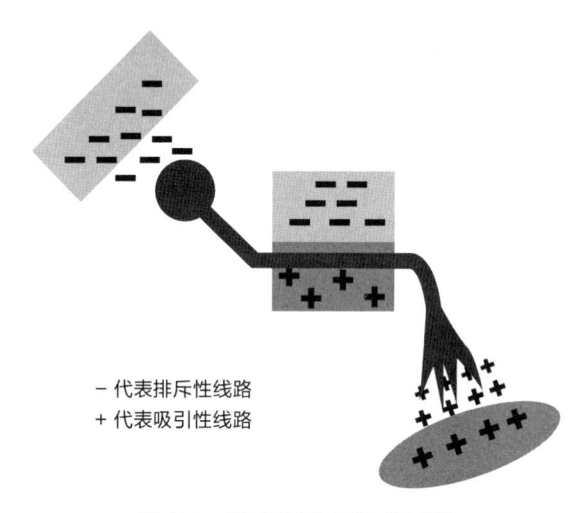

− 代表排斥性线路
+ 代表吸引性线路

图 42-3　引导轴突生长的"路标"

但你可能会问，如果路标总是固定的，那岂不是所有神经元都会朝同一个方向生长？

当然不是，因为在生长过程中，不同神经元的轴突对相同路标会有不同的解读方式。例如，有些神经元的轴突会对某种吸引信号视而不见，有些神经元的轴突只会在某个特定阶段关注某些特定的路标，有些神经元的轴突则会在生长过程中动态调节对不同路标的灵敏度。这样一来，即便是使用同一张化学地图，不同神经元的轴突也能从中读出不同的信息，进而找到自己要去的地方。

轴突这种极其精确的生长方式也为治疗脑部疾病带来了不少挑战。一旦动物脑的发育基本完成，负责引导轴突生长的路标就会被批量清除。因此，想要让新生的神经元轴突找到正确的路径就会变得很困难。

比如阿尔茨海默病、帕金森病、脑卒中等疾病，患者某些脑区的神经元大量死亡，这些神经元所负责的心智活动也会随之丧失，包括运动、记忆和情感。而当下，在实验室里批量生产新的神经元已经没有太大的技术问题，人们也能将这些神经元移植到患者脑中并使其存活下来。但是，想要让这些神经元长出轴突，并且在脑中找到自己应该去的地方，还需要进行精细的研究。

类似问题同样困扰着脊髓损伤、高位截瘫的治疗。让断裂的神经网络重新建立精确连接，从而让患者恢复感觉和运动功能，至今仍然是一个难以攻克的难题。

• 树突：分支彼此回避

与轴突不同，树突不需要长距离地疯狂生长，只需要守株待兔，等待轴突前来接触。不过，树突也有一个麻烦——大量的树突短分支需要保证不相互重叠和相互干扰，并尽可能分散开来以占据更大的空间。

这方面最引人注目的例子是1837年捷克科学家浦肯野（Jan Evangelista Purkyně）在哺乳动物小脑中发现的一类细胞，即浦肯野细胞。浦肯野细胞拥有极其复杂的树突结构：其细胞体表面积只有不到200平方微米，但树突覆盖的面积却几十倍于此，还能与其他神经元形成 15 万~20 万个突触。尽管浦肯野细胞树突的分布如此致密复杂，但几乎不会看到任何两根树突出现重叠。与此同时，不同的浦肯野细胞的树突却可以自由地交错、重叠，对同一空间实现了严密的覆盖，如图 42-4 所示。这种现象被称为树突的"自我回避"。换句话说，树突需要有识别敌我的能力。当两根树突相遇时，如果树突识别到双方来自同一个细胞，就需要自我回避，彼此分开；如果树突识别到双方来自两个不同的细胞，则无须回避。

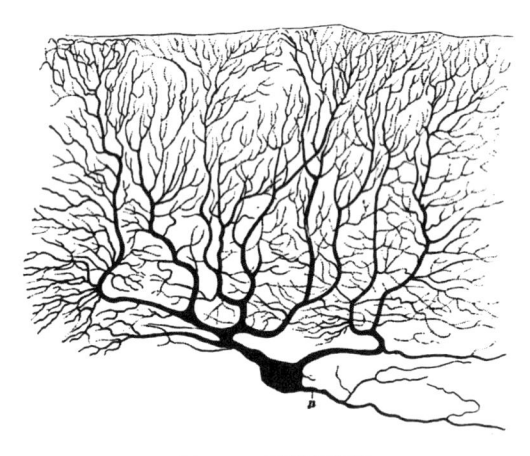

图 42-4　浦肯野细胞

那么，树突是如果做到这一点的呢？

在果蝇的神经元中，一个叫作 Dscam 的基因起到了关键作用。Dscam 基因能通过基因片段的排列组合产生 38016 个序列彼此不同的蛋白质。具体来说，Dscam 基因是一个体型巨大的基因，含有 24 个长短不一的外显子区域，这些区域会指导 RNA（核糖核酸）和蛋白质的合成。其中，4、6、9、17 外显子区域比较特殊，它们分别含有 12 个、48 个、33 个、2 个序列类似的重复片段，其中只有一个片段会用于 RNA 的生产。这样一来，Dscam 基因就能随机产生 38016（12×48×33×2=38016）种不同的 RNA 和相应的蛋白质，如图 42-5 所示。

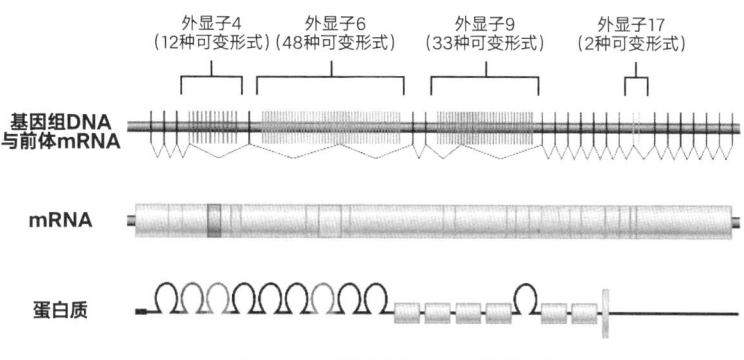

图 42-5　Dscam 基因产生 RNA 和蛋白质

同一个神经元只会产生同一个 Dscam 蛋白质。所以，当来自同一个细胞的树突交汇时，树突表面的 Dscam 蛋白质相互结合，发现彼此是同样的，于是就产生了排斥力，彼此远离。但是，因为 Dscam 基因的多样性太高，两个相邻的神经元大概率会随机产生两个不同的 Dscam 蛋白质。于是，当来自不同神经元的树突交汇时，树突表面的 Dscam 蛋白质相互结合，发现彼此不是同样的，就会互不干扰地继续生长。

对哺乳动物而言，一种被称为原钙依赖性黏附分子（protocadherin）的蛋白质起到了与 Dscam 蛋白质类似的作用。这也说明，想要实现高效的敌我识别，利用基因序列的排列组合产生大量蛋白质是一个行之有效的思路。打个比方，这种方式有点像给每个细胞贴一个随机生成的二维码，两根轴突相遇时，首先要做的就是对比彼此的二维码，如果相同，则说明两者来自同一个神经元，需要彼此远离。

这种依赖"敌我识别"的设计，不仅存在于神经系统，在免疫系统中也被广泛使用。免疫细胞需要时时刻刻在物理世界搜寻，判断每一种靠近的物质是否来自身体之外，如果识别出对方来自身体之外，就要示警并加以消灭。为了做到这一点，免疫细胞需要生成大量不同的抗体分子——就人体而言，抗体分子的数量是 10^{12} 种，远超人类基因的总数量，构建出一套覆盖面极广的识别系统。对抗体基因的 DNA 片段进行重新组合，这也是抗体分子具备惊人的多样性的基础之一。

43

连接：神经元间的突触是如何打通的

在前文中，我们已经介绍了神经元的诞生过程，以及轴突和树突的形成。接下来，神经元构建大脑的关键一步即将展开——彼此靠近的轴突和树突要形成紧密的突触连接，真正实现两个神经元之间的信号联系。

突触形成是一个时空上非常精密的事件。谁和谁、在什么时候、在什么地方、形成什么数量和多大强度的突触联系，都需要小心翼翼地控制。在一节内容里显然不可能展开介绍其中所有的技术细节，因此，我们不妨换个角度来讨论突触的形成。

• 发育中：突触的形成

从本质上说，"突触"这个概念有两层含义。首先，它是一个结构概念，代表一种特殊且稳定的微观结构。在这种结构中，两个神经元的轴突和树突紧密结合在一起。其次，它还是一个功能概念，代表一个信息传递的场所。突触两端的神经递质和神经递质受体应该恰成一对。下面就从这两个层面出发,来看看突触究竟是如何形成,又是如何发生变化的。

先看结构这一面。前面说过,突触的结构类似于两个相对的拳头,一个拳头是突触前的轴突末端,另一个则是突触后的树突末端。两个拳头表面相对紧贴的地方,就是突触之间大约20纳米的狭窄缝隙。因此,为了形成突触,轴突这只拳头就得识别出树突这只拳头的位置并且紧紧贴合上去。严格说起来,轴突寻找合适的树突并与之形成突触的过程,与上一节讨论的轴突定向生长的过程非常类似,都是轴突在寻找方向,无非形成突触的过程中轴突的动作在空间上需要更加精细。

这个更加精细的定位过程,依赖于锚定在两个拳头表面的特殊蛋白质分子——"黏附蛋白"。黏附蛋白的作用有点像古典小说里的兵符,把一个虎形的兵符从中间分开,皇帝和将领各拿一半。打仗时,皇帝下发的兵符要和将领手中的另一半兵符准确配对,这样命令才算正式下达。在轴突和树突这两个拳头相互靠近时,如果黏附蛋白可以像分为两半的兵符一样紧紧结合在一起,它们就能把这两个拳头固定下来,在结构上开始形成稳定的突触。

再来看功能这一面。在轴突和树突两个拳头最初完成"握手"后,突触两侧还会伸出更多只手,用更多的黏附蛋白将突触的结构进一步稳固。更重要的是,黏附蛋白还能回过头去分别告知自己所在的轴突和树突,双方之间的"握手"已经完成,需要开始为真正的信号传递做准备了。

于是,突触前的轴突开始储备更多的神经递质和轴突小泡,突触后的树突会准备好相应的神经递质受体。在电子显微镜下可以看到，成熟的突触两侧会呈现出截然不同的图景——突触前的轴突末端挤满了密密麻麻的囊泡，突触后的树突末端则形成了一层厚达 40 纳米的深色条纹，里面大量聚集着神经递质受体蛋白，如图 43-1 所示。

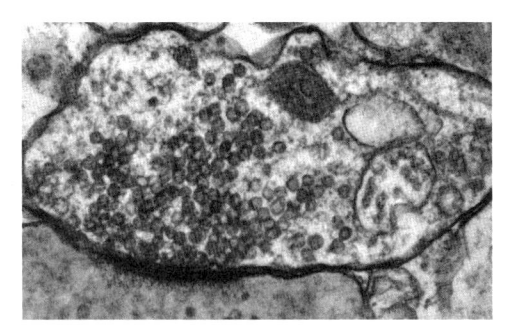

图 43-1　电子显微镜下的突触

但是，有一个问题也随之产生了：突触前后这两只拳头又是怎么让彼此的信号传递系统保持一致的？显然，如果是一根释放多巴胺的轴突，那么它应该只与具备多巴胺受体的树突形成突触，这样才有价值，否则两边的神经信号鸡同鸭讲，纯粹是浪费宝贵的生物资源。但研究发现，突触形成初期并不需要检测轴突和树突的信号系统是否适配——如果删除有关生产神经递质或神经递质受体的基因，突触的结构仍能准确形成。这是为什么呢？

一个可能的原因是，轴突在生长时已经明确了方向和目的地，不需要再次确认了。神经肌肉接头这种特殊的突触就是一个很好的例子。神经肌肉接头是直接控制运动的神经元和肌肉之间形成的突触。运动神经元能释放一种特殊的神经递质乙酰胆碱，而肌肉细胞能通过乙酰胆碱受体接收神经信号，控制肌肉进行收缩和伸张。在这个场景下，只要运动神经元的轴突正确地生长到肌肉细胞附近，两者形成的突触自然就是通过乙酰胆碱进行交流的。

另一个更为重要的原因可能是，突触结构的稳定存在依赖于神经活动。如果轴突和树突之间出现了信号错配，虽然突触结构仍然可以形成，但由于突触前后实际上无法传递信号，这样的突触结构并不稳定，可能很快就会被拆除。

回顾一下突触形成的两个要点，你会发现它有点像法国博物学家拉马克（Jean-Baptiste Lamarck）所说的"用进废退"。突触的形成似乎较为容易。只要轴突和树突足够靠近，双方能够"握手"，突触就有可能形成。但在更长的时间尺度上，只有那些存在活跃信号传递的突触才会继续壮大，其他的突触则很可能会消失不见。

人脑的发育过程能很好地印证这个推断。**与很多人的直觉相反，人脑中突触数量达到顶峰的时间，不是在年富力强的青壮年时代，而是在牙牙学语的婴幼儿阶段。**从 2 岁到 20 岁，人脑的体积会缓慢增大约 20%，但其中突触的数量减少了约 40%，可以说几乎腰斩。图 43-2 所示为人脑视觉皮层部位突触数量的变化，可以明显体现这种变化趋势。

人脑中突触数量的巨大变化揭示了这样一幅图景：在人脑发育的早期阶段，新生的神经元会到处"伸手"，与周围的神经元形成尽可能多的突触连接；但在此之后，只有那些确实能进行神经信号传递的活跃突触才会被保留下来，并变得越来越稳固，其他的无用突触则会被逐渐清除。**人脑的真正成熟，靠的其实是做减法。**

在某些特殊的情况下，脑发育中的这种"用进废退"还有一个很狭窄的时间窗口——只在发育的早期阶段发生，错过就无法重来。例

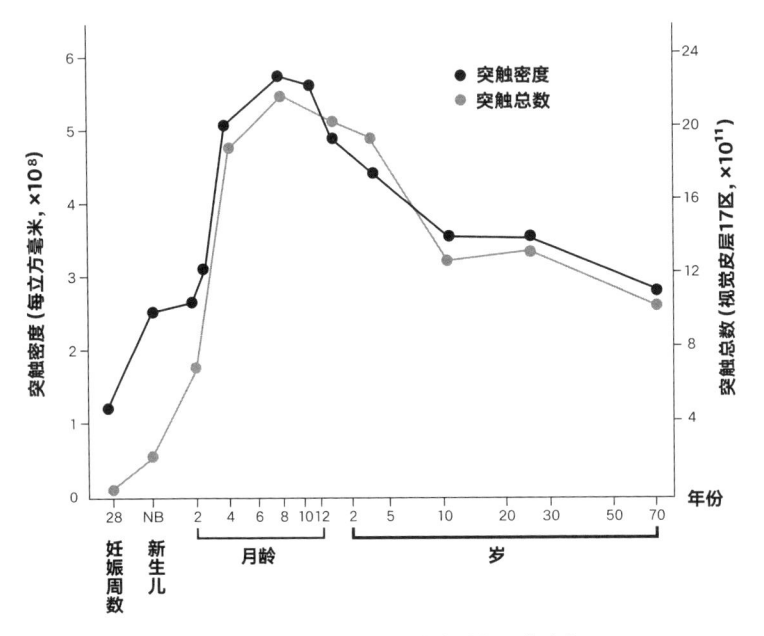

图 43-2 人脑视觉皮层部位突触数量的变化

如，前文提到过，在视觉系统发育的关键期，双眼必须持续接收光信号，只有这样，连接视网膜到大脑皮层的突触才能稳定维持。如果在动物出生后缝住它其中一只眼睛的眼睑，让这只眼睛完全无法接收光线，那么这只眼睛通向大脑皮层的神经突触就会大量消失，此后即便重新打开缝合的眼睑，这只眼睛也可能再也无法看到东西。

当然，这类实验不可能在人类身上进行。但类似机制在人类某些疾病中也能观察到。如果一个孩子患有"弱视"这种疾病，有一只眼睛从小就看不清楚东西，那么他的脑就会倾向于使用另一只眼睛的视觉输入，那只视力较差的眼睛与大脑皮层的突触连接则会逐渐退化。而一旦错过视觉发育的关键期（现在一般认为是从出生到 8 岁），这

第六部分　作为生物器官的脑　　421

个孩子就会形成永久性的、无法用眼镜矫正的视力缺陷。

- **发育后：突触的增强**

前面讨论的是脑发育过程中突触的大范围动态变化——它能持续、批量地产生，也会因为无用而批量消失。这很自然地引出了一个新问题：在脑发育完成之后的成年阶段，虽然突触整体上会维持一个稳定的数量，但在不同的环境中、不同的经验下，不同突触应该会有活跃和沉默、用得多和用得少的差别，在这种情况下，突触是否仍会发生结构和功能上的改变？

答案当然是会，而且这种变化很可能就是学习和记忆的基础。突触的动态变化与学习、记忆之间的关系前面已经进行了比较深入的讨论，这里就不再重复了。我们需要讨论的问题是，当一个活跃的突触决定进一步增强两侧轴突和树突之间的联系，也就是增强突触的信号传递能力，它究竟需要完成哪些具体工作？

我们仍然可以从结构和功能两个角度进行探讨。

从功能的角度来说，想要增强突触的信号传递能力，突触前的轴突需要储备、释放更多神经递质，突触后的树突需要准备更多的神经递质受体蛋白。从结构的角度来说，为了实现上述两个任务，突触部位轴突和树突这两个拳头接触的面积还要相应地增大，这样才能放得下这些新增的轴突小泡和树突的神经递质受体蛋白，储备更多的黏附蛋白，以通过彼此握手来加固两者之间的联系。而所有这些，包括更大的突触面积、更多的黏附蛋白、更多的神经递质、更多的神经递质受体，都离不开相关物质的持续生产，两个神经元需要分别生产出相应的突触组件，再将其运输到突触部位。这其实也解释了一个重要的发现——如果使用药物阻断蛋白的生产或者运输，突触将无法发生变化。

这就产生了一个技术上的挑战：对一般的细胞而言，蛋白质生产主要是在细胞体部位进行的。首先是在细胞核内部，以基因组 DNA 为模板生产 RNA 分子（这一步称为"转录"），随后 RNA 分子离开细胞核，进入细胞质，在核糖体的帮助下生产蛋白质（这一步称为"翻译"）。但突触往往远离细胞体，轴突末端就更是如此了。既然如此，要如何保证细胞体这个蛋白质生产机器能够响应分布广泛、变化快速的突触需求？特别是考虑到一个神经元会形成成千上万个突触，蛋白质是如何准确地被运送到有特定需要的突触的呢？

为了解决这些问题，突触用了两个办法。一个办法是从细胞体到轴突和树突末端铺设几根细长的蛋白质骨架，这样一来，装满了蛋白质货物的小泡就可以顺着骨架一路到达突触部位。另一个办法是直接把 RNA 分子和核糖体运到突触附近，就地生产需要的蛋白质。

通过这两种方式，同一个神经元的不同突触无形中就成了彼此的竞争对手。它们需要争夺同一批蛋白质货物往哪里运输，有限的蛋白质合成机器到哪里工作，谁更活跃，谁就能暂时胜出，而胜出者就有可能建立更稳定的竞争优势。

这种正反馈的力量进一步让突触之间的"用进废退"得以发生和快速切换——只有保持活跃，自己才能保持生存；稍有懈怠，就可能会被清除。图 43-3 展示了一根树突上的凸起[1]持续动态地产生和消失的过程。

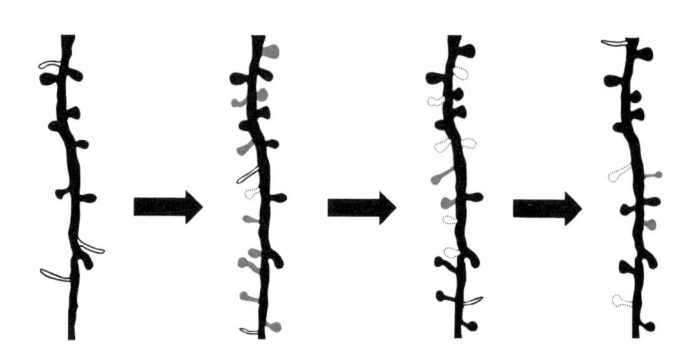

图 43-3　突触的动态变化

心智活动的基础，是大量彼此相连、形成网络的神经元。如果我们把突触的变化考虑进去，这张神经网络的运算方式就更加清晰了：在发育成熟的脑中，神经元的数量、神经元的轴突和树突结构总体上是稳定的；外部世界的快速变化，以及生物自身经历和感受的快速变化，更多地体现在这张神经网络中一个个突触的动态变化上。**也正因如此，在负责学习新经验的海马区，几乎全部突触都在持续地新生和消亡，平均生命周期只有 1~2 周！**

---

[1] 被称为"树突棘"，是突触形成的部位。

44

枢纽：为什么需要一颗中心化的脑

我们知道，神经元并不是均匀分布在身体的各个部位。相反，它们往往高度集中在一起，形成一个被称为"脑"的结构。这个结构主导了动物绝大多数生存和繁殖的基本需要，也承载着人类智慧的终极秘密。因此，这一节就来详细讨论一下脑这个结构是如何出现和演化，又是如何成长和衰亡的。

首先需要回答的问题是：为什么动物需要脑这个结构？或者反过来：如果神经元没有集中在一起形成脑，而是更广泛地分布在身体的各个位置，会影响动物的生存吗？

初看起来似乎不会有什么影响。以水母为例，它的神经元构造和人类的没什么区别，也能够产生神经电信号、释放神经递质。与此同时，水母的神经系统被认为是地球上现存最简单、最原始的一种类型。它没有中心化的脑结构，但依然能够有效支撑水母的生存与活动。

以水螅水母这种特殊的水母为例，它体长1厘米左右，外观像一把半开的雨伞，拥有大约1万个神经元，而它的嘴巴在"整把雨伞"的中央部位（图44-1）。这些神经元主要分布在两个位置：一部分神经元位于这把雨伞的最外圈，彼此相连形成了一个环状结构；另一部分神经元则沿着一根根伞骨分布，形成了向心辐射的结构。

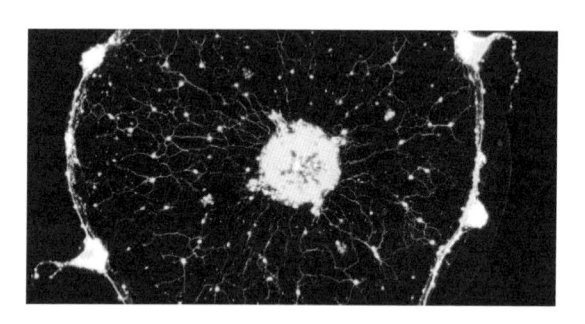

图44-1　水螅水母的神经网络

当水母需要在海洋里运动时，分布在雨伞外圈的神经元会同步开始活动，并将电活动沿着伞骨的神经元向内传导，把运动指令发送给位于伞骨不同部位的肌肉细胞，然后整把雨伞的肌肉细胞会同步收缩，把水向后方挤压，水母就可以向前运动了。

如果遇到特殊的环境信号，例如水母的某一部位捕获到了一只小型浮游生物，那么就只有这个部位的神经元被激活，进而引起相邻的几根伞骨收缩，将食物"卷"到位于雨伞中心位置的嘴巴处。

从这个例子可以看到，即便没有中心化的脑，只要神经元之间能够形成有秩序的连接，动物就可以精确感知外部环境（如水流和食物），并相应地精确控制身体反应，像这样的能力对于动物的生存和繁殖而言都至关重要。

顺着这个逻辑推演，既然神经系统的主要功能是收集信息、处理信息、产生相应的行为输出，那么只需要在特定的感觉器官和运动器官中安放一些神经元，再通过一个或者多个突触在两者之间拉一条连线，神经系统的功能就差不多实现了。打个比方，负责检测食物味道的神经元可以直接连线负责控制张嘴吞咽的神经元，负责检测异性存在的神经元可以直接连线负责启动求偶行动的神经元，负责检测天敌气味的神经元可以直接连线负责逃跑的神经元，等等。既然如此，为什么绝大多数动物还都演化出了中心化的脑呢？

- **脑的重要性**

这个问题的答案，也能从水母的神经系统中找到一些隐秘的提示。

依靠完全去中心化的神经系统，水母的各个身体部位可以相对独立地活动，比如伞状身体的运动和嘴巴部位的运动就可以彼此独立进行。但一旦涉及捕食，两者就必须高度配合：当水母的伞状身体边缘捕捉到一只小虾时，需要将伞体部分收拢，把猎物送往中央的嘴部；与此同时，嘴部也要同时伸展、张开，做好接应与吞咽的准备。因此，虽然两个动作分别由两个独立的神经网络来控制，但两个网络之间需要一个信息交互的界面，以实现信息的共享和行动的同步——如果身体捕获到食物，在把食物送往嘴巴时，需要通知嘴巴部位做好捕捉和吞咽食物的准备。换句话说，水母的神经系统固然能以点对点连线的方式操作，但连线和连线之间无可避免地需要出现结构的交叉和信息的交互。更进一步，如图44-2和图44-3所示，即便没有脑的存在，动物也能处理感觉输入和运动输出；但如果感觉输入和运动输出变得越来越复杂，神经网络的交汇节点就会变得越来越庞大，脑结构自然就有了存在的价值。

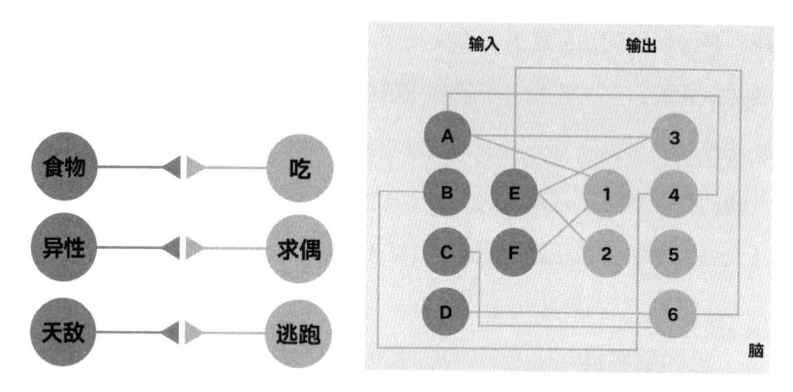

图 44-2　输入和输出相对简单的情况　　图 44-3　输入和输出相对复杂的情况

至此，这个问题的答案就是显而易见的了：在进化史上，为了更好地生存和繁殖，动物需要感知的环境信息变得越来越丰富，所要做出的行为输出也变得越来越复杂。而结果就是，**神经系统需要的连线变得越来越多，它们之间相互交汇的节点也变得越来越重要、越来越庞大，于是，一个专门用于信息处理的中心化结构——脑，便应运而生。**

相比大量点对点的神经连线，脑这个中心化的结构中聚集着大量神经元，且这些神经元彼此间的距离更近，连线距离也更短，因此能大大节约神经连线的成本。动物将检测到的环境信息传入脑，在这里完成各种信息的比较、整合和优先级处理，产生统一的行为输出，再将指令分拆后输送给身体各个部位，以产生协调统一的运动输出。

秀丽隐杆线虫这种微小的陆地蠕虫就是一个简单而有说服力的例子。秀丽隐杆线虫体长只有 1 毫米左右，身体结构极其简单，只有 302 个神经元，且其中大约 2/3 的神经元都集中在其头部区域，围绕并形成了一个环形的原始脑（图 44-4）。而在秀丽隐杆线虫的原始脑中，又有大约 2/3 的神经元是中间神经元，也就是既不直接感知外部信息，也不直接负责运动输出的神经元——可想而知，中间神经元的主要功能就是传递、整合和协调信息。

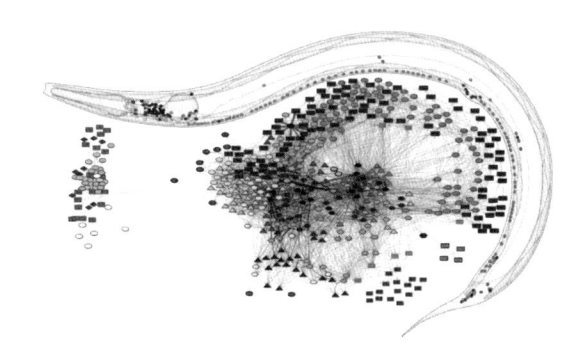

图 44-4　秀丽隐杆线虫的神经系统

举个例子，秀丽隐杆线虫的脑中有一种叫作 RMG 的中间神经元，它能够同步接收来自好几个不同的感觉神经元的信息输入，然后它会整合外部环境中的氧气含量、同类密度等，来决定是与其他秀丽隐杆线虫聚集成团还是分散开来。不难看出，即便是如此简单、微小的生物，也需要一个中心化的脑结构来负责神经系统内部的信息处理。

动物的脑就像一个国家的政府部门，它本身既不直接参与生产，也不直接进行消费，却承担着情报整合、资源调配和策略制定等重要职责，任何一个现代国家都离不开它。而且，为了提高工作效率，这些政府部门最好是能集中在一个地方，也就是一个国家的首都。

- **两侧对称**

明确了脑结构的重要性，我们再来具体看看脑在进化史上是如何出现的。

当神经系统最早在生物世界出现时，它应该是一个非中心化的网络结构，水螅水母就是一个典型的例子。在此后漫长的进化史上，两个前提的出现促成了中心化的脑这样伟大创造的出现。

第一个前提是头部的出现，更严谨地说是两侧对称动物的出现。

以水母为代表的原始动物，其身体结构呈辐射对称，即有前后之分，但没有明确的左右或背腹之分。这类动物的运动模式较为简单，像水母主要通过伞状结构的开合，将水向后喷出，从而实现向前推进，搭配网络状的神经系统就可以工作。

但在大约 5 亿—6 亿年前，两侧对称动物出现了。这类动物的身体除了有前面和后面的区分，还出现了左边和右边、背部和腹部的区分，它们在感知外部世界和进行行为输出方面都有了更高的复杂度。可以说，它们真正具备了在三维空间中灵活行动的能力，因此，今天地球上超过 99% 的动物都属于这一门类。

秀丽隐杆线虫就是一种简单的两侧对称动物，而有了这种复杂的身体结构，秀丽隐杆线虫就能完成一些更精细的空间定位任务。例如，它可以通过头部左右两侧的两个感觉神经元来比较、判断某种气味的浓度差异，从而得知气味源头到底是在左前方还是在右前方。根据气味的性质，它也可以决定是朝这个方向蠕动以接近食物，还是远离这个方向以躲避危险。

伴随着两侧对称动物的出现，"头"这个身体结构也自然而然地出现了——它位于身体前端，靠近嘴巴的位置。脑中需要堆积大量的神经元，以帮助动物（更准确地说是动物的嘴巴）更好地评估外部信息，寻找和获取食物。也就是说，**在动物演化出适应三维世界的身体结构后，脑这一信息处理中心也随之诞生，并永久地固定在了头部靠近嘴巴的位置。**

在此之后，脑在神经系统中的优势地位持续提升。例如，在秀丽隐杆线虫体内，脑只集中了全身 2/3 的神经元，还有相当一部分神经元分散在身体其他部位，包括身体末端也有部分神经元的聚集。但到了人体中，绝大多数神经元都位于脑内，脊髓和肠道中虽然也分布着一些神经元，但其数量只有一亿多个，相当于脑中神经元数量的千分之二。

- **硬质骨骼**

脑出现的第二个前提是硬质骨骼的出现，更确切地说是脊椎动物的出现。

尽管没有骨骼的无脊椎动物（如章鱼）也可以进化出较为复杂的脑和认知能力，但骨骼的出现带来了一个影响深远的结果——动物可以在骨骼的支撑下发展出庞大的体型和敏捷的运动能力。

骨骼支撑庞大体型的作用不难理解。在海洋之外的世界里，动物柔软的身体会受到地球引力的牵累，没有坚硬的支撑结构，单是自身体重就足以压垮自身。如果使用与昆虫类似的外骨骼方案，坚硬的外壳又会限制动物体型的长大，这也是为什么昆虫发育普遍需要反复多次蜕皮。而身体内部的骨骼可以伴随着生物的成长发育而持续变大，同时为身体提供强有力的支撑，也就使动物发展出了庞大的体型。

同时，骨骼的出现也进一步提高了动物的运动能力。骨骼提供支点，肌肉负责收缩，动物从而可以对外输出精确且稳定的力量。例如，鸟类体内发达的胸大肌，一端连接翅膀中的肱骨，另一端连接胸部中央突出的龙骨突。肌肉的有力收缩带动翅膀下扑，为飞行提供了强劲升力——这个力量甚至可以数倍于鸟的体重。而如果没有坚硬的骨骼，如此巨大的力量可能会直接把鸟的身体撕碎。在地球生物圈，尽管很多没有骨骼的动物也能飞行，但它们的体型和飞行能力远无法与鸟类相提并论。

到了这里，骨骼与脑之间的关系也逐渐明朗：庞大的体型和灵活的运动能力使脊椎动物能够进入更广阔的生存空间、面对更复杂的生存环境。而这反过来又促使脑不断演化：更大的身体不仅为更大的脑提供了容纳空间，也对脑提出了更高的适应要求——为了应对更复杂的环境，更强大的脑成为必需。

看似毫无关联的"头部"与"硬质骨骼"，共同催生了越来越发达和复杂的脑。在今天的地球上，无论以哪种标准衡量，最发达的脑都来自两侧对称的脊椎动物——蓝鲸拥有重量最大的脑，人类的脑与体重比值最高，而鸟类的脑则拥有惊人的神经元密度。正是这些复杂精密的脑，使得这些动物不仅能适应多样的环境，更在漫长的演化历程中成为生物世界最具统治力的成员。

45

微雕：脑的精细化结构是如何产生的

上一节，我们从概念层面讨论了动物为何会演化出脑这一结构。这一节则将从技术角度出发，探讨脑这个复杂结构具体是怎么实现的。

如果你看过人脑的图片就会知道，它长得有点像一颗大号的核桃，表面布满了蜿蜒起伏的褶皱，切开看内部还有更为复杂的细微结构，如很多个由大量神经元聚集而成的致密核团。

要全面讲清这些细致结构的来龙去脉并非易事，因此我们不妨暂时跳过具体细节，从相对宏观的角度讨论脑形成的三个关键性问题。

第一，脑最初是在身体的哪个位置出现的？

第二，脑的功能分区，如大脑和小脑、海马区和杏仁核，是如何产生的？

第三，与人类智慧关系最密切的大脑皮层是如何形成的？

- **脑在哪里出现**

　　首先来看第一个问题。别看人脑的结构复杂，但究其根源，人脑和其他所有脊椎动物的脑一样，都是从一根中空的管子发育而来的。只是在发育过程中，这根管子被进化的力量不断扭曲、拉扯，变得面目全非了而已。

　　在受精卵形成和发育的早期，胚胎最外层的细胞向内凹陷，形成一根中空的管子，也就是神经管，如图45-1所示。神经管贯穿了动物的整个身体躯干，最终形成了动物的中枢神经系统，包括脑和脊髓。

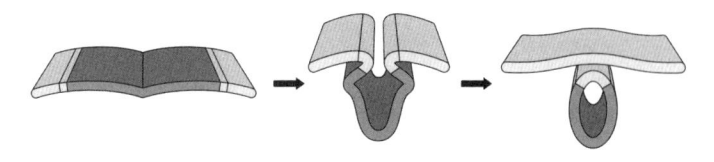

图 45-1　神经管的形成

　　岔开来说一句，如果在孕早期，母体缺乏叶酸，宝宝的神经管发育就可能会受到影响，没有彻底闭合成一根管子，从而导致严重的神经系统发育障碍。全球每年大约有30万名新生儿会受到这种疾病困扰。这也是为什么医生往往建议准妈妈补充叶酸。

　　考虑到神经管的存在，我们的问题就可以变得更加具体：脑显然总是出现在整根神经管的最前端，也就是动物头部的位置，但这一点是怎么实现的？为什么动物身体的中央部位或者尾部不会长出脑袋？

　　这看起来可能有点无厘头，因为我们已经习惯了脑和头总是长在一起。但是，究竟是什么信号定义了动物的头部其实是个挺有深度的问题。

对此，所有两侧对称动物形成了一个高度一致的解决方案，方案的主角是 HOX 基因（同源异型基因）。这类基因的作用是决定动物从头到尾的中轴线的顺序，作用方式有点像发扑克牌。假设有四个 HOX 基因——基因 1、基因 2、基因 3、基因 4，分别是代表头、脖子、胸和屁股四个部位。如果这四张基因扑克牌按顺序排列在胚胎的中轴线上，那么动物长大后的身体就是我们所熟悉的样子，有头，有脖子，有躯干和四肢。如果这四张基因扑克牌的顺序错了，变成基因 1、基因 3、基因 2 和基因 4 的顺序，那么动物的脖子就得挪到胸和屁股之间了。图 45-2 所示为决定果蝇"头—尾轴线"的 HOX 基因，每种色块代表一个基因和它相对应的身体部位。

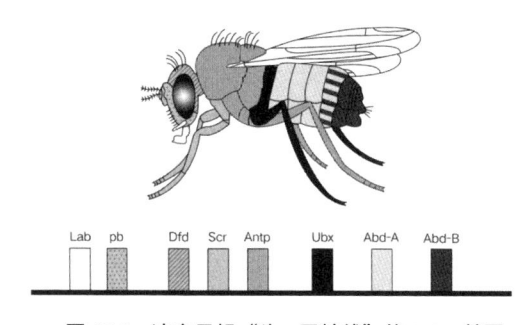

图 45-2　决定果蝇"头—尾轴线"的 HOX 基因

如果继续追问下去，更本质的问题则是，在胚胎发育刚开始的时候，动物怎么知道应该如何发基因扑克牌？比如，它怎么知道应该把代表头的基因扑克牌，而不是把代表脖子或者屁股的基因扑克牌放在整根神经管的最前端呢？

这就涉及系统默认值的问题。不少研究发现，长出脑才是神经管的出厂设定。胚胎会自然地沿着神经管的前端激活一系列控制脑发育的基因，就像按部就班地发出代表脑的扑克牌。除非有什么信号通知它位置已经太靠后了，不要再放了，动物身体的末端会分泌一些化学信号（如 Wnt 蛋白和 FGF 蛋白）起到这种阻止作用。

也就是说，起码对脑的定位来说，动物是先确定了屁股在哪儿，然后才在神经管的相反位置开始脑的发育，如图 45-3 所示。这就是字面意义上的"屁股决定脑袋"。

图 45-3　脑在神经管的定位

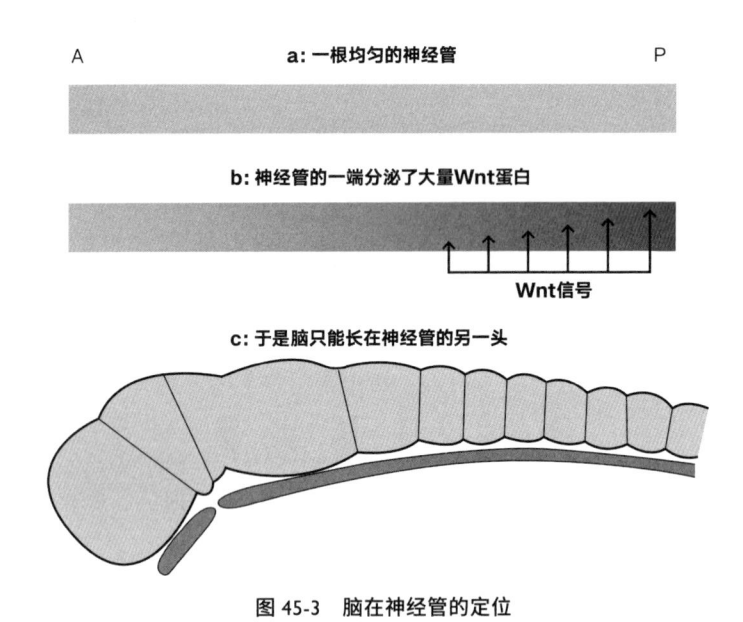

图 45-3 所示只是一个非常粗略的模型。顺着神经管延伸的方向，一端形成脑，但脑还要继续细分成前脑、中脑、后脑等结构；另一端形成贯穿身体的脊髓，但脊髓也还要继续细分成一节一节的分段，每

一段负责控制不同的身体部位，如相对靠前的一段控制脖子，最后一段控制脚掌和脚趾。

这些更精细的区分也可以沿用上述发牌的逻辑。一个思路是使用更多的扑克牌，不是基因1、基因2、基因3和基因4，而是从基因1、基因2一直到基因J、基因Q、基因K；另一个思路则是同时使用几套扑克牌，比如在使用从基因1、基因2到基因J、基因Q、基因K这套扑克牌的同时，也沿着神经管派发分别标记为红、黄、蓝、绿的扑克牌，以两套扑克牌的组合来确定每一小段神经管的未来身份，如基因红-1代表前脑、基因绿-3代表后脑、基因黄-5代表脊髓第一节，等等。

- **功能分区如何产生**

这就自然引出了第二个问题：在脑的位置确定之后，脑更详细的功能分区是如何产生的？

从具体的结构角度来看，所有脊椎动物的脑都是由神经管最前端的一段形成的，但具体的结构特征千差万别。例如，斑马鱼这种简单的脊椎动物的脑的结构一目了然：神经管的前端有三段膨大，像分了三节的长条形气球，分别对应前脑、中脑和后脑，之后才是脊髓。人脑则长得像个大号的核桃，看起来和一根管子风马牛不相及，但究其根源仍然是一样的。如图45-4所示，如果沿着人体胚胎发育的时间顺序来观察，会更明确地看到这一点。特别是在一个月大的胚胎中，还能明显看到神经管的痕迹。

1个月的胚胎　　　　5周的胚胎　　　　　　　儿童

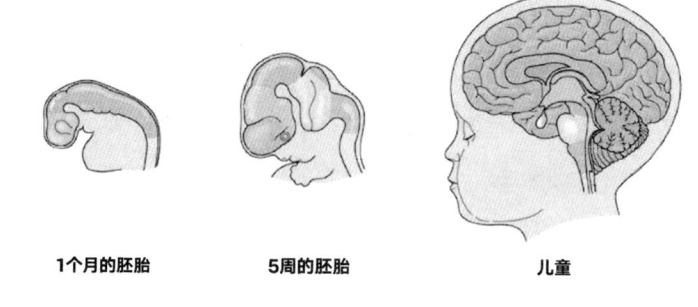

图 45-4　人脑的发育过程

同样是从一根神经管起步，人的前脑快速膨大，体积占据了压倒性的地位，而且向后方弯曲、折叠，包裹住了后面的中脑和后脑，最终形成了我们非常熟悉的大脑皮层和海马、杏仁核、下丘脑等脑结构。

与前脑相比，人的中脑和后脑显得不太起眼，但其作用仍然至关重要。例如，中脑和后脑控制着维持人体生存的很多重要功能，如呼吸、睡眠、体温调节等。后脑还有一部分区域发育成了负责运动控制的小脑。神经管的中空部分则被高度压缩为脑室，也就是脑中微小的空腔，隐约提示了神经管曾经存在过的痕迹。

至于这种精细结构是如何出现的，其实逻辑与前面讨论的按顺序派发扑克牌是一致的，这里就不再重复了。但需要注意的是，两侧对称动物的身体位置除了有前后的区分，还有上下（背部腹部）和左右的区分。在三维的脑中，扑克牌的派发顺序可以沿着前—后轴向进行，也可以沿着背—腹轴向进行，还可以沿着左—右轴向进行。而很多个基因的特定组合，会标识并形成一个特定的三维脑功能结构。

以学者研究得最为透彻的脊髓为例。脊髓可以被看成脑的自然延伸，负责人体躯干的精细感觉输入和运动输出。为了实现这个目标，人类的脊髓上从前向后分布着 31 对神经节，按顺序控制从脖子一直到脚趾的身体部位。从横切面看，脊髓也有更精细的结构划分，控制身体运动的运动神经元从靠近腹部的一侧输出，而感觉身体状态的神经元从靠近背部的一侧输入脊髓。也就是说，脊髓的功能分区可以精细划分到纵向的每一节和横向的每一层，每一个功能区块都对应着数量不等的基因扑克牌。

- **大脑皮层如何形成**

最后我们要讨论的问题是，作为人类智慧载体的大脑皮层，它的复杂构造是怎么形成的？

大脑皮层是哺乳动物特有的脑结构。在我们熟悉的核桃状的人脑中，大脑皮层就是覆盖在脑的表面、厚度约为 2~4 毫米的薄薄一层，有点像包裹核桃的核桃膜。从发育过程看，大脑皮层就是由神经管最前端的前脑区域持续扩张和折叠形成的。大脑皮层最引人注目的特点是其井然有序的分层结构，它由表及里可以分成泾渭分明的六层，第一层在最外面，第六层在最深处，如图 45-5 所示，每一层中的神经元都有特殊的密度、形态和基因扑克牌标记。通过大量跨越层次的突触连接，神经信号在六层之间反复流转，智慧也在其中孕育。

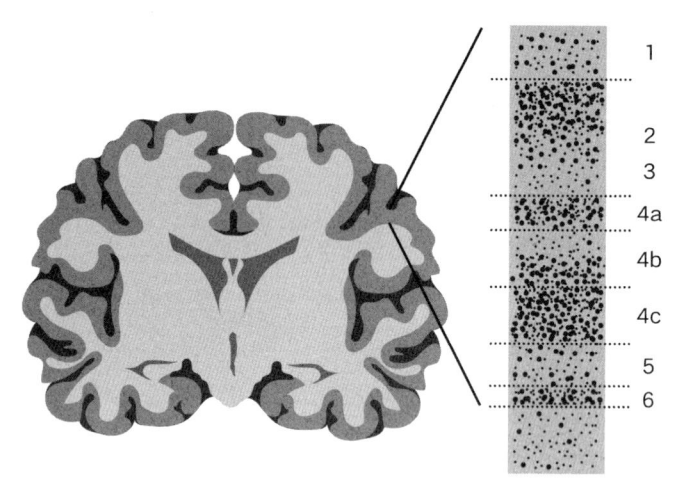

图 45-5　人大脑皮层的六层结构

那么，一个显而易见的问题就是，如此清晰分层的大脑皮层究竟是如何形成的？从逻辑上说，构造六层神经元并不困难，我们甚至可以设想一个简单粗暴（一定程度上接近真实情况）的模型：薄薄的一层神经干细胞沿着同一轴向进行分裂，产生的两个后代细胞一个原位不动、仍然保持干细胞的特性，另一个变成神经元向上移动。这样一来，只要进行五次分裂，就能产生规则的六层神经元。真正困难的，是如何保证六层神经元的每一层都能保持各自的独特性质。

具体而言，负责制造大脑皮层的干细胞非常特别，它们形态细长，下端靠近神经管的中空部位，顶端靠近神经管的外缘。它们在发育过程中会分批次进行分裂，每一批产生一种特定类型的神经元。随后，这些神经元会沿着干细胞形成的骨架由内向外移动，到达目标高度再停止，如图 45-6 所示。如果把这层干细胞看成大脑皮层的地基和脚手架,那么新生的神经元就是在沿着脚手架攀升,先搭出一楼(大脑皮层最深处的第六层),直至最后六楼(大脑皮层最表面的第一层)搭建完成。之后,神经元伸出树突和轴突,与特定的对象形成突触,开始组成复杂的神经网络。

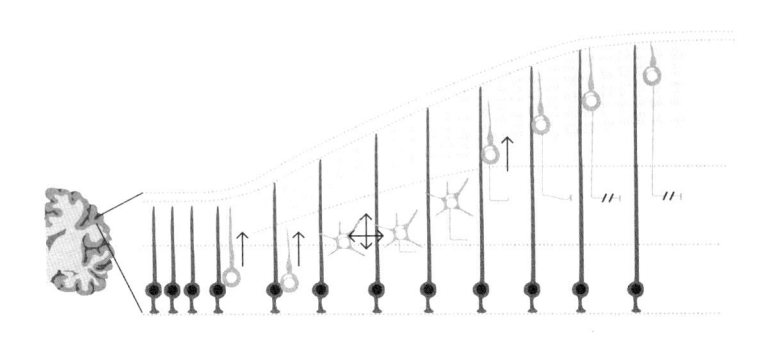

图 45-6　大脑皮层分层结构的形成过程

回到本节开始提的三个问题——脑在哪里出现、功能分区如何产生、大脑皮层如何形成——我们能看到,伴随着整个动物身体的发育,脑的结构也一步步明确和精细化。它被固定在神经管的最前端,又沿着三个身体轴向进一步分化出许多精细结构,包括与人类智慧关系最为密切的大脑皮层。

特别值得注意的是,在人体所有器官和组织中,只有神经系统具有如此复杂精密的构造方式。其中的原因很好理解。人体绝大多数器官和组织处理的信息和物质都是弥散性的,处理它们不需要很高的空间精确性。例如,胰岛细胞需要感受、响应血糖的高低,肝脏需要输出和输入脂肪分子,肺泡需要扩张和收缩来驱动空气流动,这些过程

第六部分　作为生物器官的脑

虽然重要，但器官本身并不需要具体掌握血糖、脂肪和空气分子的具体位置变化。

神经系统要完成的任务完全不同。它必须帮助动物应对变化剧烈、节奏快速的外部世界，对信息的响应不仅要求时间上的高速，更要求空间上的精准。作为应对，神经系统自身也就需要具备极高的空间组织秩序，在感觉输入端和运动输出端都是如此，更不要说能装下整个宇宙的人类智慧了。

46

智慧载体：人脑为何与众不同

本节我们要探讨一个核心问题：在人类自身的认知中，人脑无疑是地球上最特殊的一种脑。那么，到底是什么让它变得如此与众不同呢？

在展开具体的讨论之前，我们不妨先仔细观察一下人脑的基本结构。

根据上一节的内容可以知道，脑本质上是脊椎动物体内细长的神经管的最前端部分。在人体发育的过程中，这部分结构历经复杂的变形，包括反复地膨大、扭曲、折叠，最终看起来完全脱离了管子的形态。我们可以用一个形象的方式来想象这个过程：在发育过程中，神经管的最前端首先像吹气球一样变大，然后被压扁变成一个蘑菇头的样子，之后蘑菇头的边缘向下收缩，部分包裹住神经管靠后的部分，包括负责运动控制的基底核、负责学习和记忆的海马、负责情绪控制的杏仁核、负责体温和代谢调节的下丘脑，以及比这些结构更靠后的小脑等。神经管后段变成脊髓，从脑部向后延伸，样子有点像从脑中吸取养分的吸管——至少从神经信息传递的角度来说，这个比喻是恰如其分的。

在这个基本结构保持不变的情况下，与其他动物的脑相比，人脑体现出了两个非常鲜明的且看起来自相矛盾的特征。

第一，人脑表面的大脑皮层的面积大大扩张，而且表面形成了曲曲折折的沟回结构，这让人脑看起来像一个大号的核桃。相比之下，小鼠、猪乃至猴子的脑表面都非常光滑，如图 46-1 所示。这个结构特征看起来显然与人脑的高级智慧功能密切相关。

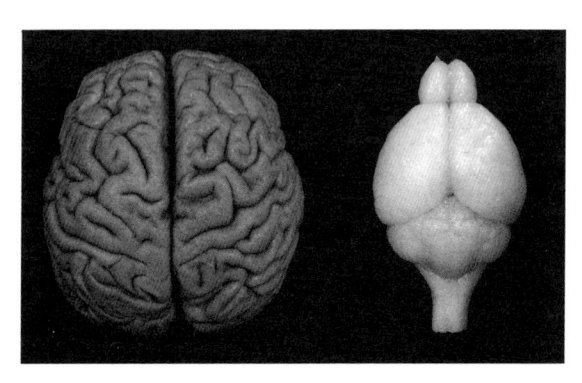

图 46-1　人脑（左）和鼠脑（右）

第二，相比于其他哺乳动物，人类婴儿在出生后显得异乎寻常的低能和无助，别说寻找食物和躲避天敌了，人类婴儿就连简单地翻身都无法做到。

下面，我们就从这两个看似自相矛盾的特征出发，来讨论人脑何以如此特别。你将会看到，这两个特征恰似硬币的两面，共同塑造了独特的人脑。

- **复杂的大脑皮层**

先看硬币的一面：人脑复杂且面积巨大的大脑皮层。

前面提到，大脑皮层是动物神经管最前端最表面的部分，由六层不同的神经元构成。从纵向看，位于大脑皮层同一位置、不同深度（即不同层）的神经元之间能形成密集的突触连接；从横向看，位于大脑皮层不同位置、同一深度的神经元之间的联系却要稀少得多。

从这个意义上说，我们可以认为大脑皮层实际上是一种二维结构，它的基本结构和功能单元是一个个微小的圆柱体，即"皮层柱"。每个皮层柱的直径约为几百微米，自上而下贯穿大脑皮层的第一到第六层。每个皮层柱内部的神经元之间都会形成密集的突触连接，构成一个独立的计算单元，不同皮层柱之间再通过特定的连接传递信号。这样一来，我们很容易就能想象到，大脑皮层的功能强大与否取决于它到底拥有多少皮层柱，就像我们习惯用晶体管的数量来衡量芯片的功能一样。人类的大脑皮层拥有大约15万个皮层柱，也就是有大约15万个独立的计算单元。

在芯片制造领域，为了在一块芯片中堆积更多的晶体管，工程师们常用的办法是用更精细的工具制造尺寸更小的元件，我们常说的七纳米芯片、五纳米芯片就是指这方面的工艺进步。而在不同动物的脑中，神经元本身的大小几乎是保持不变的，**想要在大脑皮层中堆积更多皮层柱元件，可以采用两个办法，一是提高神经元排列的密度，二是扩大大脑皮层的面积。人脑在这两方面都做出了努力。**

人脑的体积并不是动物的脑中最大的。大象脑的重量约5千克，其中有约2570亿个神经元；而人脑的重量只有1.4千克，其中约有

第六部分　作为生物器官的脑　　445

860亿个神经元。但需要注意的是，大象脑的神经元主要集中在小脑区域，而人脑的神经元主要集中在大脑皮层。可以说，人脑大脑皮层的神经元密度和总量都远远超过大象的——人脑大脑皮层的神经元密度约为每立方毫米8万个，而大象大脑皮层的神经元密度只有约每立方毫米1万个。

在进化过程中，人脑大脑皮层的总面积也实现了快速扩张。还是以人脑和大象脑为例，人脑大脑皮层的面积约为2000平方厘米，大约是一份报纸摊开后的大小；而大象大脑皮层的面积约为2500平方厘米。当然，从具体数字上来说，大象大脑皮层的面积还是比人脑大脑皮层的面积大一些，但如果考虑到人和大象体型的差异（体重相差50倍，脑重量相差3~4倍），就可以看到人脑大脑皮层的面积有多么惊人了。

这自然引出了一个新的问题：人脑是如何提升神经元的密度和大脑皮层的面积的？

当下，这个问题也已经有了一些初步的答案。

前一节讲到了大脑皮层是如何形成的。位于大脑皮层地基部位的神经干细胞自身上下延伸，形成细长的脚手架。这些神经干细胞同时还会分裂出新生的神经元，新生的神经元沿着脚手架自下而上攀升，像盖楼一样建设出共有六层的大脑皮层大楼。在这个模型中，大楼地基的面积基本就决定了大楼顶部（即大脑皮层）的面积。例如，地基层是100个神经干细胞，大脑皮层表面就是100个神经元。

但人脑大脑皮层形成的情形有所不同。位于大脑皮层地基部位的神经干细胞除了能纵向分裂产生神经元，还能横向分裂出更多的神经干细胞，形成更多个脚手架。这就像插花一样，我们先在花瓶中放一把玫瑰花，然后不断把新的玫瑰花插到花束中，有的能插得深一些，有的则插得浅一些，最终花瓶中会完整呈现一丛漂亮的玫瑰花束。与之类似，地基层还是只有 100 个神经干细胞，但大脑皮层中神经元的数量却可以远远超过 100 个，大脑皮层整体的面积也得到了大幅增加。

- **人脑的幼态持续**

我们再来看硬币的另一面：拥有如此复杂、强大头脑的人类，在出生后的很长一段时间内为什么如此脆弱和无助，连最基本的生存能力都没有？

你大概已经习惯了软乎乎、肉嘟嘟的人类婴儿和长达数年的婴幼儿养育期。但在自然界，这其实是一个惊世骇俗的现象。弱小无助的婴儿本身就有很高的受伤和死亡风险，同时还要占用母亲在相当长一段时间内的养育精力和资源，这无形中降低了母亲的存活概率，甚至养育本身还阻止了母亲快速进入下一个繁殖周期。可以说，这种现象似乎从根本上有悖于生物最底层的生存和繁殖本能。

如果我们把讨论范围聚焦在哺乳动物内部，这种现象就更让人难以理解了。动物存在两种截然相反的繁殖策略——多生不养的 r- 对策和少生善养的 K- 对策。前者后代存活率很低，靠繁殖数量取胜；而后者繁殖数量低，靠高存活率取胜。大型哺乳动物是典型的采取 K- 对策的生物，依靠长期的体内孕育，让后代在出生时就具备较高的生存能力，然后通过哺乳解决初生后代的食物来源问题，以确保后代有较高的概率生存到繁殖的年纪。

因此，我们会看到，在非洲大草原上，斑马的幼崽出生几个小时后就可以站立、行走乃至奔跑；在大海深处，蓝鲸的后代诞生后立刻就会游泳。而相比之下，人类的幼崽却需要一年的时间才能学会翻身、爬行、站立、行走、自行寻找食物等最起码的生存技能。换句话说，人类似乎浪费了哺乳动物的独特生存优势和为此付出的巨大代价。这是为什么呢？

这个现象的根源是人脑的"幼态持续"。**所谓幼态持续，是说人脑在出生时远未发育完成，需要在母亲体外继续发育长大，直到成为完全体。**新生儿的脑容量大约是340毫升，只有成年人的1/4左右。在出生后，他们的脑容量会迅猛增长，3个月时达到550毫升，1岁时700毫升，到5岁时才能达到成年人脑容量的95%，整个发育过程直到20来岁才能彻底完成。相比之下，其他灵长类动物的幼崽在出生时脑容量就已经达到成年动物的40%~50%。考虑到其他灵长类动物幼崽的体重只有成年动物体重的不到5%，我们可以大致认为，其他灵长类动物胎儿发育的过程中，脑发育的优先级是非常高的，要优先保障初生后代的脑功能基本健全。

那么，问题就来了，人脑为什么把主要的发育过程留到了出生后呢？

在过去600万年的时间里，成年人脑的体积在进化过程中快速增大，从500毫升提高到接近1500毫升，为面积更大、功能更复杂的大脑皮层准备了空间。也是在这个过程中，人类祖先发展出了直立行走的能力，为了更好地支撑双足交替行动，人类祖先的骨盆结构变窄，而这间接让雌性动物的产道变得更加狭窄。

更大的脑和更狭窄的产道无法兼容，因此两害相权取其轻——胎儿必须在脑部尚未完全发育、头部尚小的时候就通过产道分娩。这种安排虽然让人类婴儿在出生时显得格外无助，但也正因为将脑发育的主要过程延后到出生之后，人类才得以突破产道的物理限制，最终拥有更大、更复杂的脑。

- **特殊的人脑与智慧直接相关吗**

以上内容主要从技术层面回答了人脑特殊结构的演化来源。那么，这些结构变化是否能直接对应人类智慧的提升呢？

这是一个相当难回答的问题。

从肯定的方面看，在人类进化史上，人脑体积的快速增大很明显是一个进化主动选择的过程。举个例子，人脑中有一个名为MCPH1的基因，它的功能是促进人脑持续发育，其基因序列在人类进化史上经历了显著的进化正向选择。如果把人类版本的MCPH1基因放入猴子的胚胎中，猴子的脑不仅会体现出类似于人脑幼态持续的特征，还会表现出更好的认知功能。

即便抛开这些技术细节不谈，我们也很容易想象，既然人类始终携带、维护着一个非常娇嫩且要消耗人体20%能源的器官，那么肯定是因为它提供了某些异乎寻常的生存优势，而这当然只能是人类智慧。

但反过来，如果想进一步理解人脑的哪些具体结构特征和人类智慧密切相关，回答立刻就会变得扑朔迷离起来。

以人类标志性的大脑皮层为例。大脑皮层扩张带来的一个立竿见影的影响就是沟回的出现，其中"回"指脑表面的隆起，"沟"则是指回和回之间的裂缝和凹陷。在脑科学研究史上，有不少人倾向于把复杂的脑功能对应到具体的某个或某几个脑回上。例如，左侧大脑皮层额叶和颞叶之间的额下回（脑前端最靠下的一个脑回）控制了人类的语言输出，著名的布洛卡区就在这个位置。当然，基于很朴素的逻辑，既然脑功能如此复杂、强大，那么脑的任何一个沟回都不可能只执行单一的功能。

但是，沟回本身并不一定和人类智慧直接相关，它更可能是大脑皮层扩张带来的副产品。这个道理也很容易理解。想要在有限的颅骨空腔中装进面积越来越大的大脑皮层，最简单的办法当然就是把它团在一起塞进去。关于这一点，一个直接的证据是，在小鼠脑中引入刺激神经干细胞增生的基因，特别是人类特有的一些基因，增大小鼠大脑皮层的面积，就能在小鼠脑中人为诱导出类似沟回的褶皱。

当然，沟回的形成似乎也能帮助大脑皮层提升运算效率。原因在于，它让同样面积的大脑皮层能被装进更小的空间中，同样大小的空间也就能装下更大面积的大脑皮层。而相应地，大脑皮层的基本运算单元，也就是皮层柱之间的物理距离会缩短并相互靠拢，彼此之间通过突触传递信息的效率也会提高。你可能听过一个很时髦的概念——3D芯片堆叠。传统的芯片是把大量微型晶体管紧密排布在一片硅晶圆的表面，3D芯片则是在垂直方向也堆积多层晶体管。可以说，3D芯片堆叠的价值与大脑沟回有些类似。

不过，地球生物界也提供了大量的反例，暗示沟回本身并不足以成为智慧的载体和衡量标准。例如，人类的智商有高有低，但除了极少数脑先天发育障碍的患者，不同的人脑中沟回的形态基本保持一致。又如，海豚脑的沟回看起来比人类脑的更复杂，但海豚的智力显然远低于人类。

事实上，如果进行跨物种比较，用与脑相关的许多宏观指标来衡量，人类不一定是最突出的。例如，以脑的重量和神经元总数量为指标来衡量，人类不如大象和蓝鲸；以大脑皮层总面积为指标来衡量，人类不如大象和蓝鲸；以大脑沟回的复杂度为指标来衡量，人类不如海豚；以脑重量占身体重量的比率为指标来衡量，人类和小鼠相当，但不如许多鸟类；以大脑皮层占脑重量的比率为指标来衡量，人来不如猫。**这可能指向了两个并不互斥的结论——要么人类智慧并没有我们想象的那么特殊，要么人类智慧的物质载体要比脑的宏观结构更为精妙难解。**

关于这一点，有一个非常引人注目的证据，那就是"无脑人"的出现。所谓"无脑人"，是指极少数因病或者因伤丧失了绝大多数脑组织，甚至是丧失了整个大脑皮层的人类个体。这些人基本能正常生活，还表现出了相当不错的智力。图46-2所示是一名患有无脑症儿童的脑部影像，从中可以看到，他的头骨内几乎完全被液体充满，脑几乎完全不可见，但他仍然能表现出一定程度的认知能力。这些都证明了人类智慧惊人的可塑性。

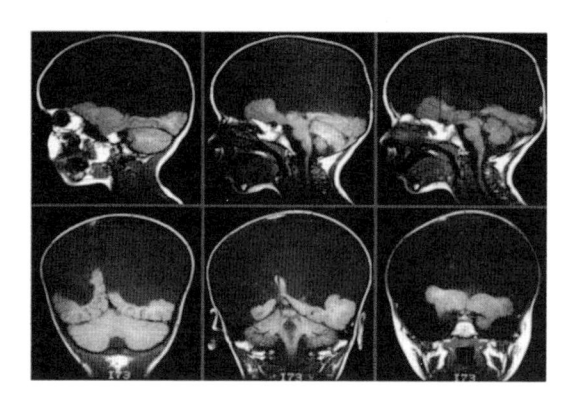

图 46-2　一名患有无脑症儿童的脑部影像

对此，一个可能的解释是，人脑的形态和结构特征，如更大的体积、更长的发育时间、更大的皮层面积和更复杂的沟回，为人类智慧提供了一个空间充裕的物质载体。但智慧本身更可能是一种网络状的特征，体现在大量神经元的复杂电活动中。在人脑这个载体中，智慧具体藏在什么区域，又是以什么编码形式存储在这个区域，可能都是有弹性的，而且是可以通过不断的学习加以改变的。

这就像知识与纸笔之间的关系。人类早期只能用坚硬的工具将知识刻在石头、泥板、龟甲之上，而随着媒介的演变，知识被记录在竹简、莎草纸、羊皮卷，直到今天的硬盘与云端。但无论载体如何变化，知识本身已经超越了它所依附的物理形式，成为一个可以迁移、共享、生长的系统。

也许，智慧之于大脑，正如知识之于载体。它源于结构，又超越结构；依赖脑，又不被脑所局限。 而真正理解这一点，或许正是我们深入认识"人脑为何如此特别"的起点。

47

谢幕：如何预防脑的衰老和死亡

作为一个生物学器官，脑由大量细胞构成，其中以神经元为核心，它们通过复杂的连接网络共同维持脑的功能。也正因为如此，脑和构成它的神经元一样，都会经历持续的老化，最终随着个体的死亡而走向终结。本节，我们将探讨大脑是如何一步步走向死亡的。

- **人脑的特殊死亡方式**

在讨论脑的死亡之前，我们要先面对人脑的一个重要特性——它是不可再生的。

尽管人脑的发育会在出生后持续好多年，但绝大多数神经元都诞生在个体出生之前；在个体出生后，新生神经元的数量会急剧减少；到了青春期之后，人脑的神经元数量就几乎不会再增加了。

也就是说，绝大多数神经元从人出生起就开始工作，一直工作到人的寿命终止。与神经元相比，绝大多数人体组织和器官都有很强的再生能力。例如，小肠内侧吸收营养的上皮细胞每隔 3~5 天就会彻底

第六部分　作为生物器官的脑

更新一轮，血液中红细胞的平均寿命也只有 100 天左右。

当然，目前对这个问题还存在相当多的争议。有不少科学家认为成年人的脑完全不会有任何新生神经元，也有不少科学家认为成年人的脑的部分区域，特别是负责学习、记忆的海马区，会持续产生少量新生神经元。但无论争议的最终结果如何，至少我们可以相对肯定地说，成年人脑中即便有新生的神经元，其数量也一定非常有限，而且大概率不会发挥重要功能。例如，有研究认为，成年人脑的海马区每天会产生大约 700 个新生神经元。就算这个是结论可靠的，这些神经元相比海马区约 1500 万个神经元的总数量也实在是微不足道。

这个现象的成因目前仍不清楚，它看起来似乎是复杂神经系统的某种特征，例如成年人类和猴子脑中都很少能看到新生神经元。虽然成年小鼠脑中会有更为旺盛的神经元诞生，但这些新生神经元主要集中在海马区和嗅球等特殊区域，而且只参与少数特殊的大脑功能。有关小鼠的研究似乎暗示，海马区的新生神经元会参与新生记忆的形成，而嗅球区域的新生神经元也参与了小鼠的嗅觉信息处理。

因此有人推测，可能恰恰是因为脑的功能高度复杂，神经元之间的网络一旦形成就不能轻易改动，所以进化过程中才关闭了成年动物脑的神经元新生功能，人脑尤其如此。这是个合乎直觉的解释（当然也可能是错的）。一个佐证是，人的心肌和骨骼肌也几乎无法再生，这可能也与肌肉必须时刻保持运动能力、无法停下来进行修复和替换有关。

既然人脑在童年之后就近乎停止了神经元的供给，那就意味着现有的神经元坏一个少一个，死一个少一个，不可能得到有效补充。当然，人脑的神经元确实惊人的长寿，它们当中的绝大多数都能持续工作几十年的时间。但也有很多证据证明，随着人年龄的增长，神经元也会缓慢走向衰老，它们内部会出现更多的基因变异，树突和轴突的形态会发生变化，突触的信号传递能力也会衰减。

由于无法自我更新和修复，因而人脑多了一种特殊的死亡方式。**如果神经元提前大面积衰老和死亡，人脑的功能势必会受到剧烈影响，由此产生了一类特殊的疾病——退行性神经系统疾病**。通过这种方式，人脑会先于生命体步入死亡。

退行性神经系统疾病的种类有很多，其中最著名、发病率最高[1]的一种是阿尔茨海默病。在阿尔茨海默病患者脑中，神经元批量死亡往往最先发生在负责学习、记忆的海马区，随后再拓展到大脑皮层的很多区域，所以患者往往会先出现短期记忆丧失、记不住路等症状，之后逐渐扩展到出现语言、社交、情绪、行动方面的障碍。阿尔茨海默病患者一般会在发病数年后死亡。

下面，我们就以阿尔茨海默病为例，来看看人脑是如何衰老和死亡的。

- **最著名的退行性神经系统疾病**

阿尔茨海默病得名于 100 多年前的德国医生爱罗斯·阿尔茨海默（Alois Alzheimer）。从 1901 年开始，阿尔茨海默医生长期追踪了一

---

[1] 其患者约占退行性神经系统疾病患者总数的 3/4。

位名叫奥格斯特·蒂特（Auguste Deter）的老年女性患者。在长达数年、持续不断的访谈中，阿尔茨海默医生记录下了蒂特很多奇特的表现，如记不住自己的名字，记不住自己到底有没有结婚，记不住自己中午吃了什么，也根本听不懂医生让她完成某些任务的指令。

1906年，蒂特去世，阿尔茨海默医生经过授权后解剖了她的大脑。在蒂特的脑中，阿尔茨海默医生观察到了严重的脑萎缩和神经元的大面积死亡。当然，仅仅是观察到这种现象，还不足以让阿尔茨海默医生将蒂特的症状与正常的衰老过程区分开，毕竟正常衰老的人脑中也会出现神经元死亡的现象。但与此同时，阿尔茨海默医生还发现，蒂特的脑中大量分布着两种奇怪的、他从未见过的东西：一种是一团一团的、颜色很深的颗粒状沉淀（即类淀粉蛋白斑块），另一种是颜色同样很深的纤维状细丝（即神经纤维缠结）。图47-1所示为阿尔茨海默病患者的脑在显微镜下的状态，从中可以看到大量的类淀粉蛋白斑块和神经纤维缠结。

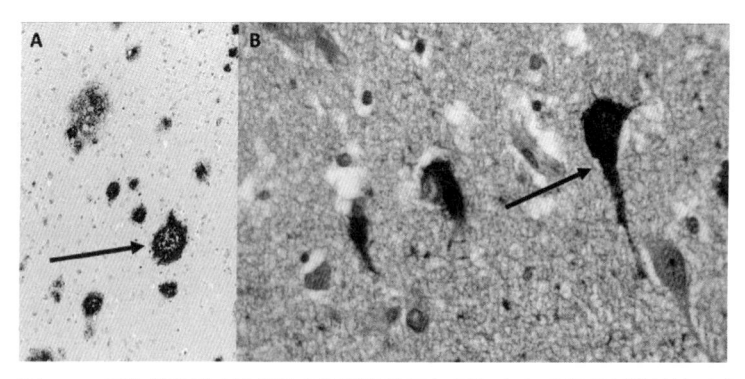

图47-1 阿尔茨海默病患者脑中的类淀粉蛋白斑块（A）和神经纤维缠结（B）

根据这些异常现象，阿尔茨海默医生判断，蒂特生前出现的种种症状应该归因于一种未知的退行性神经系统疾病，而不是人脑的正常衰老。由此，阿尔茨海默医生将这种俗

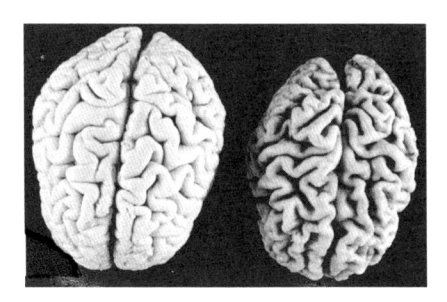

图 47-2　正常人的脑（左）和阿尔茨海默病患者的脑（右）

称为"老年痴呆"的疾病命名为"阿尔茨海默病"。如图 47-2 所示，可以看到正常人和阿尔茨海默病患者脑的区别。

那么，是不是类淀粉蛋白斑块和神经纤维缠结这两种特殊的物质直接导致了神经元的死亡呢？

看起来应该是。就拿类淀粉蛋白斑块来说，它的主要成分是一种叫作 Abeta 的小蛋白质。Abeta 蛋白的前身则是一种由 6~700 个氨基酸组成的大号蛋白质，即 APP 蛋白，其具体功能至今都不是特别清楚。在神经元中，APP 蛋白能够被两把不同的分子剪刀（beta- 分泌酶和 gamma- 分泌酶）先后从中间剪断，最终剩下一小段 30~50 个氨基酸长度的小蛋白质，这就是 Abeta 蛋白了。Abeta 蛋白大量聚集成团，就形成了阿尔茨海默医生观察到的类淀粉蛋白斑块。如果利用基因工程手段在小鼠的神经元中过量表达 APP 蛋白或 Abeta 蛋白，小鼠的脑中确实会出现大量类淀粉蛋白斑块的堆积。

另一个特别有说服力的证据来自遗传学。有差不多 5% 的阿尔茨海默病患者有明显的家族遗传性，而且他们往往发病年龄很早。研究者发现，这类家族遗传性患者体内绝大多数都携带有特征性的基因

变异，并集中在三个和 Abeta 蛋白的形成密切相关的基因内部，分别是 APP、PSEN1 和 PSEN2。APP 蛋白是 Abeta 蛋白的前身，刚才已经介绍过了；PSEN1 和 PSEN2 则编码了 gamma- 分泌酶的主要元件。携带这三个基因变异的人脑中会更早出现类淀粉蛋白斑块，也会在更年轻时被阿尔茨海默病击中。

这么看来，Abeta 蛋白、类淀粉蛋白斑块和阿尔茨海默病三者的关系就相当明确了：**APP 蛋白的错误剪切产生了 Abeta 蛋白，Abeta 蛋白大量聚集形成类淀粉蛋白斑块，而类淀粉蛋白斑块大量杀死神经元，导致了阿尔茨海默病。**这就是著名的"Abeta 假说"。

不过我要提醒你，虽然听起来很靠谱，但 Abeta 假说目前仍存在争议，因为它留下了许多让人难以理解的问题。

例如，Abeta 到底是如何杀死神经元的，至今仍然存在一些争议。直觉上大量 Abeta 形成的蛋白斑块应该扮演了神经元杀手的角色，但也有很多研究认为真正杀死神经元的反而是可溶性的、由几十到几百个 Abeta 组装而成的寡聚体。尺寸更大、不溶于水的蛋白斑块其实是神经元努力清除这些可溶性的有毒物质、把它们尽量沉积在一起排出细胞外的结果。换句话说，阿尔茨海默医生在患者大脑里看到的深色颗粒，不是致病元凶，反而是大脑努力自救的标志。

又如，超过 95% 的阿尔茨海默病患者是散发性的，没有明确的家族病史，至于他们的大脑中为何会出现 Abeta 蛋白的积累，是否单纯是因为神经元的衰老，还是有什么其他因素，也没有得到很好的解释。

再如，目前全球各大医药公司已经开发了不少针对 Abeta 蛋白的药物，其中相当一部分都能够高效清除 Abeta 蛋白聚集形成的类淀粉蛋白斑块，但这些药物大部分都不能改善阿尔茨海默病患者的脑功能衰退症状，绝大多数都在临床上遭遇了惨痛的失败。目前临床效果最好的一款药物是 2023 年获得美国药监局批准的单抗类药物仑卡奈单抗，它能够清除阿尔茨海默病患者脑中超过一半的类淀粉蛋白斑块，但也仅仅是能将阿尔茨海默病患者认知衰退的节奏延缓大约 6 个月。考虑到这是一种病程长达数年乃至数十年的慢性疾病，这样的结果只能说是差强人意。而更核心的问题是，**如果有效清除 Abeta 聚集形成的类淀粉蛋白斑块都不足以显著且持久地改善阿尔茨海默病患者的脑功能，那么 Abeta 蛋白和阿尔茨海默病之间的关系就更耐人寻味了。**

系统解析阿尔茨海默病及其治疗思路不是本节的主线。但以阿尔茨海默病作为窗口，我们很容易看到人类世界将要面临的一个重大危机。

与帕金森病、大部分癌症、心脑血管疾病等人类流行病一样，阿尔茨海默病最显著的风险因素是年龄。目前全球有 4000 多万名阿尔茨海默病患者，人群总发病率约为 0.5%。但进入老年后，阿尔茨海默病的发病率就开始快速攀升：在 65 岁以上的人群中，发病率为 7%；在 80 岁以上的人群中，发病率为 17%；在 90 岁以上的人群中，发病率接近 50%。如今，发达国家的人均寿命正朝着 90 岁进军，21 世纪出生在发达国家的孩子人均期望寿命甚至可能达到 100 岁。在这样的趋势下，阿尔茨海默病所带来的挑战，正逐步从个体健康问题，转变为全社会必须正视的结构性课题。

- **怎样预防脑死亡**

那么，我们该怎么办呢？

最直接的思路当然是研发药物，但阿尔茨海默病药物研发的困境前面已经谈到了。而且更为棘手的是，针对各种与衰老直接相关的疾病，研发药物往往都难以起到显著的疗效，因为药物对抗的不是单一的发病原因，而是人体机能的全局性衰退。以癌症为例，最近几十年来，癌症药物的研发取得了巨大进步，但具体来看，数百种常用癌症药物平均每种都只能延长患者2个多月的寿命，只有极少数癌症药物能为患者延长超过1年的寿命。伴随着人类寿命的延长，人体细胞基因变异的频率提高，而免疫系统清除癌细胞的能力下降，癌症的发生和反复发生几乎是不可避免的。

延缓甚至逆转人体的衰老是一个釜底抽薪的思路。但理解和对抗衰老本身又是一个非常艰难的任务。这是因为从进化生物学的角度来看，衰老并不是生物学机制精密调控下循序发展的结果（单一因素、有目的的），相反，它更可能是在生物的生育阶段结束后，各种生物学机制逐渐失效和失调的过程（多种因素、无目的的）。由于所有在生育阶段后才表现出来的生物学缺陷都无法通过自然选择加以淘汰，因此会逐渐累积，并导致生物体不可避免地走向衰老和死亡。

打个比方，**衰老更像是一件精美的玻璃器皿逐渐磨损、裂缝、破碎的过程，而不是一辆高速赛车直冲悬崖的剧烈崩塌**。这使得医疗干预变得非常困难——几乎不可能通过某种单一手段来安全有效地"治愈"衰老。

相应地，恰恰是因为人人都会衰老，所以衰老至今都没被任何医药监管机构定义为一种可明确定义和人为干预的疾病，这就使得针对衰老的医药产品研发在流程和监管上非常困难，无论是招募被试的时候，还是设置临床终点的时候，都会遇到一些麻烦。

举一个具体的案例，大量临床研究表明，2型糖尿病的一线药物二甲双胍可以显著降低糖尿病患者的全因死亡率，也能显著改善很多与衰老相关的身体指标。研究者早就有意在健康的衰老人群中检测二甲双胍是否确实可以延缓衰老、延长寿命，但因为上述原因，这一临床研究始终没有正式开展。

当然，仍有一些系统性的努力可以推进。近年来，人们一直在积极地探索和尝试各种有潜力对抗衰老的医疗手段，包括饮食控制、规律运动、输血疗法、干细胞治疗、激素调节以及免疫系统干预等。虽然目前尚无任何一种药物被确证具有明确的抗衰老效果，但健康的生活方式在延缓衰老方面已被反复验证。有研究表明，老年人坚持规律锻炼可将阿尔茨海默病的发病风险降低约45%。此外，以低红肉、低糖、高蔬菜、全谷物和鱼类为特点的地中海饮食也显示出显著的积极效果。

针对脑本身的衰老和死亡，有一个值得特别关注的理论线索。人们很早就发现，阿尔茨海默病的典型标志——类淀粉蛋白斑块，并不总是与认知障碍同时出现。一些健康老年人的脑中虽然也存在大量斑块，却并未表现出阿尔茨海默病的症状。进一步研究显示，这些人往往拥有更大的脑容量、更强的认知能力以及更高的受教育水平。

基于这一观察，"认知储备"理论应运而生。该理论认为，人脑的能力越强大、功能冗余越多，就越能抵抗阿尔茨海默病的干扰和破坏，如图 47-3 所示。从中我们也能推导出一系列实用的干预建议，如保持终身学习，控制过激情绪，积极参加社交活动，闲时玩玩智力游戏。经常有老年人问我如何才能预防阿尔茨海默病，我总是半开玩笑地给出一个回答——跳广场舞。这倒不完全是开玩笑，因为跳广场舞同时结合了学习、情绪和社交这三个能提高认知储备的要素。

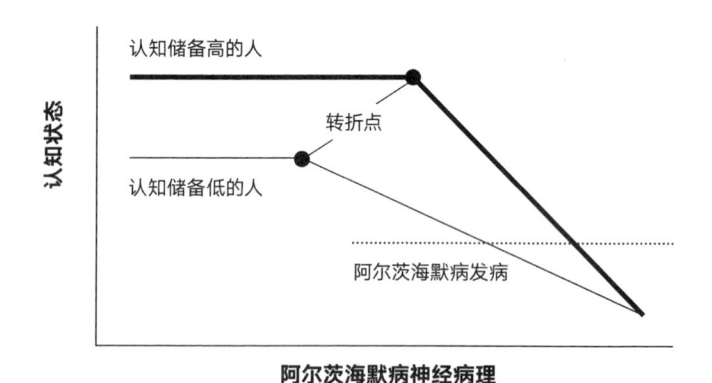

图 47-3　更高的认知储备可能会让阿尔茨海默病发病时间更晚，症状出现更慢

回到脑的死亡这个话题，也许我们需要认真面对这样一个悖论：在退行性神经系统疾病尚未攻克的当下，如果人类先一步实现了身体的永生，或许带来的不是祝福，而是一场灾难。设想一下：若一个人永远不死，但他的意识早已崩解、记忆凋零，那将是一种怎样可怕的存在？从这个角度看，那些试图延长生命的人，若忽视了脑的不可替代性，可能会不自觉地推动人类陷入认知灾难。

正如我们前文提到的"忒休斯之船"隐喻：人体其他器官皆可替换，唯独脑不可。因为我们的智慧、情感、记忆、自我认知——所有一切构成人之为人的核心体验，都承载于此。

从这个意义上说，我们不仅应当像珍视其他器官一样珍视脑，更应投入更多努力去理解它。唯有深入理解脑，我们才能更清晰地认识自己，也才能在面对衰老和死亡时，做出更加清醒的选择。

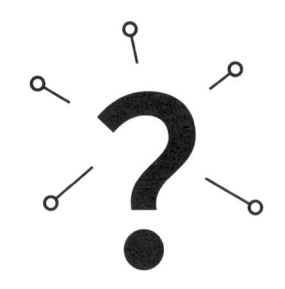

脑的未解难题

第七部分

本部分将聚焦三组关键关系：
先天与后天、灵魂与肉身、现在与未来。
它们是脑科学尚未解答的难题，也是人类对自我理解的终极追问。

在前面的部分里，我们分别讨论了脑的四个关键角色：它像一台拥有完整输入与输出回路的智能计算机，处理来自外部世界的纷繁信号；它也是一个情绪和本能的容器，塑造着我们最本源的感受与行为冲动；同时，它承载着人类独特的智慧与创造力，是语言、艺术、逻辑与抽象思维的诞生地；最后，它作为一个生物体的中枢器官，协调和调控着我们身体的一切运行。这四个角色共同构成了我们对脑的多维度理解，也搭建起了我们在本书中逐层展开的知识脉络。

但到了本书的最后一部分，我想做一件不太一样的事情。我们需要从前面那些具体的神经元、突触、电信号、神经通路等技术细节中退一步，重新审视"脑"这个对象本身。不是作为一个知识的拼图，而是作为一个有历史、有哲学、有未来的整体，我们需要从更立体、更本质的视角理解它。

为此，我们将引出脑科学中至今仍未完全解答的三大难题，也可以说是三组关键的关系：先天与后天、灵魂与肉身、现在与未来。它们不仅是脑科学仍在努力回答的问题，也是我们每一个人关于人类本质的终极追问。

48

先天和后天：大脑功能到底如何造就

脑的很多功能是天生的，例如饿了要吃东西，看到蛇会感到恐惧；但也有很多功能是需要后天学习的，例如读书识字、理性思考、自我反思。这是前面的部分在反复讨论的。

但更进一步思考就会发现，很多天生的能力也需要后天环境来塑造。例如，前面讨论过视觉系统发育的关键期，小猫如果有一只眼睛在出生后长期处于闭合状态，过一段时间，即便这只眼睛能睁开了，也无法再看到任何东西了。与之类似，人类学习语言也有关键期。

反过来看，很多要依靠后天学习的技能似乎也需要依赖一套天生的脑功能才能实现。例如，巴甫洛夫的狗能学会听到铃声就知道食物要来了，但它能在后天学会这一新知识，起码需要脑中天生就有海马这样的结构参与记忆的形成。

所以，从脑科学的角度来说，先天和后天是紧密纠缠在一起的。

这个说法当然是正确的，但像一句正确的废话，解决不了太多实际问题。我们更关心的是，**脑的功能，特别是人脑的功能，到底哪些**

参数是由先天决定的，哪些参数是由后天塑造的。对于我们如何看待自己、如何理解他人，这个问题都非常关键。

- **双生子研究**

这是个至今还无法很好回答的问题。但在生物学领域，有一个研究思路能够在一定程度为我们提供线索，那就是"双生子"研究。生物学研究领域最著名的一对双胞胎是美国宇航员马克·凯利（Mark Kelly）和史考特·凯利（Scott Kelly），美国国家航空和宇航局还利用他们研究了太空飞行对人体的影响（图48-1）。

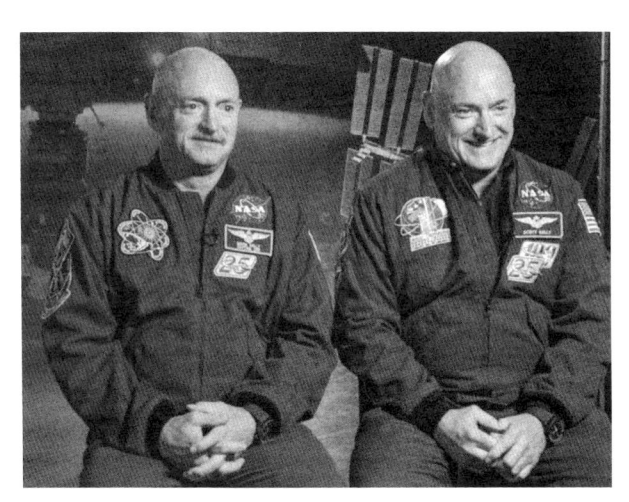

图48-1 马克·凯利（左）和史考特·凯利（右）

人和人之间的基因组序列99%以上是完全相同的，只有1%左右的基因序列存在差异，这些差异广泛分布在人体23对染色体大约500万个不同的位置上。正是因为这些微小但广泛的差异，我们每个人才会各不相同。

考虑到每个孩子都会从父母那里分别继承50%的遗传物质，因此人类的双胞胎有两种可能性：其一，同一枚受精卵在发育过程中一分为二变成两个孩子，即同卵双胞胎，两个孩子几乎共享100%的遗传物质；其二，母亲的两枚卵子同步受精和发育，即异卵双胞胎，两个孩子只会共享50%的遗传物质，本质上与先后出生的两个孩子的情况相似。如果两个孩子的父亲、母亲都不同，则两者之间的遗传差异会更大。

因此，只要比较一下同卵双胞胎、异卵双胞胎和无亲戚关系的陌生人之间在某些生物学指标上的差别，我们就能定量地计算出这个指标在多大程度上是由先天决定的，而剩下的差异自然就是受后天环境所影响的。

以身高为例，如果同卵双胞胎的身高总是一模一样的，但大街上随机两个同龄人的身高却千差万别，那我们就可以说，身高这个指标完全是由先天决定的。实际上情况也确实与此接近。例如，2007年一项大规模研究发现，个体之间身高的差异超过80%由先天决定，所有你能想到的后天的因素，如胎教、体育锻炼、多吃肉蛋奶、睡眠充足，以及发育过程中不可避免的随机因素，加起来的贡献都不到20%。

再具体点说，中国成年男性平均身高是1.7米，假设一名成年中国男性的身高是1.8米，那么，在他高出平均值的10厘米中，有8厘米是由先天决定的，有2厘米是受后天影响而形成的。

身高可能是受先天因素影响最大的人类特征之一，它一定程度上

也暗示了先天因素对脑功能的影响范围。这个道理也很容易理解。身高的差异本质上是由人体整体发育过程的速度、节奏、终点决定的，而脑是人体的一部分，它的发育过程也内嵌在人体发育的整个程序中，它的功能自然也是如此。

基于这一原因，人脑的一些参数几乎是天生注定的。智商就是一个最引人瞩目的案例，它有 80% 是由先天决定的。图 48-2 所示为不同人之间的智商相关性，从中可以看到，同卵双胞胎不管是否一起长大，其智商都有极高的相关性。再考虑到同一个人多次做智商测试，结果本身也有 10% 上下的波动，我们几乎可以认定成年人的智商是先天注定的。

同一个人进行两次智商测验	87%
一起长大的同卵双胞胎	86%
分开长大的同卵双胞胎	76%
一起长大的异卵双胞胎	55%
非孪生兄弟姐妹	47%
生活在一起的父母与子女	40%
没有生活在一起的父母与子女	31%
亲生父母不同却被同一个家庭收养的孩子	0%
没有血缘关系且没有生活在一起的人	0%

图 48-2　不同人之间的智商相关性

你可能做过各种各样的智商测试，它们主要检测的是人类心智活动中比较"硬"的一些参数，如记忆力、空间想象力、逻辑思维能力等。那么，更"软"一些的参数，如情绪控制、性格特征，乃至世界观和价值观呢？

看起来它们也被先天因素深刻影响着。

以性格为例，性格的定义和评估比智商困难得多，中文的词汇库里可能有成百上千个形容词都能用来形容性格。但不管用什么方法定量地评估性格，都可以看到先天因素起到了很重要的作用。例如，著名的大五人格按照开放性（好奇还是谨慎）、尽责性（有序还是粗心）、外向性（外向还是内向）、亲和性（友善还是挑剔）、神经质（敏感还是自信）五个维度给人的人格打分。在这五个维度上，先天遗传因素都有40%~60%的贡献，其中先天遗传因素对开放性和外向性维度的影响最大，达到了60%左右。

甚至是再"软"一点的参数，似乎也在很大程度上受先天遗传因素影响。例如，一个人的意识形态，包括是否关心政治问题，是偏自由派还是偏保守派，支不支持集权，支不支持女权，支持计划经济还是市场经济，差不多也有40%~60%是由先天决定的。图48-3所示为意识形态的差异在多大程度上可以用基因差异来解释。

一言以蔽之，人类心智活动的所有参数，从智商到性格，从意识形态到生活观念，不管听起来多么依赖后天经验，其实先天因素都是最重要的影响因素之一。与之相对，你可能会感到惊讶的是，这些研究同时也发现，**对人格和观念的塑造来说，家庭环境的影响可以忽略不计——从小分开在不同家庭长大的同卵双胞胎，长大后的各种参数仍旧高度相似；而没有血缘关系，但从小被收养在一个家庭的孩子，长大后的各种参数则各不相同。**

显然，很多对人类心智活动带有浪漫主义滤镜的人无法接受这个结论，因此它至今仍然是脑科学领域激烈争论的焦点。但如果从开始读到这里，我想你应该能理解先天因素为何如此重要。

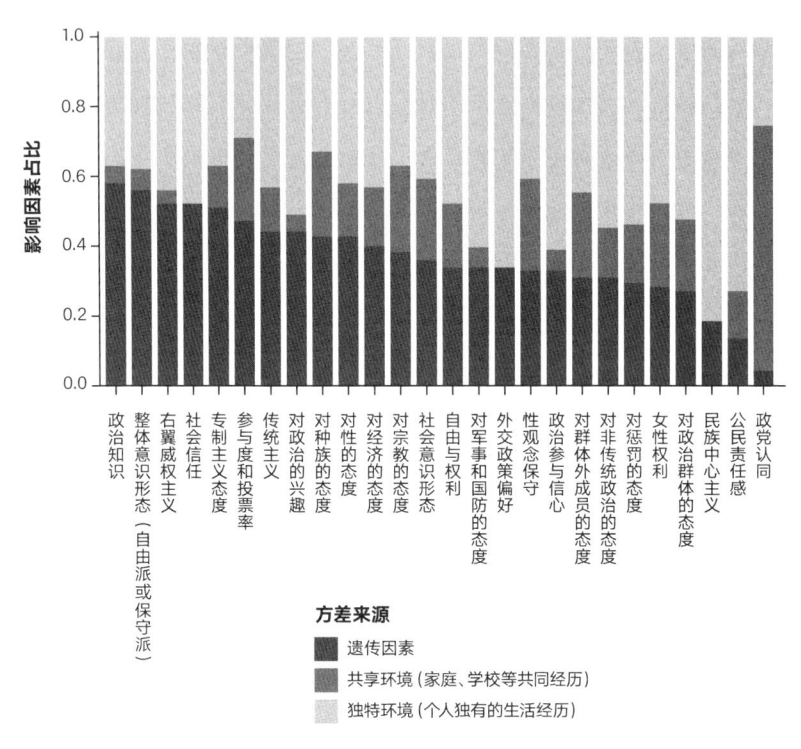

图 48-3 意识形态的差异在多大程度上可以用基因差异来解释

以视觉系统为例，我们已经知道，人的眼睛不是在被动地拍摄风景照片，而是始终在有意识地提取视野中对自己最重要的视觉信号。既然如此，人和人之间的先天差异就有可能导致不同人脑中实际捕捉到的视觉信息天差地别。

比如，人类有红、绿、蓝三色视觉，但有 2% 的女性拥有四个色彩感受器，她们能分辨的颜色比普通人能分辨的多上 100 倍。而这还只是个开始。在视网膜之后，脑更是在主动且持续地对视觉信息进行裁剪和扭曲。所以可想而知，脑的差异会导致我们看到的世界截然不

第七部分　脑的未解难题　　473

同。例如，偏侧空间忽视症患者永远只会注意到自己身体左边或右边一侧的信息，画画只会画风景的左边一半或右边一半，吃饭只吃盘子里左边一半或右边一半的食物，刮胡子也只会刮左边一半或右边一半。图 48-4 所示就是偏侧空间忽视症患者画出的钟表表盘和花朵。请注意，这不是因为他们的视力出现了问题——他们能看到，而是因为他们的注意力控制机制出了问题——他们发自内心就不觉得还有另一半空间的存在。

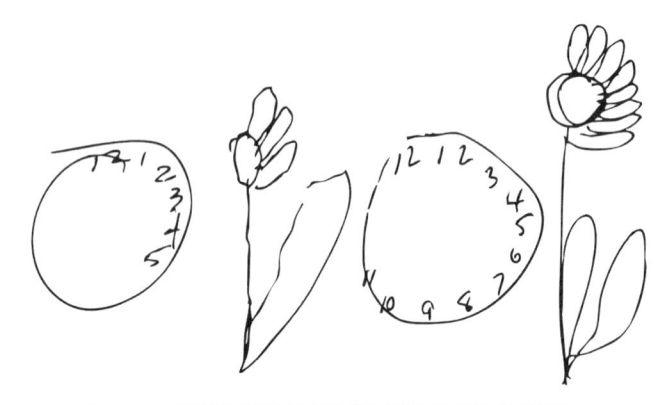

图 48-4　偏侧空间忽视症患者画出的钟表表盘和花朵

再如，视觉失认症患者能清楚地看到东西，但即便这些东西非常常见，他们也识别不出这些东西是什么。有位视觉失认症患者被称为 G.S.，他看到蜡烛就只能形容为"一个长的物体"；但如果能摸一摸、闻一闻，他就能明确地判断出这是一根蜡烛。也就是说，视觉失认症患者的视觉处理能力正常，对蜡烛的认知能力也正常，但就是无法把视觉系统提取的对象和蜡烛的概念联系在一起。

研究发现，偏侧空间忽视症和视觉失认症都与大脑顶叶区域的损伤有关。当然，这两类患者本身数量很少，其表现也比较极端。但顺着这些案例推演一下，你会意识到，所谓正常人的脑，因为遗传特质的差异，它们在结构和功能上有细微的差别，面对同一个风景，它们观察的区域范围、关注的对象类型、由此产生的联想和情感也各有不同。

源头信息输入已经有了这么大的差别，我们也就不难想象，**在我们感受、处理、评价、回忆脑中的复杂信息时，差别只会更加显著。**诸如一个人认为半杯水是半满还是半空，一个人是喜欢合群还是独处、愿意冒险还是习惯谨慎，人和人之间存在天然差异，可以说是非常合理的现象了，而且也有不少研究找到了一些明确的影响因素。

例如，携带 ADRA2B 基因变异的人更容易关注到负面信息——这个基因影响了人脑中肾上腺素的功能，而肾上腺素本身就与压力有关。又如，5HTT 基因的变异影响了人性格的开放性——这个基因和血清素的作用有关，而血清素和人脑的情绪处理有密切关系，包括抑郁症的发病。如果考虑到人和人之间有多达 500 万个存在差异的基因位点，我们完全可以想象这些差异的累积会微妙但明确地影响脑结构和功能，从而影响我们的心智活动。如图 48-5 所示，根据两项不同的研究，基因差异评分（从低到高，分为 5 档）甚至能用来预测一个人完成本科学业的概率。

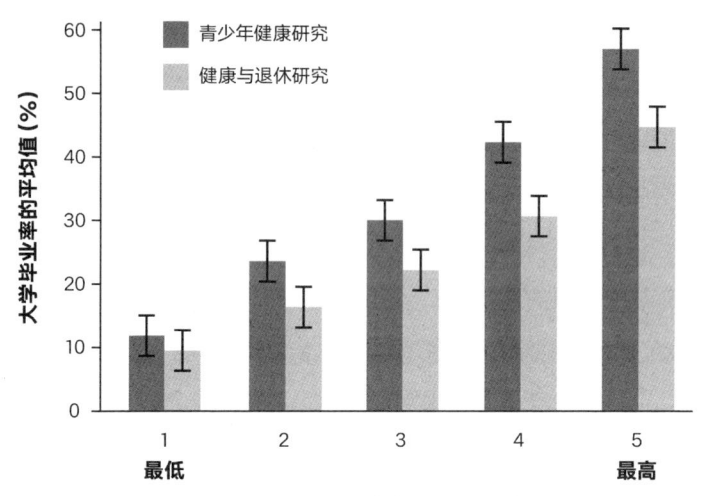

图 48-5　基因差异评分与个体完成本科学业的概率的关系

• 人为自然立法

说到这里，我们很自然地会想到哲学领域一段著名的公案：人出生时，头脑是完全空白的，还是已经自带了一套工作模式？

17世纪，英国哲学家约翰·洛克提出了著名的"白板"理论，认为人类心智在出生时就是一个白板，所有能力都是后天学习而来的。大卫·休谟继承了洛克的想法，甚至明确说出了"我们的观念超不出我们的经验"。从我们自身的感受来说，这个理论是有道理的，毕竟刚出生的婴儿确实看起来什么都不会，要一点一滴从头学起。

但学习了这么多脑科学知识，你应该已经能对洛克和休谟的说法提出反驳了。从感觉到学习，从本能到情感，从思维方式到自我意识，我们在人类心智的各个环节都能找到先天预设的影响因素。**这就是康德所说的"人为自然立法"**。请注意，康德并不是说人的观念能随意改造世界，而是说来自外部世界的信息在进入人脑之后，是人脑为它命名和分类，为它建立规则，给它赋予意义。

在"人为自然立法"的框架下，先天和后天的问题就有了一个全新的理解方式。

人脑就像是一台预装了操作系统的智能计算机。在人刚出生时，这套操作系统还没装什么软件，我们需要通过很多年的学习才能自立为人。但是，这套操作系统的存在限制了人脑中能装进什么样的工具软件，就像 iPhone 没法装安卓版的软件。这些具体的工具软件就是我们学到的知识和技能，也是我们看待世界、看待自己的角度和态度。操作系统是先天的，工具软件是后天的。操作系统限制着工具软件的装载，但没有具体的工具软件，操作系统也无法工作。

这种理解方式会带来一个很自然的推论：养育孩子时，我们要做的不是为孩子重装一套操作系统，而是为孩子安装一个个具体的工具软件；而且我们不能简单粗暴地把自己感兴趣的工具软件一股脑塞进孩子的脑中，我们还得考虑孩子自带的操作系统里能装进哪些适配的工具软件。

更具体点说，我们得特别提醒自己，孩子的智力水平、性格偏好等在出生后其实就很难被剧烈改变了。针对每一个特定的孩子，我们能做的是帮助他们找到适合自己的学习和生活方式、感觉舒服的社交方式，以及他们可能感兴趣的工作和技能。就像美国心理学家艾莉森·高普尼克（Alison Gopnik）在其著作《园丁与木匠》中强调的，每个人都是从一粒独特的种子萌发而来的，我们能做的是为他们适配合适的营养条件，让他们尽可能地茁壮成长，而不是试图把他们切成整齐划一的木材。

这也意味着在脑科学的未来探索里，我们需要更进一步地搞清楚脑的先天和后天的边界。说到这里，技术上的挑战就来了，从身高到智商，从性格到三观，我们固然能确认先天因素的重要性，但它们往往被许多基因位点影响，而每一个位点的影响都非常微弱。例如，2018年的一项研究用了27万人的数据，发现超过一千个基因位点和智商有关。所以，我们至今还搞不清楚任何一个复杂心智功能到底是怎么被先天因素影响的。而这对我们彻底理解脑功能显然非常关键。我们需要清楚地知道脑功能哪些是先天塑造的、无法改变的，哪些是后天学习的、可以改变的，这样才能知道如何让脑变得更好。就像著名的尼布尔祈祷文说的，"**请赐给我雅量，从容地接受不可改变的事；赐给我勇气，去改变应该改变的事；并赐给我智慧，去分辨什么是可以改变的，什么是不可以改变的**"。也希望这种智慧能伴随我们，一直到最终回答先天和后天的脑科学难题。

49

灵魂和肉身：灵魂离体的感觉是怎么回事

这一节，我们来讨论脑科学领域的第二对关系——灵魂和肉身。

在一本脑科学讲义里看到"灵魂"这个词，你可能会觉得有点违和。灵魂当然也不是个科学概念，反倒像个玄学概念。但无论如何，我们其实是能直接感知到灵魂的存在的。

说得再直白一点，关于灵魂，虽然脑的工作原理仍然迷雾重重，但我们自身的心智体验是非常真实的：我们随时随地能体验到脑海里的那个"我"的直观感觉，那个"我"时而专心工作，时而神游物外，有时快乐轻松，有时伤心愤怒，这会儿回想过去，下一个瞬间又开始畅想未来。这就像有个看不见、摸不着，但对我们无所不知的智慧生物住在我们的脑中，在不断地通过我们的眼睛看世界，不断地观察我们的本能欲望和情感状态，不断地做出各种各样的判断和指令。我们天然觉得，那就是我们的灵魂。

- **再思考：莱布尼茨的磨坊**

你可能还记得，本书开篇讨论过的一个思想实验——"莱布尼茨的磨坊"。这个思想实验讨论的是，假设有一座风力磨坊，一个人看到它内部相互咬合的齿轮和各种机械零件，应该就能推测出这座磨坊是如何运作的；但假设这座磨坊因为安装了各种新的机械零件而拥有了意识，这时再走近磨坊仔细研究，人是否能理解其心智活动是怎么产生的呢？莱布尼茨说不行，因为这时你看到的仍然是各种机械零件，你能看到零件的运转，但是无法理解磨坊到底在想什么。莱布尼茨提出这个思想实验是想说，心灵无法被还原成物质，客观测量无法代替直观感受，因此我们根本不可能客观地了解人类心智。相对应地，莱布尼茨还构想了一个被称为"单子"的东西，用它代表活动的、不可分割的精神实体——说白了，就是灵魂。

而本书从开篇讨论到这里，已经在很大程度上推翻了莱布尼茨的这一论断。起码对很多脑功能（如感觉输入、运动输出、学习记忆、本能和情感）来说，我们都已经能在物质层面得到满意的解释。但说到"灵魂"，情况又不一样了。别说不同的人之间，就算是同一个人，他在不同时间、不同地点的灵魂体验也可能是截然不同的。既然如此，怎么可能找到一个通用的客观规律，来解释你此时此刻脑中的所思所想呢？

1974年，著名哲学家托马斯·内格尔（Thomas Nagel）提出了著名的蝙蝠论证。他说，人不是蝙蝠，所以根本无法想象蝙蝠倒挂在洞穴顶端，在夜空中借助超声波飞行的主观感受；甚至就算把一个人倒吊起来，在他脑中装上电极输入超声波信号，也最多是让他在一定程度上体会到一个人成为蝙蝠的感受，但一只蝙蝠作为蝙蝠的感受，我们永远都无法想象。说到底，我们已经习惯了用客观规律解释客观现象，却很不习惯用客观规律解释主观感受。

那怎么办呢？在灵魂这个问题上，我没法给出一锤定音的解释。也许我们不得不停在追问灵魂问题的途中，承认莱布尼茨在一定程度上是正确的。但接下来，我会用三个方向的研究，试图给你带来一点启发。

- **梦的研究**

第一个研究方向是关于梦。

前面的部分讨论过动物脑的昼夜节律和睡眠，在睡觉的时候，我们经常会体验到做梦。但仔细想想，做梦其实是一种非常奇怪的感觉。在梦中，我们有主体意识，我还是我；但梦中的我可能会体验完全不合逻辑的事件，做清醒时不敢想象的行为。就像柏拉图在《理想国》里写的："我们每个人，即使是最循规蹈矩的人，内心深处都隐藏着不为人知的、狂野不羁、惊世骇俗的欲望，而这些欲望通过梦境得以展现。"

梦为我们理解灵魂提供了一个窗口。在梦中，我们的脑不会接收新的感觉输入，所以可以认为灵魂是在自导自演，利用脑中存留的各类信息编织一个虚拟世界。那么，它到底是怎么做的？

一个很重要的发现是，在梦中，很多时候我们会尝试重演、复习清醒时的经历。前面提到，海马区有一些神经元能够精确感知到动物所处的空间位置。当动物在一个空间里自由活动时，海马区的神经元会呈现出一系列不同的神经活动,来记录动物的位置和活动轨迹。研究者发现,在睡梦中,大鼠海马区的神经元会规律放电,精确地重演清醒时的活动轨迹;而且梦中重演得越逼真,大鼠醒来后对此前活动的记忆力就越好。如图 49-1 所示,在活动状态下,小鼠海马区的位置细胞开始活动,忠实反映小鼠的行动轨迹;当小鼠进入梦乡后,它脑中的位置细胞还会继续活动,在一定程度上重演清醒时的活动规律。

在人类身上也有类似的发现。在一项研究中,研究者要求被试在一个 3D 虚拟迷宫里找路,之后在睡梦中,他们脑中负责空间学习的海马区会被高度激活,而且被试在梦中海马区的活动越丰富,醒来之后他走迷宫的表现就越好。

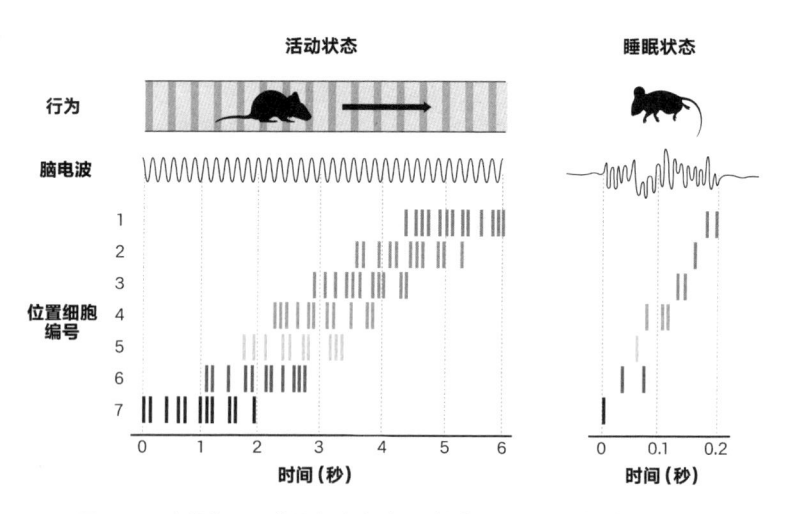

图 49-1 小鼠海马区位置细胞在清醒(左)和睡梦中(右)的活动

当然,梦中的灵魂除了忠实复现清醒时的经历,也会对经验和回忆进行加工和裁剪、拼接。但顺着上面的逻辑推测，梦中发生的事情其实是对存储在不同脑区的信息进行片段性的截取和复现，甚至有些我们在无意识中记住的信息也能被复现出来。而且，因为在睡梦中负责理性思考的脑区（如前额叶皮层）活性往往比较低，所以我们能更加自由地裁剪、加工不同的经验和回忆，从而体验各种光怪陆离的梦境。打个比方，假如瓶子和大象这两个事物突然同时进入你的脑海，如果是在梦中，你可能会亲手把大象塞进瓶子；但如果是在清醒状态下，你的理性思考会第一时间阻止你在这种不合逻辑的事情上浪费精力。

这一点已经在研究中得到了证实。例如，在被试进入梦乡后把他们叫醒，请他们回忆刚刚的梦境，研究发现，这些梦境虽然各不相同，但其中大致都能找到过去某段回忆或未来某个计划的痕迹。这让不少人认为，梦中的我们有更强的想象力，而刚从梦中醒来的那段时间可能是我们创造力最强的时间。

说到这里，我们可以稍微对比一下清醒状态和做梦状态了。在这两种截然不同的状态下，人脑都非常活跃。但区别是，在清醒状态下，无时无刻不存在的感官刺激强制性地吸引着我们的关注（想想微信的小红点），我们的理性思维能力也在强行压制着各种不合逻辑的想法；但在做梦状态下，感官刺激和理性思考消失，我们脑中记录的信息碎片杂乱无章、此起彼伏地活跃和沉寂，它们连在一起就构成了梦中世界。既然如此，或许梦境才是某种原生态的灵魂体验，就像哲学家休谟所言，"心灵是一个剧院，它由几种感觉交替出现、来回上演，悠然而过又混合出现，姿势层出不穷，场景变化多端"。

第七部分 脑的未解难题 483

- **"灵魂离体"的研究**

第二个研究方向,是所谓的"灵魂离体"研究,这方面的研究用更极端的方式印证了上面的分析。

有一类毒品,人服用后会产生强烈的灵魂离体感,如图 49-2 所示。据说服用这类毒品后,瘾君子会感觉自己的灵魂离开身体、慢慢飞升,甚至能静静观察自己的四肢如何摆放、脑中出现了什么想法;有时他们还会产生各种真实场景里不会出现的幻觉,比如看到小人跳舞、空间扭曲,听到五颜六色的声音等。在不少传统宗教中,巫师也会用各种天然致幻剂来诱导信徒体验灵魂出窍的幻觉。

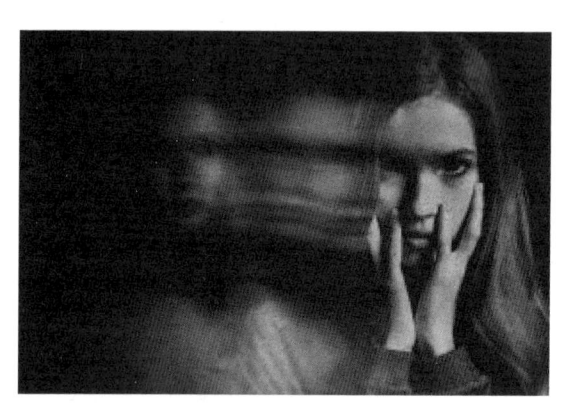

图 49-2　解离型毒品会让人产生类似于"灵魂离体"的幻觉

当然,在现代脑科学的框架下,灵魂被认为是大脑电活动的产物,无法单独存在,更不可能离开身体而去。但这种极端体验为我们提供了一个研究灵魂的窗口。在人们体验灵魂离体的感觉时,他们的脑中发生了什么变化呢?

一个重要的发现是,解离型毒品似乎会降低不同脑区之间的功能联系，让脑的活动变得更加碎片化。当人处在放空状态下时，大脑皮层的几个区域，如前额叶皮层、扣带皮层、顶叶皮层、海马区等，往往会同步活动。但在服用了这类毒品后，这个网络的各个节点开始自行其是、各自活动。

这个结果要怎么解释呢？

前额叶皮层、扣带皮层、顶叶皮层、海马区等脑区同步活动，形成了一个被称为"默认模式网络"的信息处理系统，而这个系统与我们的自我意识高度相关。当我们的脑没有具体事情可干，也没有迫在眉睫的危险需要处理时，这个系统就开始工作了，比如回忆过去、想象未来、评估社交关系、自我审视和反省等。但如果这个系统被打破，脑的各个区域就可以像左右脑的连接被切开的"裂脑人"那样产生多个不同的自我意识，而这些自我意识甚至还能相互审视。这样一来，灵魂离体的感觉就不难理解了——当默认模式网络被打破，脑的一部分在主导你的思维，同时它还像一个旁观者那样在观察和剖析你脑的其他部分在想什么。

说到这儿，做梦和服用解离型毒品的共性就浮出了水面。在梦中，我们的理性思考能力变弱，来自各个脑区的想法汇聚成河，使人形成了怪异的梦中体验；而在服用解离型毒品后，各个脑区的联系减弱，分别产生独立的意识，并反过来观察脑的其他部分。两者的作用机制不同，但产生的结果是类似的。**这也暗示了灵魂到底是个什么东西——说白了，所谓灵魂可能就是我们的脑强行整合来自不同脑区的活动，进而产生的连续、合理、相互关联的主观感受。**

- **多重人格的研究**

第三个研究方向，是多重人格，即解离型身份障碍研究。这个方向的研究为上述分析提供了更直接的证明。

所谓多重人格，是指同一个人的身体里存在几个不同的自我认知（即人格），且这些人格可能拥有完全不同的性格、智力、年龄、语言甚至性别。研究发现，可能有多达 1% 的人受到多重人格的困扰。1981 年出版的纪实小说《24 个比利》（图 49-3）就呈现了一位多重人格患者的故事。令人惊讶的是，这位多重人格患者的脑中居然存在 24 个截然不同的自我认知，包括 27 岁的美国男性比利、3 岁的金发女孩克里斯汀、24 岁的理性派亚瑟、19 岁的复仇者爱波，等等，甚至他们还知道彼此的存在，能像不同人之间那样相互对话和相互影响！

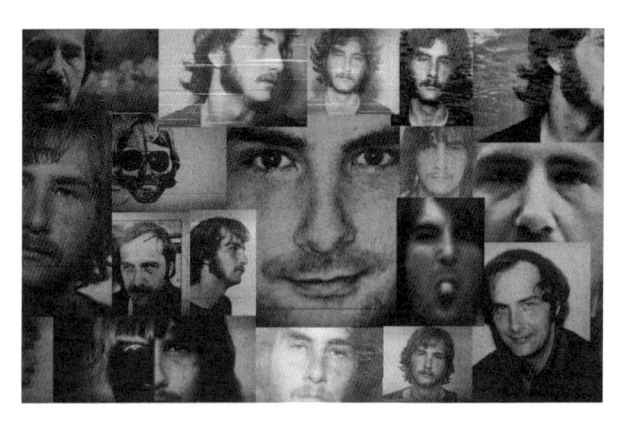

图 49-3 《24 个比利》宣传照

不过，目前我们还不太清楚具体是什么变化导致了人格的分离和独立。但顺着前面讨论的逻辑，我们不妨做个大胆的推测：**在多重**

人格患者的脑中，可能就是负责强行整合各类信息和体验的能力出现了问题。 只有具备这种整合能力，我们才能相信昨日之我就是今日之我，我们才会默认昨天发生的事情在今天还会继续展开，我们才会认可今天的行为要为明天出现的结果负责。但这种整合能力本身既不是客观的，也不是必然的。当这种能力受到影响，我们脑的不同区域就会各自观察外部世界，各自整理回忆，各自分析思想，各自操控行动，最终就会表现为多个人格寄居在同一个人的脑中。

灵魂本身不是一个客观存在的物体，它也是脑的神经元电活动的产物。而我们之所以会直观地感觉到自己有个灵魂，可能是因为脑能把我们的过去和未来、三观五感、七情六欲统一整合在一起。当这种整合功能被破坏时，我们就会体验到支离破碎的梦境、灵魂离体的幻觉，甚至可能罹患多重人格。

至于脑究竟是如何实现这种整合功能的，目前仍然是脑科学领域未解的难题。在对这个问题的探究上，一个逻辑上的困难在于，如果我们认为灵魂就是一群神经元的电活动，而灵魂体验来自这群神经元对其他神经元活动的观察和解释，那么灵魂本身又是如何从神经元电活动中产生的？是不是只要神经元的数量足够多、神经元组成的网络结构足够复杂，就能自然地产生灵魂？反过来说，是不是只要读取了足够多的神经元活动，用大量数据训练一个算法，就能从中解析出灵魂的所思所想？这就又回到了"莱布尼茨的磨坊"那个思想实验。也许，可能得有一天我们真的从神经元的电活动中捕捉、复活了一个灵魂，才能说我们对灵魂的追问终于有了一个明确的回答。

50

现在和未来：脑机接口能否带来脑的升级

这一节，我们来讨论脑科学领域的第三对关系——人脑功能的现在和未来。

这听起来似乎是一个很科幻的话题。但实际上，我们这代人可能很快就需要面对这样的具体需求了。

请你考虑这样一个事实：自 20 世纪以来，人类的平均寿命一直在快速提升；有研究认为，21 世纪以后出生在发达国家和地区的人，平均寿命可以达到 100 岁。这当然是个很令人开心的消息。但同时，它也让人让人感到沮丧，因为人在成年后，人脑几乎不会再产生任何新生神经元，而伴随着人的衰老和神经元的死亡，人脑的功能一定会出现不可逆转的衰退。

以阿尔茨海默病为例，第六部分讲过，它的人群总发病率约为 0.5%；但当人进入老年后，它的发病率就开始快速攀升：在 65 岁以上的人群中，发病率为 7%；在 80 岁以上的人群中，发病率为 17%；在 90 岁以上的人群中，发病率接近 50%。如果同时考虑平均寿命增长和神经元不可再生这两个事实，人类世界的未来可能是非常令人沮丧的：这个世界很快会被亿万个健康、长寿，但无法清晰思考的人占领，其中或许就包括你和我。所以，即便是从现实需求出发，我们也需要新的技术，以便为人类智慧找到一个更安全、更稳定的载体。

提到新技术，你可能马上会想到脑机接口技术，它泛指各种在脑和外部设备之间建立直接连接，让脑和外部设备实现信息交换的技术。如果是从本书开篇读到这里，那你应该能想象出这类技术的底层原理了。既然脑的工作原理无非大量神经元的微弱电活动，那么，如果我们能实时控制大量神经元的电活动，就应该能把外部信息输入脑中；**反过来，如果我们能实时读取大量神经元的电活动，就应该能提取出脑的指令，用于指挥机器和计算机。**

纯粹在逻辑层面进行推演，我们甚至可以说，如果有项技术能实时写入和读取脑中所有神经元的电活动，我们就可以让脑生活在纯粹的虚拟世界中。1981年，美国哲学家希拉里·普特南（Hilary Putnam）在《理性、真理与历史》一书中提出了一个与这一推演类似的思想实验——"缸中之脑"（图50-1）。这个思想实验的内容是，假设有个疯子科学家将人脑从活体中取出，并将其泡进装满营养液的缸中，然后用一台超级计算机产生复杂的神经电信号，通过微电极将这些电信号输入这个脑的所有神经元中，同时读取这个脑

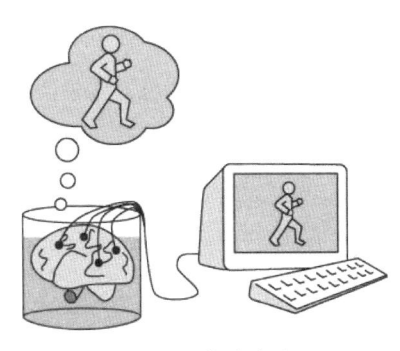

图 50-1　缸中之脑

所有神经元的反应，解读其含义，之后再给出合适的反馈。这时，这个脑能否意识到自己生活在虚拟现实之中？

我必须说明一点，普特南提出这个思想实验，本意是为了论证缸中之脑在哲学上是不成立的。他的论证过程非常复杂、深奥，这里就不展开了。但是，从脑科学而非哲学的角度来看，缸中之脑不仅是无法推翻的，甚至是能实现的。

- **输入：听觉和视觉**

先说输入端。

所有感觉输入的本质，都是自然界存在的某种信号被感觉系统的某种神经元捕捉到并转换为电信号的过程。例如，光子照射在视网膜的感光细胞上，气味分子和嗅觉神经元表面的受体结合，传入耳中的声波摇晃了耳蜗深处神经元表面的纤毛，这些活动最终都会导致相应的神经元产生电活动。

那么，是不是可以直接利用脑机接口技术，将感觉信息提前编译成电信号，直接输入脑中呢？看起来是有希望的。人工耳蜗是目前技术进步最快、应用最广的一类脑机接口。这种技术的原理是用一个麦克风收集声音，然后把声音转换为电信号，再通过一根长长的导线，刺激负责将声音信号传入脑的听觉神经。这样一来，人工耳蜗就可以绕过正常的听觉系统的"耳郭—耳道—耳蜗"结构，直接在神经系统中产生听觉。目前全球已经有几十万听障人士使用人工耳蜗重新获得了听觉。

需要注意的是，人工耳蜗之所以进展迅速，是因为听觉信息的编码机制相对比较简单，不同位置的听觉神经元会对应采集不同频率的声音，再通过听觉神经传入脑中，所以人工耳蜗只需要把声音拆分成不同的频率，再把代表不同频率的电信号输入听觉神经的不同部位就可以了。

视觉系统就没有这么简单了。特别是考虑到人眼对视觉信息的分辨率要远超听觉系统对听觉信息的分辨率，所以与视觉系统适配的脑机接口的实现难度要大得多。不过，这方面也并非没有值得期待的进展。例如，目前已经有原理类似于人工耳蜗的设备获批上市，它能利用一个摄像头采集视觉信息，将视觉信息转换为电信号，再利用一个由几十到几百个微电极组成的电极阵列刺激视网膜上的神经元，让视障人士能起码看到非常模糊的图像，如尺寸很大的字母。此外，这方面也有一些其他的研究。例如，有科学家将能把光转换为电信号的纳米材料植入小鼠和猴子的眼底，使光绕过感光细胞，直接激活负责将视觉信号传入脑中的视网膜节细胞，让小鼠和猴子恢复部分视力。还有科学家在小鼠眼球中植入能将红外光转换为绿光的纳米材料，让小鼠能直接"看"到红外线。

这些进展大多聚焦在视网膜层面，有没有可能在脑中直接输入视觉信息呢？

这个难度就更大了。前面的部分反复提到，视觉系统的每个层次都会对视觉信息进行丰富的加工处理，到达大脑皮层时，视觉信息早已不再是一束光照亮一个像素点这种简单的对应关系了。长期以来，人们能实现的也仅仅是刺激大脑皮层的某个位置，让视障人士能"看"到光点。不过，2020 年有一项研究，采取了一个迂回的方式解决问题。在技术上，研究者仍然只能让视障人士看到光点，但他们意识到，如果视障人士能看到光点的动态位置变化，就有可能在脑海中写出字母。沿着这一思路，研究者利用在大脑皮层植入的几十根电极，按顺序进行刺激，让视障人士"看"到了一个个写出的字母，当然，他们看的速度非常非常慢。说白了，这种方式并不是真的让视障人士看到字母，而是类似于别人在你手心写字，让你猜写的是什么字，如图 50-2 所示。在这种情况下，字要很简单，而且要一笔一画地写得非常慢，这样你才有可能辨认出来具体是什么字。**我们可以想象一下，只有在脑科学层面彻底理解了视觉信息的编码和解码方式，未来我们才有可能真正利用脑机接口，让视觉信息直通脑。**

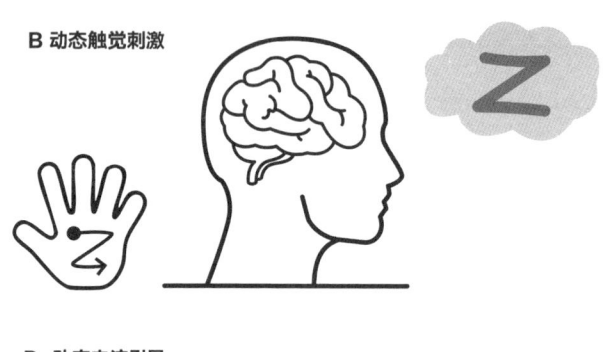

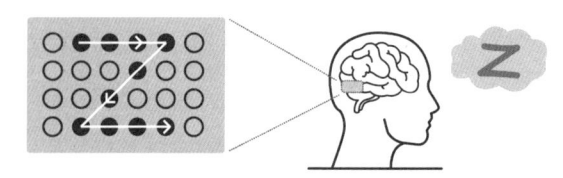

图 50-2　让视障人士"看"到写出的字母的思路

- **输出：运动和语言**

再说输出端。

在这方面，研究最为充分的是利用脑机接口实现运动指令的输出。在讨论人脑运动输出时，我们就已经介绍过这个话题了。简单来说，人脑运动皮层的运动指令是以某种"群体编码"的方式输出的：每个神经元的活动会对应几个可能的运动指令，例如移动左手食指和中指；综合这样一群神经元的活动，人脑会产生一个最可能的运动指令。因此，只要用微电极采集一些运动皮层神经元的电信号，就有可能解码出简单的运动指令，例如向前或者向后、抓握或者松手。利用这种思路，目前已经有不少实验室实现了让瘫痪的患者操控机械臂，控制电脑屏幕上光标的移动等。如图 50-3 所示，利用脑机接口，猴子可以用意念控制屏幕上光标的移动。

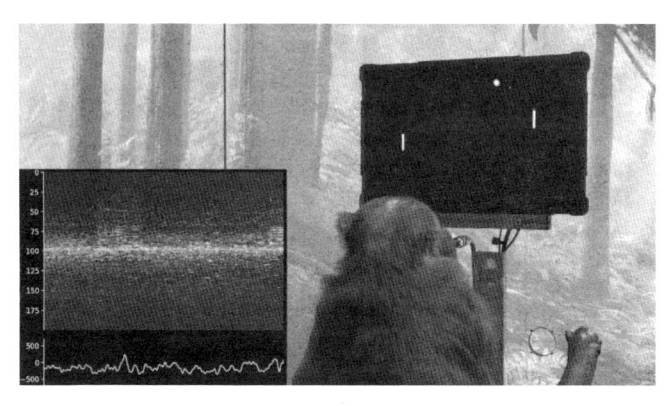

图 50-3　猴子用意念控制屏幕上光标的移动

当然，目前看来，这些运动指令的输出还是非常简单和笨拙的。而考虑到人们已经在相当程度上理解了大脑皮层运动指令输出的基本原理，我们可以想象，也许只要在脑中植入数量更多的微电极，记录数量更多运动皮层神经元的活动，就可以从中提取出更精细的运动控制指令。这个时候，瓶颈反而可能是我们能不能开发出运动控制更为精细的机器人了。

不过，我想提醒你注意，对人脑来说，肢体运动可能不是最重要的输出，语言才是。

在这方面，脑机接口技术也取得了惊人的进展。2019 年，美国加州大学旧金山分校的爱德华·钱（Edward Chang）教授的团队在癫痫患者的大脑皮层植入了 256 个电极，记录了他们说话时不同神经元的活动。之后，通过分析神经电活动和语言输出之间的关系，他们让机器直接"说"出了患者想要说的话。2023 年，这个团队又在该研究领域取得了重大进步，他们利用脑机接口技术帮助一位因脑卒中而瘫痪十余年的患者重新获得了说话的能力，而且患者发声的语调和她本人脑卒中前类似。

请注意，这些研究并不是直接"读心"，目前也没有什么办法能够直接读取混乱多变的人类意识。爱德华·钱教授的团队利用了一个非常巧妙的方法。他们意识到说话也是一种运动输出，无非是脑在控制舌头、嘴唇、下巴和声带的肌肉伸缩，让气流产生特定的声音效果而已。因此，他们的思路是先搞清楚神经电活动对应的是发声器官的哪种运动模式，然后再模拟出这种运动模式下产生的是什么声音。

也是基于类似的思路，研究者实现了让瘫痪患者"用意念写字"——说白了，和发声一样，写字本质上也是一种精细的运动输出。2021 年，在一项研究中，研究者在一位瘫痪患者脑中植入了上百根电极，然后让患者假想自己正在脑海中抄写一个个字母，从而把每个字母都对应上了一套独特的神经电活动信号。之后，经过训练，这位患者居然能实现每分钟 70 个字符的输出——这个速度已经具备了实用价值。

• **脑机接口能实现什么**

到这里，我相信你已经对脑机接口能实现的任务有了全面的理解。说到底，脑机接口的能力主要受限于两个因素：第一，科学上，我们在多大程度上理解了脑对不同信息的编码原理；第二，技术上，我们能在脑中植入多少根微型电极，能记录和操纵多少个神经元。需要注意的是，这两个因素在很大程度上是彼此依赖的。只有能够大规模记录脑中神经元的电活动，我们才有可能真正掌握神经信息的编码规律，特别是人类复杂心智的编码规律。这也是为什么我会对马斯克的神经连接公司寄予厚望：他们开发的微电极有可能实现同时记录数千个神经元的活动。而在这个精度下，猴子已经可以非常丝滑地用脑控制屏幕上的光标来玩电子游戏了。当然，面对人脑 860 亿个神经元构成的浩瀚小宇宙，我们在这两个问题上的探索也就是刚起步而已。

基于同样的原理，脑机接口技术也有可能实现对我们本能、情绪、学习记忆等复杂功能的调节和增强。具体细节这里就不再展开了，你应该能自己进行推演。值得一提的是，理论上我们甚至能做到闭环调控——如果脑机接口发现我们的本能、情绪、记忆出了问题，可以反过来刺激特定神经元，来改善这些问题。2023 年，有项研究就证明，可以读取小鼠脑中的"痛觉"，通过刺激前额叶皮层来缓解这种痛苦。

当然，这类技术一定会引发很多伦理和监管层面的担忧。毕竟，如果人脑的工作状态能够轻易被外来力量干预，人的主体性就开始消失了。那么，我们在多大程度上应该允许外力干预我们的所思所想、所见所闻、快乐和沮丧呢？

不过，更深刻的问题其实是人脑的彻底数字化。

即便实现了感觉输入和运动输出，实现了对本能和情绪的控制，甚至实现了知识的移植，我们心智活动的主体仍然是大量细胞构成的、生物学意义上的脑。**那么，有没有可能干脆记录脑的所有神经电活动，直接提取人类的自我意识和自由意志，把它输入电脑，让人类可以实现数字化永生呢？**

我们不妨做个小的思想实验。假设有一项超级技术，它能把我们的所有神经电活动都原封不动地复制到一台超级计算机上，这台计算机确实会和以肉身为载体的我们一样思考、一样回忆、一样感到喜怒哀乐。这个时候，我们能说服它，让它相信自己只是个数字复制品，而它的正品还在这个碳基人类身上吗？我们能说服这个肉身的自己，你的心智已经被永久上传到计算机上，你可以从容赴死，和这具皮囊告别吗？

我认为是做不到的。这台计算机会非常顽固地认为我就是我自己，任何人都无法替代和窃取，反而你这个碳基人类才是多余的复制品。我们的肉身也会做同样的事！

归根结底，这是因为自我意识可能是人脑产生的最奇怪的感觉。尽管我们知道从客观视角看，我们自己无非是浩瀚宇宙中微不足道的一粒尘埃，我们身体内的每一个原子都平淡无奇。但在主观感受中，我们自己是整个世界中最独一无二的存在，它把整个世界分成了截然不同的两个部分——我和我之外的一切。因此，即便我们的心智活动能被复制出去，也只是让宇宙中多了一个和我们想法类似的智慧体，我们不会因此获得永生的快乐或免于死亡的恐惧。

因此，在本书的最后，我想分享一个感受。现在我们已经能在很大程度上理解脑的工作原理，未来的技术发展将会允许我们更深入地理解脑，也会在很大程度上替换和增强脑的功能。但即便如此，在内心体验里，我们的脑仍然将是无法替代的。它构成了宇宙中独一无二的我们自己，而且将注定伴随着我们肉身的死亡而永远消逝。**对于脑，我们需要始终尝试理解，永远充满敬畏。**

后记

谢谢你的阅读。

虽然过去10多年，我自己的实验室涉猎了多个研究领域，但我始终认为自己首先是个脑科学家。早在20多年前我第一次开始做真正的科学研究工作时，关于脑的一切就已经如此令人着迷，吸引我流连至今——

脑如何形成，又如何在环境中持续变化；脑如何感知并理解复杂多样的感官刺激，并从中提取信息与情感；脑如何产生难以抗拒的欲望和动机，又如何生成回味悠长的情绪；为什么具备强大理性的人类却总是在奖赏、恐惧、群体压力的诱惑下冲动行事；我们又为何能在地球动物世界中脱颖而出，形成独一无二的自我认知和复杂语言……

当然，我自己实验室的研究主要聚焦于脑的一些原始功能（例如饿了为什么会想吃东西），但上述这些更复杂、更难解的脑科学问题，才是我至今仍然留在这个领域的原因。

因此，我一直想写一本关于脑的书，和读者一起探索它的秘密——不只是为了把关于脑的已知信息做个系统梳理，更希望和我想象中的读者围炉夜话，一边相互提问与挑战，一边逐步逼近那些至今仍令人困惑的核心问题。但也正因为"身在此山中"，这件事反而更难着手。虽然过去 10 年我已经写了超过 10 本生命科学方面的作品，大多都挺受欢迎，有一些还相当令我骄傲，但这本关于脑的书一直迟迟未能动笔。

对我来说，写作脑科学很容易落入"知识的诅咒"和"无知的诅咒"的双重陷阱。一方面，由于长期从事相关研究，我很难完全跳脱专业视角，以真正友好的方式迎接领域外的读者。另一方面，作为"人类科学最后的前沿"，脑科学充满了大量已知的未知（我们知道自己不知道），甚至是未知的未知（我们并不知道自己不知道）。为了欢迎更多读者，将那些本应充满讨论空间的问题讲得像金科玉律那样不容置疑，反而违背了我写作这个主题的初衷。

直到 2022 年出版《王立铭进化论讲义》之后——这本书的写作让我自觉思考的深度和写作的能力都有了一次升级——我意识到，是时候面对这件一直逃避的事了。或者说，我再没有理由不去写脑科学了。

而现在，我终于把这本《脑科学讲义》带到你面前。在这趟与想象中的读者对话、讨论、持续深入思考的旅程中，我重新走了一遍对脑和人类智慧的探索之路。我也真诚地期待，你，亲爱的读者朋友，能在阅读这本书的过程中，与我一同感受那份对人脑的着迷、对脑科学探索的敬仰，以及对人类智慧的深深敬畏。

在这本书的写作过程中，除了大量的阅读和思考，我还频繁地请教了脑科学领域的多位科学家朋友，在这里要向他们表达最真诚的感谢：浙江大学李浩洪教授、浙江大学胡海岚教授、中国科学技术大学薛天教授、中国科学技术大学温泉教授、首都医学科学创新中心梅林研究员、斯坦福大学丁军教授、斯坦福大学陈晓科教授、新加坡科技研究局(A*STAR)傅玉研究员、中国科学院脑科学与智能技术卓越创新中心王佐仁研究员、复旦大学许晓鸿教授、复旦大学鲁伯埙教授、复旦大学张嘉漪教授、复旦大学何苗教授、上海科技大学胡霁教授、上海科技大学沈伟教授、北京大学罗欢教授、北京大学朱露莎教授、暨南大学曲宜波教授、北京生命科学研究所曹鹏研究员、北京脑中心罗敏敏研究员、美国艾伦脑科学研究所谭博文博士、清华大学宋森教授、清华大学吝易教授、陆军军医大学谌小维教授、空军军医大学陈涛教授、上海交通大学仇子龙教授。他们不仅帮我理清了许多困惑，还认真审阅了文稿，纠正了很多错误。当然，最终书稿的错误与他们无关，仍然由我一人负责。

值得一提的是，这些科学家朋友多数都来自一个2014年成立的地下科学俱乐部——神经科学先锋会（Neuroscience Pioneer Club），我自己也是它最早的成员之一。对未知世界的探索，离不开志同道合者之间长期的交流与反复的讨论。神经科学先锋会过去10余年的经历证明了这一点，我也希望这本书能成为另一种证明。

同时，我也要特别感谢得到App各位朋友们的大力支持。这本书脱胎于我在得到App发布的音频课程，老耿（耿利杰）和泠溪（张玲）全程参与了课程的开发与上线工作。此后，我又对书稿进行了多轮修改和补充，白丽丽、翁慕涵、周跃为书稿修订和插图准备提供了大量支持。没有他们的帮助，这本书不可能顺利问世。

我还想特别感谢我的妻子沈玥，我的两个女儿洛薇和洛菲，以及我的父母王庚辰和李苏挺。你们的爱不光让我时时感到温暖和放松，更支撑着我持续对世界保持好奇与热情。

"我是谁？我从哪里来？要到哪里去？"这三大著名的人生难题，既依靠我们的脑来理解和探索，也需要我们用脑去直面和回应。写作这本书的几年里，我得以反复咂摸这三个问题的深意，也真诚希望你能在阅读的过程中收获一些独特而深刻的体验。

最后，如果你在阅读这本书之后，对人脑、人类智慧，乃至整个脑科学领域产生了更多兴趣与好奇，我也特别欢迎你加入这场探索之旅。无论你身处何地、年龄几何、从事何种职业，脑科学仍有太多未解之谜，足以长久激发你对未知世界的好奇与热情。这里我也不负责任地开开脑洞，列出一些我认为极其重要，但至今仍未破解的问题：

脑在多大程度上，以及通过何种机制，主动干预、筛选乃至重塑了我们接收到的感觉信息？

在输出复杂而精细的运动指令的同时，脑如何整合来自外部和自身的反馈，并实时进行调整？

脑功能的差异中有多少源于基因？又有多少可以被环境塑造，甚至被后天经验逆转？

脑为何需要睡眠？梦起到了什么样的作用？

脑中性别相关的差异，在多大程度上影响了两性的认知与行为？

脑为何会衰老？这一过程是否有可能被延缓，甚至逆转？

人类感性和理性之间的关系是什么样的？我们能否为它们设置适当的行为边界？

对因果关系的理解与判断是否为人脑特有的能力？

人类语言能力的生物学基础是什么？后天环境又如何塑造语言的理解与使用？

人脑如何推测他人的想法，并在此基础上建立信任、开展合作、构建社群？

王立铭

2025 年 7 月于家中

参考文献

第一部分
脑科学的核心问题

01 心智活动的载体是什么

Bennett, M. R. (1999). The early history of the synapse: From Plato to Sherrington. *Brain Research Bulletin*, *50*(2), 95–118.

Benjamin, S., MacGillivray, L., Schildkrout, B., Cohen-Oram, A., Lauterbach, M. D., & Levin, L. L. (2018). Six landmark case reports essential for neuropsychiatric literacy. *The Journal of Neuropsychiatry and Clinical Neurosciences, 30*(4), 279–290.

Gross, C. G. (2009). *A hole in the head: More tales in the history of neuroscience.* MIT Press.

Lodge, P. (2014). Leibniz's Mill Argument Against Mechanical Materialism Revisited. *Ergo-An Open-Access Journal of Philosophy.*

02 心智活动是如何发生的

Aponte, Y., Atasoy, D., & Sternson, S. M. (2011). AGRP neurons are sufficient to orchestrate feeding behavior rapidly and without training. *Nature Neuroscience, 14*(3), 351–355.

Barwich, A.-S. (2019). The value of failure in science: The story of grandmother cells in neuroscience. *Frontiers in Neuroscience, 13,* 1121.

Bushdid, C., Magnasco, M. O., Vosshall, L. B., & Keller, A. (2014). Humans can discriminate more than 1 trillion olfactory stimuli. *Science, 343*(6177), 1370–1372.

Keysers, C., & Gazzola, V. (2010). Social neuroscience: Mirror neurons recorded in humans. *Open Archive, 20*(8), 353–354.

Liu, X., Ramirez, S., Pang, P. T., Puryear, C. B., Govindarajan, A., Deisseroth, K., & Tonegawa, S. (2012). Optogenetic stimulation of a hippocampal engram activates fear memory recall. *Nature, 484*(7394), 381–385.

McFadyen, J., Mermillod, M., Mattingley, J. B., Halász, V., & Garrido, M. I. (2017). A rapid subcortical amygdala route for faces irrespective of spatial frequency and emotion. *Journal of Neuroscience, 37*(14), 3864–3874.

Quiroga, R., Reddy, L., Kreiman, G., Koch, C., & Fried, I. (2005). Invariant visual representation by single neurons in the human brain. *Nature, 435*, 1102–1107.

Rizzolatti, G., & Fabbri-Destro, M. (2010). Mirror neurons: From discovery to autism. *Experimental Brain Research, 200*, 223–237.

Zhao, X., Liu, M., & Cang, J. (2014). Visual cortex modulates the magnitude but not the selectivity of looming-evoked responses in the superior colliculus of awake mice. *Neuron, 84*(1), 202–213.

03 只有人类才有智慧吗

Langford, D. J., Crager, S. E., Shehzad, Z., Smith, S. B., Sotocinal, S. G., Levenstadt, J. S., Chanda, M. L., Levitin, D. J., & Mogil, J. S. (2006). Social modulation of pain as evidence for empathy in mice. *Science, 312*(5782), 1967–1970.

Smith, M. L., Asada, N., & Malenka, R. C. (2021). Anterior cingulate inputs to nucleus accumbens control the social transfer of pain and analgesia. *Science, 371*(6525), 153–159.

04 研究脑需要怎样的工具

Musk, E., & Neuralink. (2019). An integrated brain-machine interface platform with thousands of channels. *Journal of Medical Internet Research, 21*(10), e16194.

第二部分
脑的基本单元

05 神经细胞：心智活动的基本单元

Glickstein, M. (2006). Golgi and Cajal: The neuron doctrine and the 100th anniversary of the 1906 Nobel Prize. *Current Biology, 16*(5), R147–R151.

06 动作电位：神经元的多米诺骨牌

Ampel, B. C., Muraven, M., & McNay, E. C. (2018). Mental work requires physical energy: Self-control is neither exception nor exceptional. *Frontiers in Psychology, 9*, 1005.

Bruckmaier, M., Tachtsidis, I., Phan, P., & Lavie, N. (2020). Attention and capacity limits in perception: A cellular metabolism account. *The Journal of Neuroscience, 40*(35), 6801–6811.

Hodgkin, A. L., & Huxley, A. F. (1952). A quantitative description of membrane current and its application to conduction and excitation in nerve. *The Journal of Physiology, 117*(4), 500–544.

Hodgkin, A. L., Huxley, A. F., & Katz, B. (1952). Measurement of current-voltage relations in the membrane of the giant axon of *Loligo*. *The Journal of Physiology, 116*(4), 424–448.

Hodgkin, A. L., & Katz, B. (1949). The effect of sodium ions on the electrical activity of giant axon of the squid. *The Journal of Physiology, 108*(1), 37–77.

Neher, E., & Sakmann, B. (1976). Single-channel currents recorded from membrane of denervated frog muscle fibres. *Nature, 260*(5554), 799–802.

Zbili, M., & Debanne, D. (2020). Myelination increases the spatial extent of analog-digital modulation of synaptic transmission: A modeling study. *Frontiers in Cellular Neuroscience, 14*, 40.

07 突触：神经元的交互界面（上）

Robertson, J. D. (1953). Ultrastructure of two invertebrate synapses. *Proceedings of the Society for Experimental Biology and Medicine, 82*(2), 219–223.

Palay, S. L., & Palade, G. E. (1955). The fine structure of neurons. *The Journal of Biophysical and Biochemical Cytology, 1*(1), 69–88.

Bennett, M. R. (1999). The early history of the synapse: From Plato to Sherrington. *Brain Research Bulletin, 50*(2), 95–118.

López-Muñoz, F., & Alamo, C. (2009). Historical evolution of the neurotransmission concept. *Journal of Neural Transmission, 116*(5), 515–533.

DeFelipe, J. (2010). From the connectome to the synaptome: an epic love story. *Science, 330*(6008), 1198–1201.

Pereda, A. E. (2014). Electrical synapses and their functional interactions with chemical synapses. *Nature Reviews Neuroscience, 15*(4), 250–263.

08 突触：神经元的交互界面（下）

Davenport, H. W. (1991). Early history of the concept of chemical transmission of the nerve impulse. *The Physiologist, 34*(4), 129–190.

De Carlos, J. A., & Borrell, J. (2007). A historical reflection of the contributions of Cajal and Golgi to the foundations of neuroscience. *Brain Research Reviews, 55*(1), 8–16.

Del Castillo, J., & Katz, B. (1954). Quantal components of the end-plate potential. *The Journal of Physiology, 124*(3), 560–573.

Feldberg, W. (1976). The chemical transmitter at synapses in a sympathetic ganglion [Proceedings]. *The Journal of Physiology, 263*(1), 89P–91P.

London, M., & Häusser, M. (2005). Dendritic computation. *Annual Review of Neuroscience, 28*, 503–532.

López-Muñoz, F., & Alamo, C. (2009). Historical evolution of the neurotransmission concept. *Journal of Neural Transmission, 116*(5), 515–533.

第三部分
作为计算机器的脑

09 视觉感受器：为何最精密的相机也比不过人眼

Carvalho, L. S., Pessoa, D. M. A., Mountford, J. K., Davies, W. I. L., & Hunt, D. M. (2017). The genetic and evolutionary drives behind primate color vision. *Frontiers in Ecology and Evolution, 5*, 34.

Chen, P.-J., Awata, H., Matsushita, A., Yang, E.-C., Arikawa, K., & Kinoshita, M. (2016). Extreme spectral richness in the eye of the common bluebottle butterfly, *Graphium sarpedon. Frontiers in Behavioral Neuroscience, 10*, Article 60.

Fernald, R. D. (2006). Casting a genetic light on the evolution of eyes. *Science, 313*(5795), 1914–1918.

Hecht, S., Shlaer, S., & Pirenne, M. H. (1942). Energy, quanta, and vision. *The Journal of General Physiology, 25*(6), 819–840.

Jékely, G., Colombelli, J., Hausen, H., Guy, K., Stelzer, E., Nédélec, F., & Arendt, D. (2008). Mechanism of phototaxis in marine zooplankton. *Nature, 456*(7220), 395–399.

Johary, Y. H., Trapp, J., Aamry, A., Aamri, H., Tamam, N., & Sulieman, A. (2021). The suitability of smartphone camera sensors for detecting radiation. *Scientific Reports, 11*, Article 12653.

Jordan, G., Deeb, S. S., Bosten, J. M., & Mollon, J. D. (2010). The dimensionality of color vision in carriers of anomalous trichromacy. *Journal of Vision, 10*(12), 1–19.

Nathans, J., Thomas, D., & Hogness, D. S. (1986). Molecular genetics of human color vision: The genes encoding blue, green, and red pigments. *Science, 232*(4747), 193–202.

Shyue, S. K., Hewett-Emmett, D., Sperling, H. G., Hunt, D. M., Bowmaker, J. K., Mollon, J. D., & Li, W. H. (1995). Adaptive evolution of color vision genes in higher primates. *Science, 269*(5228), 1265–1267.

Tinsley, J. N., Molodtsov, M. I., Prevedel, R., Wartmann, D., Espigulé-Pons, J., Lauwers, M., & Vaziri, A. (2016). Direct detection of a single photon by humans. *Nature Communications, 7*, 12172.

Wald, G. (1951). The photochemical basis of rod vision. *Journal of the Optical Society of America, 41*(12), 949–956.

10 视网膜：如何提取有意义的视觉信息

Curcio, C. A., Sloan, K. R., Kalina, R. E., & Hendrickson, A. E. (1990). Human photoreceptor topography. *The Journal of Comparative Neurology, 292*(4), 497–523.

Demb, J. B., & Singer, J. H. (2015). Functional circuitry of the retina. *Annual Review of Vision Science, 1*, 263–289.

Eagleman, D. M. (2001). Visual illusions and neurobiology. *Nature Reviews Neuroscience, 2*(12), 920–926.

Hurvich, L. M., & Jameson, D. (1957). An opponent-process theory of color vision. *Psychological Review, 64*(6, Pt. 1), 384–404.

Kuffler, S. W. (1953). Discharge patterns and functional organization of mammalian retina. *Journal of Neurophysiology, 16*(1), 37–68.

Masland, R. H. (2012). The neuronal organization of the retina. *Neuron, 76*(2), 266–280.

Svaetichin, G., & MacNichol, E. F., Jr. (1959). Retinal mechanisms for chromatic and achromatic vision. *Annals of the New York Academy of Sciences, 74*(2), 385–404.

11 视觉皮层：如何识别物体

Hubel, D. H., & Wiesel, T. N. (1959). Receptive fields of single neurones in the cat's striate cortex. *The Journal of Physiology, 148*(3), 574–591.

Hubel, D. H., & Wiesel, T. N. (1962). Receptive fields, binocular interaction and functional architecture in the cat's visual cortex. *The Journal of Physiology, 160*(1), 106–154.

Hubel, D. H., & Wiesel, T. N. (1965). Receptive fields and functional architecture in two nonstriate visual areas (18 and 19) of the cat. *Journal of Neurophysiology, 28*, 229–289.

Livingstone, M., & Hubel, D. (1988). Segregation of form, color, movement, and depth: Anatomy, physiology, and perception. *Science, 240*(4853), 740–749.

Sutherland, S. (1993). Eye, brain and vision. *Nature, 362*, 419–420.

von der Heydt, R., Peterhans, E., & Baumgartner, G. (1984). Illusory contours and cortical neuron responses. *Science, 224*(4654), 1260–1262.

12 视觉系统的特殊任务：如何辨别敌我

Chang, L., & Tsao, D. Y. (2017). The code for facial identity in the primate brain. *Cell, 169*(6), 1013–1028.e14.

Chang, L., Egger, B., Vetter, T., & Tsao, D. Y. (2021). Explaining face representation in the primate brain using different computational models. *Current Biology, 31*(13), 2785–2795.e4.

Hadjikhani, N., & de Gelder, B. (2002). Neural basis of prosopagnosia: An fMRI study. *Human Brain Mapping, 16*(3), 176–182.

Lee, K. H., Tran, A., Turan, Z., & Meister, M. (2020). The sifting of visual information in the superior colliculus. *eLife, 9*, e50678.

Nomura, M., Ohira, H., Haneda, K., Iidaka, T., Sadato, N., Okada, T., & Yonekura, Y. (2004). Functional association of the amygdala and ventral prefrontal cortex during cognitive evaluation of facial expressions primed by masked angry faces: An event-related fMRI study. *NeuroImage, 21*(1), 352–363.

Shang, C., Liu, Z., Chen, Z., Shi, Y., Wang, Q., Liu, S., Li, D., & Cao, P. (2015). A parvalbumin-positive excitatory visual pathway to trigger fear responses in mice. *Science, 348*(6242), 1472–1477.

13 嗅觉和味觉：如何帮我们理解化学世界

Buck, L., & Axel, R. (1991). A novel multigene family may encode odorant receptors: A molecular basis for odor recognition. *Cell, 65*(1), 175–187.

Bushdid, C., Magnasco, M. O., Vosshall, L. B., & Keller, A. (2014). Humans can discriminate more than 1 trillion olfactory stimuli. *Science, 343*(6177), 1370–1372.

Caterina, M. J., Schumacher, M. A., Tominaga, M., Rosen, T. A., Levine, J. D., & Julius, D. (1997). The capsaicin receptor: a heat-activated ion channel in the pain pathway. *Nature, 389*(6653), 816–824.

Chandrashekar, J., Hoon, M., Ryba, N., & Zuker, C. (2006). The receptors and cells for mammalian taste. *Nature, 444*, 288–294.

Jones, W. D., Cayirlioglu, P., Kadow, I. G., & Vosshall, L. B. (2007). Two chemosensory receptors together mediate carbon dioxide detection in Drosophila. *Nature, 445*(7123), 86–90.

Laugerette, F., Passilly-Degrace, P., Patris, B., Niot, I., Febbraio, M., Montmayeur, J. P., & Besnard, P. (2005). CD36 involvement in orosensory detection of dietary lipids, spontaneous fat preference, and digestive secretions. *The Journal of Clinical Investigation, 115*(11), 3177–3184.

Malnic, B., Godfrey, P. A., & Buck, L. B. (2004). The human olfactory receptor gene family. *Proceedings of the National Academy of Sciences of the United States of America, 101*(8), 2584–2589.

Papes, F., Logan, D. W., & Stowers, L. (2010). The vomeronasal organ mediates interspecies defensive behaviors through detection of protein pheromone homologs. *Cell, 141*(4), 692–703.

Spehr, M., Gisselmann, G., Poplawski, A., Riffell, J. A., Wetzel, C. H., Zimmer, R. K., & Hatt, H. (2003). Identification of a testicular odorant receptor mediating human sperm chemotaxis. *Science, 299*(5615), 2054–2058.

Stowers, L., Holy, T. E., Meister, M., Dulac, C., & Koentges, G. (2002). Loss of sex discrimination and male-male aggression in mice deficient for TRP2. *Science, 295*(5559), 1493–1500.

Suh, G. S., Wong, A. M., Hergarden, A. C., Wang, J. W., Simon, A. F., Benzer, S., Axel, R., & Anderson, D. J. (2004). A single population of olfactory sensory neurons mediates an innate avoidance behaviour in Drosophila. *Nature, 431*(7010), 854–859.

Yunker, A. G., Alves, J. M., Luo, S., Angelo, B., DeFendis, A., Pickering, T. A.,

Monterosso, J. R., & Page, K. A. (2021). Obesity and sex-related associations with differential effects of sucralose vs sucrose on appetite and reward processing: A randomized crossover trial. *JAMA Network Open, 4*(9), e2126313.

14 路径整合：我们如何知道自己身在何处

Giocomo, L. M., Stensola, T., Bonnevie, T., Van Cauter, T., Moser, M. B., & Moser, E. I. (2014). Topography of head direction cells in medial entorhinal cortex. *Current Biology, 24*(3), 252–262.

Hafting, T., Fyhn, M., Molden, S., Moser, M. B., & Moser, E. I. (2005). Microstructure of a spatial map in the entorhinal cortex. *Nature, 436*(7052), 801–806.

Hawkins, J., Lewis, M., Klukas, M., Purdy, S., & Ahmad, S. (2019). A framework for intelligence and cortical function based on grid cells in the neocortex. *Frontiers in Neural Circuits, 12*, 121.

Kropff, E., Carmichael, J. E., Moser, M. B., & Moser, E. I. (2015). Speed cells in the medial entorhinal cortex. *Nature, 523*(7561), 419–424.

O'Keefe, J. (1976). Place units in the hippocampus of the freely moving rat. *Experimental Neurology, 51*(1), 78–109.

O'Keefe, J., & Dostrovsky, J. (1971). The hippocampus as a spatial map. Preliminary evidence from unit activity in the freely-moving rat. *Brain Research, 34*(1), 171–175.

Solstad, T., Boccara, C. N., Kropff, E., Moser, M. B., & Moser, E. I. (2008). Representation of geometric borders in the entorhinal cortex. *Science, 322*(5909), 1865–1868.

Souman, J. L., Frissen, I., Sreenivasa, M. N., & Ernst, M. O. (2009). Walking straight into circles. *Current Biology, 19*(18), 1538–1542.

Wittlinger, M., Wehner, R., & Wolf, H. (2006). The ant odometer: Stepping on stilts and stumps. *Science, 312*(5782), 1965–1967.

Yartsev, M. M., & Ulanovsky, N. (2013). Representation of three-dimensional space in the hippocampus of flying bats. *Science, 340*(6130), 367–372.

15 肌肉：为什么机器人难以复制人的精细动作

Babuin, L., & Jaffe, A. S. (2005). Troponin: The biomarker of choice for the detection of cardiac injury. *CMAJ: Canadian Medical Association Journal, 173*(10), 1191–1202.

Berchtold, M. W., Brinkmeier, H., & Müntener, M. (2000). Calcium ion in skeletal muscle: Its crucial role for muscle function, plasticity, and disease. *Physiological Reviews*, *80*(3), 1215–1265.

Henneman, E. (1957). Relation between size of neurons and their susceptibility to discharge. *Science*, *126*(3287), 1345–1347.

Huxley, A. F., & Niedergerke, R. (1954). Structural changes in muscle during contraction: Interference microscopy of living muscle fibres. *Nature*, *173*(4412), 971–973.

Huxley, H., & Hanson, J. (1954). Changes in the cross-striations of muscle during contraction and stretch and their structural interpretation. *Nature*, *173*(4412), 973–976.

Llewellyn, M. E., Thompson, K. R., Deisseroth, K., & Delp, S. L. (2010). Orderly recruitment of motor units under optical control in vivo. *Nature Medicine*, *16*(10), 1161–1165.

Lymn, R. W., & Taylor, E. W. (1971). Mechanism of adenosine triphosphate hydrolysis by actomyosin. *Biochemistry*, *10*(25), 4617–4624.

16 运动模式生成：肌肉之间如何相互协调

Clyne, J. D., & Miesenböck, G. (2008). Sex-specific control and tuning of the pattern generator for courtship song in *Drosophila*. *Cell*, *133*(2), 354–363.

Grillner, S., & Zangger, P. (1979). On the central generation of locomotion in the low spinal cat. *Experimental Brain Research*, *34*(2), 241–261.

Katz, P. S. (2016). Evolution of central pattern generators and rhythmic behaviours. *Philosophical Transactions of the Royal Society B: Biological Sciences*, *371*(1685), 20150057.

Marder, E., & Bucher, D. (2001). Central pattern generators and the control of rhythmic movements. *Current Biology*, *11*(23), R986–R996.

Marder, E., & Bucher, D. (2007). Understanding circuit dynamics using the stomatogastric nervous system of lobsters and crabs. *Annual Review of Physiology*, *69*, 291–316.

Prinz, A. A., Bucher, D., & Marder, E. (2004). Similar network activity from disparate circuit parameters. *Nature Neuroscience*, *7*(12), 1345–1352.

Smith, J. C., Ellenberger, H. H., Ballanyi, K., Richter, D. W., & Feldman, J. L. (1991). Pre-Bötzinger complex: A brainstem region that may generate respiratory rhythm in mammals. *Science, 254*(5032), 726–729.

Talpalar, A. E., Bouvier, J., Borgius, L., Fortin, G., Pierani, A., & Kiehn, O. (2013). Dual-mode operation of neuronal networks involved in left-right alternation. *Nature, 500*(7460), 85–88.

17 运动皮层：脑机接口技术的科学基础是什么

Chang, R. B., Strochlic, D. E., Williams, E. K., Umans, B. D., & Liberles, S. D. (2015). Vagal sensory neuron subtypes that differentially control breathing. *Cell, 161*(3), 622–633.

Georgopoulos, A. P., Schwartz, A. B., & Kettner, R. E. (1986). Neuronal population coding of movement direction. *Science, 233*(4771), 1416–1419.

Graziano, M. S., Taylor, C. S., & Moore, T. (2002). Complex movements evoked by microstimulation of precentral cortex. *Neuron, 34*(5), 841–851.

Grodd, W., Hülsmann, E., Lotze, M., Wildgruber, D., & Erb, M. (2001). Sensorimotor mapping of the human cerebellum: fMRI evidence of somatotopic organization. *Human Brain Mapping, 13*(2), 55–73.

Kennedy, P. R., & Bakay, R. A. (1998). Restoration of neural output from a paralyzed patient by a direct brain connection. *NeuroReport, 9*(8), 1707–1711.

Musk, E., & Neuralink. (2019). An integrated brain-machine interface platform with thousands of channels. *Journal of Medical Internet Research, 21*(10), e16194.

O'Keefe, J., & Dostrovsky, J. (1971). The hippocampus as a spatial map. Preliminary evidence from unit activity in the freely-moving rat. *Brain Research, 34*(1), 171–175.

Penfield, W., & Boldrey, E. (1937). Somatic motor and sensory representation in the cerebral cortex of man as studied by electrical stimulation. *Brain, 60*(4), 389–443.

Schieber, M. H., & Hibbard, L. S. (1993). How somatotopic is the motor cortex hand area? *Science, 261*(5120), 489–492.

Wessberg, J., Stambaugh, C. R., Kralik, J. D., Beck, P. D., Laubach, M., Chapin, J. K., Kim, J., Biggs, S. J., Srinivasan, M. A., & Nicolelis, M. A. (2000). Real-time prediction of hand trajectory by ensembles of cortical neurons in primates. *Nature, 408*(6810), 361–365.

18 小脑和基底核：如何保证运动指令的准确执行

Calabresi, P., Picconi, B., Tozzi, A., Ghiglieri, V., & Di Filippo, M. (2014). Direct and indirect pathways of basal ganglia: A critical reappraisal. *Nature Neuroscience*, *17*(8), 1022–1030.

Chen, Y., Hong, Z., Wang, J., Liu, K., Liu, J., Lin, J., Feng, S., Zhang, T., Shan, L., Liu, T., Guo, P., Lin, Y., Li, T., Chen, Q., Jiang, X., Li, A., Li, X., Li, Y., Wilde, J. J., Bao, J., Dai, J., & Lu, Z. (2023). Circuit-specific gene therapy reverses core symptoms in a primate Parkinson's disease model. *Cell*, *186*(24), 5394–5410.e18.

Gerfen, C. R., & Surmeier, D. J. (2011). Modulation of striatal projection systems by dopamine. *Annual Review of Neuroscience*, *34*, 441–466.

Jin, X., Tecuapetla, F., & Costa, R. M. (2014). Basal ganglia subcircuits distinctively encode the parsing and concatenation of action sequences. *Nature Neuroscience*, *17*(3), 423–430.

Kravitz, A. V., Freeze, B. S., Parker, P. R., Kay, K., Thwin, M. T., Deisseroth, K., & Kreitzer, A. C. (2010). Regulation of parkinsonian motor behaviours by optogenetic control of basal ganglia circuitry. *Nature*, *466*(7306), 622–626.

Lo Buono, V., Lucà Trombetta, M., Palmeri, R., Bonanno, L., Cartella, E., Di Lorenzo, G., Bramanti, P., Marino, S., & Corallo, F. (2021). Subthalamic nucleus deep brain stimulation and impulsivity in Parkinson's disease: A descriptive review. *Acta Neurologica Belgica*, *121*(4), 837–847.

Ntetsika, T., Papathoma, P. E., & Markaki, I. (2021). Novel targeted therapies for Parkinson's disease. *Molecular Medicine*, *27*(1), 17.

Scoville, W. B., & Milner, B. (1957). Loss of recent memory after bilateral hippocampal lesions. *Journal of Neurology, Neurosurgery, and Psychiatry*, *20*(1), 11–21.

Swanson, J. L., Chin, P. S., Romero, J. M., Srivastava, S., Ortiz-Guzman, J., Hunt, P. J., & Arenkiel, B. R. (2022). Advancements in the quest to map, monitor, and manipulate neural circuitry. *Frontiers in Neural Circuits*, *16*, 886302.

19 学习：脑学到的是相关性还是因果性

Cevik, M. Ö. (2014). Habituation, sensitization, and Pavlovian conditioning. *Frontiers in Integrative Neuroscience*, *8*, 13.

Colomb, J., & Brembs, B. (2010). The biology of psychology: "Simple" conditioning? *Communicative & Integrative Biology*, *3*(2), 142–145.

Graham, G. (2023). Behaviorism. In E. N. Zalta & U. Nodelman (Eds.), *The Stanford Encyclopedia of Philosophy* (Spring 2023 Edition).

Skinner, B. F. (1948). 'Superstition' in the pigeon. *Journal of Experimental Psychology, 38*(2), 168–172.

Windholz, G. (1997). Ivan P. Pavlov: An overview of his life and psychological work. *American Psychologist, 52*(9), 941–946.

Xygalatas, D. (2022). What cargo cult rituals reveal about human nature. *SAPIENS*.

20 突触变化：学习究竟是如何发生的

Abel, T., Nguyen, P. V., Barad, M., Deuel, T. A. S., Kandel, E. R., & Bourtchouladze, R. (1997). Genetic demonstration of a role for PKA in the late phase of LTP and in hippocampus-based long-term memory. *Cell, 88*(5), 615–626.

Aso, Y., Hattori, D., Yu, Y., Johnston, R. M., Iyer, N. A., Ngo, T. T., Dionne, H., Abbott, L. F., Axel, R., Tanimoto, H., & Rubin, G. M. (2014). The neuronal architecture of the mushroom body provides a logic for associative learning. *eLife, 3*, e04577.

Bliss, T. V. P., & Lomo, T. (1973). Long-lasting potentiation of synaptic transmission in the dentate area of the anaesthetized rabbit following stimulation of the perforant path. *The Journal of Physiology, 232*(2), 331–356.

Castellucci, V. F., Pinsker, H., Kupfermann, I., & Kandel, E. R. (1970). Neuronal mechanisms of habituation and dishabituation of the gill-withdrawal reflex in Aplysia. *Science, 167*(3926), 1745–1748.

Claridge-Chang, A., Roorda, R. D., Vrontou, E., Sjulson, L., Li, H., Hirsh, J., & Miesenböck, G. (2009). Writing memories with light-addressable reinforcement circuitry. *Cell, 139*(2), 405–415.

Heisenberg, M. (2003). Mushroom body memoir: from maps to models. *Nature Reviews Neuroscience, 4*(4), 266–275.

Kandel, E. R., & Tauc, L. (1965). Heterosynaptic facilitation in neurones of the abdominal ganglion of Aplysia depilans. *The Journal of Physiology, 181*(1), 1–27.

Langille, J. J., & Brown, R. E. (2018). The synaptic theory of memory: A historical survey and reconciliation of recent opposition. *Frontiers in Systems Neuroscience, 12*, 52.

Perisse, E., Yin, Y., Lin, A. C., Lin, S., Huetteroth, W., & Waddell, S. (2013). Different Kenyon cell populations drive learned approach and avoidance in Drosophila. *Neuron, 79*(5), 945–956.

Roberts, A. C., & Glanzman, D. L. (2003). Learning in Aplysia: Looking at synaptic plasticity from both sides. *Trends in Neurosciences, 26*(12), 662–670.

Tang, Y. P., Shimizu, E., Dube, G. R., Rampon, C., Kerchner, G. A., Zhuo, M., Liu, G., & Tsien, J. Z. (1999). Genetic enhancement of learning and memory in mice. *Nature, 401*(6748), 63–69.

Tsien, J. Z., Huerta, P. T., & Tonegawa, S. (1996). The essential role of hippocampal CA1 NMDA receptor-dependent synaptic plasticity in spatial memory. *Cell, 87*(7), 1327–1338.

Turner, G. C., Bazhenov, M., & Laurent, G. (2008). Olfactory representations by Drosophila mushroom body neurons. *Journal of Neurophysiology, 99*(2), 734–746.

21 预期差：为什么得到了奖赏还是不满足

Berridge, K. C., & Robinson, T. E. (1998). What is the role of dopamine in reward: hedonic impact, reward learning, or incentive salience? *Brain Research Reviews, 28*(3), 309–369.

Glimcher, P. W. (2011). Understanding dopamine and reinforcement learning: The dopamine reward prediction error hypothesis. *Proceedings of the National Academy of Sciences of the United States of America, 108*(Suppl. 3), 15647–15654.

Moan, C. E., & Heath, R. G. (1972). Septal stimulation for the initiation of heterosexual behavior in a homosexual male. *Journal of Behavior Therapy and Experimental Psychiatry, 3*(1), 23–26.

Nestler, E. J. (2005). Is there a common molecular pathway for addiction? *Nature Neuroscience, 8*(11), 1445–1449.

Olds, J. (1958). Self-stimulation of the brain; its use to study local effects of hunger, sex, and drugs. *Science, 127*(3294), 315–324.

Schultz, W., Dayan, P., & Montague, P. R. (1997). A neural substrate of prediction and reward. *Science, 275*(5306), 1593–1599.

Schultz, W. (2016). Dopamine reward prediction error coding. *Dialogues in Clinical Neuroscience, 18*(1), 23–32.

Steinberg, E. E., Keiflin, R., Boivin, J. R., Witten, I. B., Deisseroth, K., & Janak, P. H. (2013). A causal link between prediction errors, dopamine neurons and learning. *Nature Neuroscience, 16*(7), 966–973.

22 高效学习：如何形成更持久的记忆

Flexner, L. B., Flexner, J. B., & Roberts, R. B. (1966). Stages of memory in mice treated with acetoxycycloheximide before or immediately after learning. *Proceedings of the National Academy of Sciences of the United States of America, 56*(2), 730–735.

Frankland, P. W., Josselyn, S. A., & Köhler, S. (2019). The neurobiological foundation of memory retrieval. *Nature Neuroscience, 22*(10), 1576–1585.

García, J., Kimeldorf, D. J., & Koelling, R. A. (1955). Conditioned aversion to saccharin resulting from exposure to gamma radiation. *Science, 122*(3160), 157–158.

Izquierdo, I., Medina, J. H., Vianna, M. R., Izquierdo, L. A., & Barros, D. M. (1999). Separate mechanisms for short- and long-term memory. *Behavioural Brain Research, 103*(1), 1–11.

Kandel, E. R. (2001). The molecular biology of memory storage: A dialogue between genes and synapses. *Science, 294*(5544), 1030–1038.

Lechner, H. A., Squire, L. R., & Byrne, J. H. (1999). 100 years of consolidation—Remembering Müller and Pilzecker. *Learning & Memory, 6*(2), 77–87.

Miller, G. A. (1956). The magical number seven, plus or minus two: Some limits on our capacity for processing information. *Psychological Review, 63*(2), 81–97.

Smolen, P., Zhang, Y., & Byrne, J. H. (2016). The right time to learn: Mechanisms and optimization of spaced learning. *Nature Reviews Neuroscience, 17*(2), 77–88.

Toader, A. C., Regalado, J. M., Li, Y. R., Terceros, A., Yadav, N., Kumar, S., Satow, S., Hollunder, F., Bonito-Oliva, A., & Rajasethupathy, P. (2023). Anteromedial thalamus gates the selection and stabilization of long-term memories. *Cell, 186*(7), 1369–1381.e17.

23 活的智能机器：什么是"鸡娃"的正确方式

Casey, B. J., Somerville, L. H., Gotlib, I. H., Ayduk, O., Franklin, N. T., Askren, M. K., Jonides, J., Berman, M. G., Wilson, N. L., Teslovich, T., Glover, G., Zayas, V., Mischel, W., & Shoda, Y. (2011). Behavioral and neural correlates of delay of gratification 40 years later. *Proceedings of the National Academy of Sciences of the United States of America, 108*(36), 14998–15003.

Conti, G., Heckman, J., & Pinto, R. (2016). The effects of two influential early childhood interventions on health and healthy behaviour. *Economic Journal, 126*(596), F28–F65.

Gao, Z., Wang, H., Lu, C., Lu, T., Froudist-Walsh, S., Chen, M., Wang, X. J., Hu, J., & Sun, W. (2021). The neural basis of delayed gratification. *Science Advances, 7*(49), eabg6611.

Han, Y., Yuan, M., Guo, Y. S., Shen, X. Y., Gao, Z. K., & Bi, X. (2022). The role of enriched environment in neural development and repair. *Frontiers in Cellular Neuroscience, 16*, 890666.

Johnson, J. S., & Newport, E. L. (1989). Critical period effects in second language learning: The influence of maturational state on the acquisition of English as a second language. *Cognitive Psychology, 21*(1), 60–99.

Kidd, C., Palmeri, H., & Aslin, R. N. (2013). Rational snacking: Young children's decision-making on the marshmallow task is moderated by beliefs about environmental reliability. *Cognition, 126*(1), 109–114.

Kim, K. H. S., Relkin, N. R., Lee, K.-M., & Hirsch, J. (1997). Distinct cortical areas associated with native and second languages. *Nature, 388*(6638), 171–174.

Mischel, W., Ebbesen, E. B., & Zeiss, A. R. (1972). Cognitive and attentional mechanisms in delay of gratification. *Journal of Personality and Social Psychology, 21*(2), 204–218.

Mischel, W., Shoda, Y., & Peake, P. K. (1988). The nature of adolescent competencies predicted by preschool delay of gratification. *Journal of Personality and Social Psychology, 54*(4), 687–696.

Neef, N. A., Marckel, J., Ferreri, S. J., Bicard, D. F., Endo, S., Aman, M. G., Miller, K. M., Jung, S., Nist, L., & Armstrong, N. (2005). Behavioral assessment of impulsivity: A comparison of children with and without attention deficit hyperactivity disorder. *Journal of Applied Behavior Analysis, 38*(1), 23–37.

Nicholas, J. G., & Geers, A. E. (2007). Will they catch up? The role of age at cochlear implantation in the spoken language development of children with severe to profound hearing loss. *Journal of Speech, Language, and Hearing Research, 50*(4), 1048–1062.

Pinkston, J. W., & Lamb, R. J. (2011). Delay discounting in C57BL/6J and DBA/2J mice: Adolescent-limited and life-persistent patterns of impulsivity. *Behavioral Neuroscience, 125*(2), 194–201.

Reed, D. D., & Luiselli, J. K. (2011). Temporal discounting. In S. Goldstein & J. A. Naglieri (Eds.), *Encyclopedia of Child Behavior and Development* (pp. 1460–1461). Springer.

Watts, T. W., Duncan, G. J., & Quan, H. (2018). Revisiting the marshmallow test: A conceptual replication investigating links between early delay of gratification and later outcomes. *Psychological Science, 29*(7), 1159–1177.

Wiesel, T. N., & Hubel, D. H. (1963). Effects of visual deprivation on morphology and physiology of cells in the cat's lateral geniculate body. *Journal of Neurophysiology, 26*, 978–993.

24 理性和经验：人工智能未来会走向何方

Bastos, A. P. M., & Taylor, A. H. (2020). Kea show three signatures of domain-general statistical inference. *Nature Communications, 11*(1), 828.

Giurfa, M., Zhang, S., Jenett, A., Menzel, R., & Srinivasan, M. V. (2001). The concepts of 'sameness' and 'difference' in an insect. *Nature, 410*(6831), 930–933.

第四部分
拥有动物灵魂的脑

25 进食：为什么减肥那么困难

Aponte, Y., Atasoy, D., & Sternson, S. M. (2011). AGRP neurons are sufficient to orchestrate feeding behavior rapidly and without training. *Nature Neuroscience, 14*(3), 351–355.

de Araujo Salgado, I., Li, C., Burnett, C. J., Rodriguez Gonzalez, S., Becker, J. J., Horvath, A., Earnest, T., Kravitz, A. V., & Krashes, M. J. (2023). Toggling between food-seeking and self-preservation behaviors via hypothalamic response networks. *Neuron, 111*(18), 2899–2917.e6.

Denis, R. G. P., Joly-Amado, A., Webber, E., Langlet, F., Schaeffer, M., Padilla, S. L., Cansell, C., Dehouck, B., Castel, J., Delbès, A. S., Martinez, S., Lacombe, A., Rouch, C., Kassis, N., Fehrentz, J. A., Martinez, J., Verdié, P., Hnasko, T. S., Palmiter, R. D., Krashes, M. J., ... Luquet, S. (2015). Palatability can drive feeding independent of AgRP neurons. *Cell Metabolism, 22*(4), 646–657.

Luquet, S., Perez, F. A., Hnasko, T. S., & Palmiter, R. D. (2005). NPY/AgRP neurons are essential for feeding in adult mice but can be ablated in neonates. *Science, 310*(5748), 683–685.

Obradovic, M., Sudar-Milovanovic, E., Soskic, S., Essack, M., Arya, S., Stewart, A. J., Gojobori, T., & Isenovic, E. R. (2021). Leptin and obesity: Role and clinical implication. *Frontiers in Endocrinology, 12*, 585887.

Timper, K., & Brüning, J. C. (2017). Hypothalamic circuits regulating appetite and energy homeostasis: Pathways to obesity. *Disease Models & Mechanisms, 10*(6), 679–689.

26 繁殖：男性与女性的想法有何不同

Allen, W. E., DeNardo, L. A., Chen, M. Z., Liu, C. D., Loh, K. M., Fenno, L. E., Ramakrishnan, C., Deisseroth, K., & Luo, L. (2017). Thirst-associated preoptic neurons encode an aversive motivational drive. *Science, 357*(6356), 1149–1155.

Bayless, D. W., Davis, C. O., Yang, R., Wei, Y., de Andrade Carvalho, V. M., Knoedler, J. R., Yang, T., Livingston, O., Lomvardas, A., Martins, G. J., Vicente, A. M., Ding, J. B., Luo, L., & Shah, N. M. (2023). A neural circuit for male sexual behavior and reward. *Cell, 186*(18), 3862–3881.e28.

Betley, J. N., Xu, S., Cao, Z. F. H., Gong, R., Magnus, C. J., Yu, Y., & Sternson, S. M. (2015). Neurons for hunger and thirst transmit a negative-valence teaching signal. *Nature, 521*(7551), 180–185.

Chen, Y., Lin, Y. C., Zimmerman, C. A., Essner, R. A., & Knight, Z. A. (2016). Hunger neurons drive feeding through a sustained, positive reinforcement signal. *eLife, 5*, e18640.

Fang, Y. Y., Yamaguchi, T., Song, S. C., Tritsch, N. X., & Lin, D. (2018). A hypothalamic-midbrain pathway essential for driving maternal behaviors. *Neuron, 98*(1), 192–207.e10.

Forster, L. M. (1992). The stereotyped behavior of sexual cannibalism in *Latrodectus hasselti* Thorell (Araneae: Theridiidae), the Australian redback spider. *Australian Journal of Zoology, 40*(1), 1–11.

GBD 2021 Fertility and Forecasting Collaborators. (2024). Global fertility in 204 countries and territories, 1950–2021, with forecasts to 2100: A comprehensive demographic analysis for the Global Burden of Disease Study 2021. *The Lancet, 403*(10440), 2057–2099.

Herbenick, D., Rosenberg, M., Golzarri-Arroyo, L., Fortenberry, J. D., & Fu, T. C. (2022). Changes in penile-vaginal intercourse frequency and sexual repertoire from 2009 to 2018: Findings from the National Survey of Sexual Health and Behavior. *Archives of Sexual Behavior, 51*(3), 1419–1433.

Miller, G., Tybur, J. M., & Jordan, B. D. (2007). Ovulatory cycle effects on tip earnings by lap dancers: Economic evidence for human estrus? *Evolution and Human Behavior, 28*, 375–381.

27 睡眠：人为何总在特定时间入睡

Aschoff, J. (1965). Circadian rhythms in man: A self-sustained oscillator with an inherent frequency underlies human 24-hour periodicity. *Science, 148*(3676), 1427–1432.

He, Y., Jones, C. R., Fujiki, N., Xu, Y., Guo, B., Holder, J. L., Jr., Rossner, M. J., Nishino, S., & Fu, Y.-H. (2009). The transcriptional repressor DEC2 regulates sleep length in mammals. *Science, 325*(5942), 866–870.

Jiang-Xie, L.-F., Drieu, A., Bhasiin, K., Quintero, D., Smirnov, I., & Kipnis, J. (2024). Neuronal dynamics direct cerebrospinal fluid perfusion and brain clearance. *Nature, 627*(8002), 157–164.

King, D. P., Vitaterna, M. H., Chang, A. M., Dove, W. F., Pinto, L. H., Turek, F. W., & Takahashi, J. S. (1997). The mouse *Clock* mutation behaves as an antimorph and maps within the *W(19h)* deletion, distal of *Kit*. *Genetics, 146*(3), 1049–1060.

Konopka, R. J., & Benzer, S. (1971). Clock mutants of *Drosophila melanogaster*. *Proceedings of the National Academy of Sciences, 68*(9), 2112–2116.

National Heart, Lung, and Blood Institute. (2022, June 15). *Sleep deprivation and deficiency: How sleep affects your health*. Retrieved from https://www.nhlbi.nih.gov/health/sleep-deprivation/health-effects

Shi, G., Xing, L., Wu, D., Bhattacharyya, B. J., Jones, C. R., McMahon, T., Chong, S. Y. C., Chen, J. A., Coppola, G., Geschwind, D., Krystal, A., Ptáček, L. J., & Fu, Y.-H. (2019). A rare mutation of β 1-adrenergic receptor affects sleep/wake behaviors. *Neuron, 103*(6), 1044–1055.e7.

Wilson, M. A., & McNaughton, B. L. (1994). Reactivation of hippocampal ensemble memories during sleep. *Science, 265*(5172), 676–679.

Yamaguchi, Y., Suzuki, T., Mizoro, Y., Kori, H., Okada, K., Chen, Y., Fustin, J.-M., Yamazaki, F., Mizuguchi, N., Zhang, J., Dong, X., Tsujimoto, G., Okuno, Y., Doi, M., & Okamura, H. (2013). Mice genetically deficient in vasopressin V1a and V1b receptors are resistant to jet lag. *Science, 342*(6154), 85–90.

28 友好型社交：我们为什么喜欢"抱团取暖"

Blumenthal, S. A., & Young, L. J. (2023). The neurobiology of love and pair bonding from human and animal perspectives. *Biology, 12*(6).

Dupanloup, I., Pereira, L., Bertorelle, G., Calafell, F., Prata, M. J., Amorim, A., & Barbujani, G. (2003). A recent shift from polygyny to monogamy in humans is suggested by the analysis of worldwide Y-chromosome diversity. *Nature Genetics, 57*(1), 85–97.

Elias, L. J., Succi, I. K., Schaffler, M. D., Foster, W. R., Gradwell, M. A., Bohic, M., ··· Abdus-Saboor, I. (2023). Touch neurons underlying dopaminergic pleasurable touch and sexual receptivity. *Cell, 186*(3), 577–590.e16.

Feng, C., Wang, Y., Zha, X., Cao, H., Huang, S., Cao, D., ··· Zhang, Z. (2022). Cold-sensitive ventromedial hypothalamic neurons control homeostatic thermogenesis and social interaction-associated hyperthermia. *Cell Metabolism, 34*(6), 888–901.e5.

Fisher, H., Aron, A., & Brown, L. L. (2005). Romantic love: An fMRI study of a neural mechanism for mate choice. *Journal of Comparative Neurology, 493*(1), 58–62.

Harlow, H. F. (1958). The nature of love. *American Psychologist, 13*(12), 673–685.

Hu, R. K., Zuo, Y., Ly, T., Wang, J., Meera, P., Wu, Y. E., & Hong, W. (2021). An amygdala-to-hypothalamus circuit for social reward. *Nature Neuroscience, 24*(6), 831–842.

Insel, T. R., & Hulihan, T. J. (1995). A gender-specific mechanism for pair bonding: Oxytocin and partner preference formation in monogamous voles. *Behavioral Neuroscience, 109*(4), 782–789.

Liu, B., Qiao, L., Liu, K., Liu, J., Piccinni-Ash, T. J., & Chen, Z.-F. (2022). Molecular and neural basis of pleasant touch sensation in mice. *Science, 376*(6592), 483–491.

Márquez, C., Rennie, S. M., Costa, D. F., & Moita, M. A. (2015). Prosocial choice in rats depends on food-seeking behavior displayed by recipients. *Current Biology, 25*(13), 1736–1745.

Schacht, R., & Kramer, K. L. (2019). Are we monogamous? A review of the evolution of pair-bonding in humans and its contemporary variation cross-culturally. *Frontiers in Ecology and Evolution, 7*, 230.

Walum, H., Westberg, L., Henningsson, S., & Lichtenstein, P. (2008). Genetic variation in the vasopressin receptor 1a gene (AVPR1A) associates with pair-bonding behavior in humans. *Proceedings of the National Academy of Sciences, 105*(37), 14153–14156.

29 敌对型社交：如何抑制自己的攻击本能

Falkner, A. L., Grosenick, L., Davidson, T. J., Deisseroth, K., & Lin, D. (2016).

Hypothalamic control of male aggression-seeking behavior. *Nature Neuroscience, 19*(4), 596–604.

Karigo, T., Kennedy, A., Yang, B., Liu, M., Tai, D., Wahle, I. A., & Anderson, D. J. (2021). Distinct hypothalamic control of same- and opposite-sex mounting behaviour in mice. *Nature, 589*(7841), 258–263.

Kelly, R. C. (2005). The evolution of lethal intergroup violence. *Proceedings of the National Academy of Sciences of the United States of America, 102*(43), 15294–15298.

Lin, D., Boyle, M. P., Dollar, P., Lee, H., Lein, E. S., Perona, P., & Anderson, D. J. (2011). Functional identification of an aggression locus in the mouse hypothalamus. *Nature, 470*(7333), 221–226.

Remedios, R., Kennedy, A., Zelikowsky, M., Grewe, B. F., Schnitzer, M. J., & Anderson, D. J. (2017). Social behaviour shapes hypothalamic neural ensemble representations of conspecific sex. *Nature, 550*(7676), 388–392.

Stowers, L., Holy, T. E., Meister, M., Dulac, C., & Koentges, G. (2002). Loss of sex discrimination and male-male aggression in mice deficient for TRP2. *Science, 295*(5559), 1493–1500.

Takahashi, A. (2025). The role of social isolation stress in escalated aggression in rodent models. *Neuroscience Research, 211*, 75–84.

30 情绪：从脑产生还是从身体产生

Adolphs, R., Tranel, D., Damasio, H., & Damasio, A. (1994). Impaired recognition of emotion in facial expressions following bilateral damage to the human amygdala. *Nature*, 372(6507), 669–672.

Davis, J. I., Senghas, A., Brandt, F., & Ochsner, K. N. (2010). The effects of BOTOX injections on emotional experience. *Emotion (Washington, D.C.), 10*(3), 433–440.

Davis, M. (1992). The role of the amygdala in fear and anxiety. *Annual Review of Neuroscience, 15*(1), 353–375.

Dutton, D. G., & Aron, A. P. (1974). Some evidence for heightened sexual attraction under conditions of high anxiety. *Journal of Personality and Social Psychology, 30*(4), 510–517.

Hsueh, B., Chen, R., Jo, Y., Tang, D., Raffiee, M., Kim, Y. S., Inoue, M., Randles, S., Ramakrishnan, C., Patel, S., Kim, D. K., Liu, T. X., Kim, S. H., Tan, L., Mortazavi, L., Cordero, A., Shi, J., Zhao, M., Ho, T. T., ⋯ Deisseroth, K. (2023). Cardiogenic control of affective behavioural state. *Nature (London)*, *615*(7951), 292–299.

Schachter, S., & Singer, J. (1962). Cognitive, social, and physiological determinants of emotional state. *Psychological Review*, *69*(5), 379–399.

Soussignan, R. (2002). Duchenne smile, emotional experience, and autonomic reactivity: A test of the facial feedback hypothesis. *Emotion (Washington, D.C.)*, *2*(1), 52–74.

31 价值：人类为何需要情绪

Anderson, D. J., & Adolphs, R. (2014). A framework for studying emotions across phylogeny. *Cell*, *157*(1), 187–200.

Fan, Z., Chang, J., Liang, Y., Zhu, H., Zhang, C., Zheng, D., Wang, J., Xu, Y., Li, Q. J., & Hu, H. (2023). Neural mechanism underlying depressive-like state associated with social status loss. *Cell*, *186*(3), 560–576.e17.

Gibson, W. T., Gonzalez, C. R., Fernandez, C., Ramasamy, L., Tabachnik, T., Du, R. R., Felsen, P. D., Maire, M. R., Perona, P., & Anderson, D. J. (2015). Behavioral responses to a repetitive visual threat stimulus express a persistent state of defensive arousal in Drosophila. *Current Biology*, *25*(11), 1401–1415.

Godinho, R. M., Spikins, P., & O'Higgins, P. (2018). Supraorbital morphology and social dynamics in human evolution. *Nature Ecology & Evolution*, *2*(6), 956–961.

Gonzalez-Liencres, C., Juckel, G., Tas, C., Friebe, A., & Brüne, M. (2014). Emotional contagion in mice: The role of familiarity. *Behavioural Brain Research*, *263*, 16–21.

Keysers, C., Knapska, E., Moita, M. A., & Gazzola, V. (2022). Emotional contagion and prosocial behavior in rodents. *Trends in Cognitive Sciences*, *26*(8), 688–706.

Komori, T., Makinodan, M., & Kishimoto, T. (2019). Social status and modern-type depression: A review. *Brain and Behavior*, *9*(12), e01464.

LeDoux, J. E. (1996). *The emotional brain: The mysterious underpinnings of emotional life*. Simon & Schuster.

Lebestky, T., Chang, J. S., Dankert, H., Zelnik, L., Kim, Y. C., Han, K. A., Perona, P., & Anderson, D. J. (2009). Two different forms of arousal in Drosophila are independently and oppositely regulated by the dopamine D1 receptor DopR via distinct neural circuits. *Neuron*, *64*(4), 522–536.

Lundqvist, L.-O., & Dimberg, U. (1995). Facial expressions are contagious. *Journal of Psychophysiology*, *9*(3), 203–211.

Price, J. (1967). The dominance hierarchy and the evolution of mental illness. *The Lancet, 290*(7509), 243–246.

Schmidt, K. L., & Cohn, J. F. (2001). Human facial expressions as adaptations: Evolutionary questions in facial expression research. *American Journal of Physical Anthropology, Suppl 33*, 3–24.

Tee, L. F., Young, J. J., Maruyama, K., Kimura, S., Suzuki, R., Endo, Y., & Kimura, K. D. (2023). Electric shock causes a fleeing-like persistent behavioral response in the nematode *Caenorhabditis elegans*. *Genetics, 225*(2), iyad148.

Yang, B., Sanches-Padilla, J., Kondapalli, J., Morison, S. L., Delpire, E., Awatramani, R., & Surmeier, D. J. (2021). Locus coeruleus anchors a trisynaptic circuit controlling fear-induced suppression of feeding. *Neuron, 109*(5), 823–838.e6.

32 危险：如何应对恐惧和焦虑

Donovan, B. (2019). *The science of risk: How a neuroscientist and professional climber learned from one another*. The Medical University of South Carolina.

Gozzi, A., Jain, A., Giovannelli, A., Bertollini, C., Crestan, V., Schwarz, A. J., Tsetsenis, T., Ragozzino, D., Gross, C. T., & Bifone, A. (2010). A neural switch for active and passive fear. *Neuron, 67*(4), 656–666.

Jansen, A. S. P., Nguyen, X. V., Karpitskiy, V., Mettenleiter, T. C., & Loewy, A. D. (1995). Central command neurons of the sympathetic nervous system: Basis of the fight-or-flight response. *Science, 270*(5236), 644–646.

Jhang, J., Lee, H., Kang, M. S., Lee, H. S., Park, H., & Han, J. H. (2018). Anterior cingulate cortex and its input to the basolateral amygdala control innate fear response. *Nature Communications, 9*(1), 2744.

Jung, W. H., Lee, S., Lerman, C., & Kable, J. W. (2018). Amygdala functional and structural connectivity predicts individual risk tolerance. *Neuron, 98*(2), 394–404.e4.

Monfils, M. H., Cowansage, K. K., Klann, E., & LeDoux, J. E. (2009). Extinction-reconsolidation boundaries: Key to persistent attenuation of fear memories. *Science, 324*(5929), 951–955.

Papes, F., Logan, D. W., & Stowers, L. (2010). The vomeronasal organ mediates interspecies defensive behaviors through detection of protein pheromone homologs. *Cell, 141*(4), 692–703.

Seo, C., Guru, A., Jin, M., Ito, B., Sleezer, B. J., Ho, Y.-Y., Wang, E., Boada, C., Krupa, N. A., Kullakanda, D. S., Shen, C. X., & Warden, M. R. (2019). Intense threat switches dorsal raphe serotonin neurons to a paradoxical operational mode. *Science*, *363*(6426), 538–542.

Takahashi, L. K., Chan, M. M., & Pilar, M. L. (2008). Predator odor fear conditioning: Current perspectives and new directions. *Neuroscience and Biobehavioral Reviews*, *32*(7), 1218–1227.

Zeidan, F., Martucci, K. T., Kraft, R. A., McHaffie, J. G., & Coghill, R. C. (2014). Neural correlates of mindfulness meditation-related anxiety relief. *Social Cognitive and Affective Neuroscience*, *9*(6), 751–759.

33 快乐：抑郁症的脑科学基础是什么

Berridge, K. C. (2009). Wanting and liking: Observations from the neuroscience and psychology laboratory. *Inquiry (Oslo)*, *52*(4), 378.

Coppen, A. (1967). The biochemistry of affective disorders. *The British Journal of Psychiatry*, *113*(504), 1237–1264.

Daskalakis, N. P., Iatrou, A., Chatzinakos, C., Jajoo, A., Snijders, C., Wylie, D., DiPietro, C. P., Tsatsani, I., Chen, C. Y., Pernia, C. D., Soliva-Estruch, M., Arasappan, D., Bharadwaj, R. A., Collado-Torres, L., Wuchty, S., Alvarez, V. E., Dammer, E. B., Deep-Soboslay, A., Duong, D. M., Eagles, N., ⋯ PTSD Working Group of the Psychiatric Genomics Consortium. (2024). Systems biology dissection of PTSD and MDD across brain regions, cell types, and blood. *Science*, *384*(6698), eadh3707.

Davila Ross, M., Owren, M. J., & Zimmermann, E. (2009). Reconstructing the evolution of laughter in great apes and humans. *Current Biology*, *19*(13), 1106–1111.

Kringelbach, M. L., & Berridge, K. C. (2010). The functional neuroanatomy of pleasure and happiness. *Discovery Medicine*, *9*(49), 579–587.

Li, Y., Zhong, W., Wang, D., Feng, Q., Liu, Z., Zhou, J., Jia, C., Hu, F., Zeng, J., Guo, Q., Fu, L., & Luo, M. (2016). Serotonin neurons in the dorsal raphe nucleus encode reward signals. *Nature Communications*, *7*, 10503.

Shadrina, M., Bondarenko, E. A., & Slominsky, P. A. (2018). Genetics factors in major depression disease. *Frontiers in Psychiatry*, *9*, 334.

Soares, C. N., & Zitek, B. (2008). Reproductive hormone sensitivity and risk for depression across the female life cycle: A continuum of vulnerability? *Journal of Psychiatry & Neuroscience*, *33*(4), 331–343.

Wang, S.-K., Feng, M., Fang, Y., Lv, L., Sun, G.-L., Yang, S.-L., Guo, P., Cheng, S.-F., Qian, M.-C., & Chen, H.-X. (2023). Psychological trauma, posttraumatic stress disorder and trauma-related depression: A mini-review. *World Journal of Psychiatry, 13*(6), 331–339.

Wei, C., Han, X., Weng, D., Feng, Q., Qi, X., Li, J., & Luo, M. (2018). Response dynamics of midbrain dopamine neurons and serotonin neurons to heroin, nicotine, cocaine, and MDMA. *Cell Discovery, 4*, 60.

34 两性：动物灵魂是否存在性别差异

Alexander, G. M., Wilcox, T., & Farmer, M. E. (2009). Hormone-behavior associations in early infancy. *Hormones and Behavior, 56*(5), 498–502.

Allen, L. S., Hines, M., Shryne, J. E., & Gorski, R. A. (1989). Two sexually dimorphic cell groups in the human brain. *The Journal of Neuroscience, 9*(2), 497–506.

Cherney, I. D., Bersted, K., & Smetter, J. (2014). Training spatial skills in men and women. *Perceptual and Motor Skills, 119*(1), 82–99.

Eliot, L., Ahmed, A., Khan, H., & Patel, J. (2021). Dump the "dimorphism": Comprehensive synthesis of human brain studies reveals few male-female differences beyond size. *Neuroscience and Biobehavioral Reviews, 125*, 667–697.

Hassett, J. M., Siebert, E. R., & Wallen, K. (2008). Sex differences in rhesus monkey toy preferences parallel those of children. *Hormones and Behavior, 54*(3), 359–364.

Ingalhalikar, M., Smith, A., Parker, D., Satterthwaite, T. D., Elliott, M. A., Ruparel, K., Hakonarson, H., Gur, R. E., Gur, R. C., & Verma, R. (2014). Sex differences in the structural connectome of the human brain. *Proceedings of the National Academy of Sciences, 111*(2), 823–828.

Juntti, S. A., Tollkuhn, J., Wu, M. V., Fraser, E. J., Soderborg, T., Tan, S., Honda, S., Harada, N., & Shah, N. M. (2010). The androgen receptor governs the execution, but not programming, of male sexual and territorial behaviors. *Neuron, 66*(2), 260–272.

Kahlenberg, S. M., & Wrangham, R. W. (2010). Sex differences in chimpanzees' use of sticks as play objects resemble those of children. *Current Biology, 20*(24), R1067–R1068.

Masters, M. S., & Sanders, B. (1993). Is the gender difference in mental rotation disappearing? *Behavior Genetics, 23*, 337–341.

Milad, M. R., Goldstein, J. M., Orr, S. P., Wedig, M. M., Klibanski, A., Pitman, R. K., & Rauch, S. L. (2006). Fear conditioning and extinction: Influence of sex and menstrual cycle in healthy humans. *Behavioral Neuroscience, 120*(6), 1196–1203.

Ritchie, S. J., Cox, S. R., Shen, X., Lombardo, M. V., Reus, L. M., Alloza, C., Harris, M. A., Alderson, H. L., Hunter, S., Neilson, E., Liewald, D. C. M., Auyeung, B., Whalley, H. C., Lawrie, S. M., Gale, C. R., Bastin, M. E., McIntosh, A. M., & Deary, I. J. (2018). Sex differences in the adult human brain: Evidence from 5216 UK Biobank participants. *Cerebral Cortex, 28*(8), 2959–2975.

Sinclair, A., Berta, P., Palmer, M., Hawkins, J. R., Griffiths, B. L., Smith, M. J., Foster, J. W., Frischauf, A. M., Lovell-Badge, R., & Goodfellow, P. N. (1990). A gene from the human sex-determining region encodes a protein with homology to a conserved DNA-binding motif. *Nature, 346*, 240–244.

Swaab, D. F. (1992). Gender and sexual orientation in relation to hypothalamic structures. *Hormone Research, 38*, 51–61.

Unger, E. K., Burke, K. J., Jr., Yang, C. F., Bender, K. J., Fuller, P. M., & Shah, N. M. (2015). Medial amygdalar aromatase neurons regulate aggression in both sexes. *Cell Reports, 10*(4), 453–462.

Wu, M. V., Manoli, D. S., Fraser, E. J., Coats, J. K., Tollkuhn, J., Honda, S., Harada, N., & Shah, N. M. (2009). Estrogen masculinizes neural pathways and sex-specific behaviors. *Cell, 139*(1), 61–72.

Yang, C. F., Chiang, M. C., Gray, D. C., Prabhakaran, M., Alvarado, M., Juntti, S. A., Unger, E. K., Wells, J. A., & Shah, N. M. (2013). Sexually dimorphic neurons in the ventromedial hypothalamus govern mating in both sexes and aggression in males. *Cell, 153*(4), 896–909.

Zell, E., Krizan, Z., & Teeter, S. R. (2015). Evaluating gender similarities and differences using metasynthesis. *The American Psychologist, 70*(1), 10–20.

第五部分
拥有理性的脑

35 人类语言：我们如何发明和表达思想

Bolhuis, J. J., Tattersall, I., Chomsky, N., & Berwick, R. C. (2014). How could language have evolved? *PLOS Biology, 12*(8), e1001934.

Embick, D., Marantz, A., Miyashita, Y., O'Neil, W., & Sakai, K. L. (2000). A syntactic specialization for Broca's area. *Proceedings of the National Academy of Sciences of the United States of America, 97*(11), 6150–6154.

Friederici, A. D., Chomsky, N., Berwick, R. C., Moro, A., & Bolhuis, J. J. (2017). Language, mind and brain. *Nature Human Behaviour, 1*, 713–722.

Hess, E. (2008). *Nim Chimpsky: The chimp who would be human*. Bantam Books.

Klein, C. C., Berger, P., Goucha, T., Friederici, A. D., & Grosse Wiesmann, C. (2023). Children's syntax is supported by the maturation of BA44 at 4 years, but of the posterior STS at 3 years of age. *Cerebral Cortex, 33*(9), 5426–5435.

Musso, M., Moro, A., Glauche, V., Rijntjes, M., Reichenbach, J., Büchel, C., & Weiller, C. (2003). Broca's area and the language instinct. *Nature Neuroscience, 6*, 774–781.

Rasmussen, T., & Milner, B. (1977). The role of early left-brain injury in determining lateralization of cerebral speech functions. *Annals of the New York Academy of Sciences, 299*, 355–369.

Sahin, N. T., Pinker, S., Cash, S. S., Schomer, D., & Halgren, E. (2009). Sequential processing of lexical, grammatical, and phonological information within Broca's area. *Science, 326*(5951), 445–449.

Sakel, J. (2012). Acquiring complexity: The Portuguese of some Pirahã men. *Linguistic Discovery, 10*(1), 75–88.

Trettenbrein, P. C., Papitto, G., Friederici, A. D., & Zaccarella, E. (2021). Functional neuroanatomy of language without speech: an ALE meta-analysis of sign language. *Human Brain Mapping, 42*(3), 699–712.

36 时光旅行：人脑如何预测未来

Addis, D. R., Wong, A. T., & Schacter, D. L. (2007). Remembering the past and imagining the future: common and distinct neural substrates during event construction and elaboration. *Neuropsychologia, 45*(7), 1363–1377.

Anelli, F., Ciaramelli, E., Arzy, S., & Frassinetti, F. (2016). Age-related effects on future mental time travel. *Neural Plasticity, 2016*, 1867270.

Bari, A., & Robbins, T. W. (2013). Inhibition and impulsivity: Behavioral and neural basis of response control. *Progress in Neurobiology, 108*, 44–79.

Beran, M. J. (2002). Maintenance of self-imposed delay of gratification by four chimpanzees (*Pan troglodytes*) and an orangutan (*Pongo pygmaeus*). *The Journal of General Psychology, 129*(1), 49–66.

Clayton, N. S., & Dickinson, A. (1998). Episodic-like memory during cache recovery by scrub jays. *Nature, 395*(6699), 272–274.

Correia, S. P., Dickinson, A., & Clayton, N. S. (2007). Western scrub-jays anticipate future needs independently of their current motivational state. *Current Biology, 17*(10), 856–861.

D'Argembeau, A., Renaud, O., & Van der Linden, M. (2011). Frequency, characteristics and functions of future-oriented thoughts in daily life. *Applied Cognitive Psychology, 25*(1), 96–103.

Evans, T. A., Beran, M. J., Paglieri, F., & Addessi, E. (2012). Delaying gratification for food and tokens in capuchin monkeys (*Cebus apella*) and chimpanzees (*Pan troglodytes*): When quantity is salient, symbolic stimuli do not improve performance. *Animal Cognition, 15*(4), 539–548.

Foster, D., & Wilson, M. (2006). Reverse replay of behavioural sequences in hippocampal place cells during the awake state. *Nature, 440*, 680–683.

Howe, M. W., Tierney, P. L., Sandberg, S. G., Phillips, P. E., & Graybiel, A. M. (2013). Prolonged dopamine signalling in striatum signals proximity and value of distant rewards. *Nature, 500*(7464), 575–579.

Johnson, A., & Redish, A. D. (2007). Neural ensembles in CA3 transiently encode paths forward of the animal at a decision point. *The Journal of Neuroscience, 27*(45), 12176–12189.

Levine, B. (2004). Autobiographical memory and the self in time: Brain lesion effects, functional neuroanatomy, and lifespan development. *Brain and Cognition, 55*(1), 54–68.

McCormick, C., Rosenthal, C. R., Miller, T. D., & Maguire, E. A. (2018). Mind-wandering in people with hippocampal damage. *The Journal of Neuroscience, 38*(11), 2745–2754.

Okuda, J., Fujii, T., Ohtake, H., Tsukiura, T., Tanji, K., Suzuki, K., Kawashima, R., Fukuda, H., Itoh, M., & Yamadori, A. (2003). Thinking of the future and past: The roles of the frontal pole and the medial temporal lobes. *NeuroImage, 19*(4), 1369–1380.

Osvath, M. (2009). Spontaneous planning for future stone throwing by a male chimpanzee. *Current Biology, 19*(5), R190–R191.

Pfeiffer, B. E., & Foster, D. J. (2013). Hippocampal place-cell sequences depict future paths to remembered goals. *Nature, 497*(7447), 74–79.

Raby, C. R., Alexis, D. M., Dickinson, A., & Clayton, N. S. (2007). Planning for the future by western scrub-jays. *Nature, 445*(7130), 919–921.

Suddendorf, T., & Corballis, M. C. (1997). Mental time travel and the evolution of the human mind. *Genetic, Social, and General Psychology Monographs, 123*(2), 133–167.

Tromp, D., Dufour, A., Lithfous, S., Pebayle, T., & Després, O. (2015). Episodic memory in normal aging and Alzheimer disease: Insights from imaging and behavioral studies. *Ageing Research Reviews, 24*(Pt B), 232–262.

Viard, A., Chételat, G., Lebreton, K., Desgranges, B., Landeau, B., de La Sayette, V., Eustache, F., & Piolino, P. (2011). Mental time travel into the past and the future in healthy aged adults: An fMRI study. *Brain and Cognition, 75*(1), 1–9.

37 理性：人脑如何理解复杂世界

Bell, A. H., Summerfield, C., Morin, E. L., Malecek, N. J., & Ungerleider, L. G. (2016). Encoding of stimulus probability in macaque inferior temporal cortex. *Current Biology, 26*(17), 2280–2290.

Bi, Y. (2021). Dual coding of knowledge in the human brain. *Trends in Cognitive Sciences, 25*(10), 883–895.

Coutanche, M. N., & Thompson-Schill, S. L. (2015). Creating concepts from converging features in human cortex. *Cerebral Cortex, 25*(9), 2584–2593.

Diekhof, E. K., & Gruber, O. (2010). When desire collides with reason: Functional interactions between anteroventral prefrontal cortex and nucleus accumbens underlie the human ability to resist impulsive desires. *The Journal of Neuroscience, 30*(4), 1488–1493.

Funamizu, A., Kuhn, B., & Doya, K. (2016). Neural substrate of dynamic Bayesian inference in the cerebral cortex. *Nature Neuroscience, 19*, 1682–1689.

Gospic, K., Mohlin, E., Fransson, P., Petrovic, P., Johannesson, M., & Ingvar, M. (2011). Limbic justice—Amygdala involvement in immediate rejection in the Ultimatum Game. *PLOS Biology, 9*(5), e1001054.

Greene, J. D., Nystrom, L. E., Engell, A. D., Darley, J. M., & Cohen, J. D. (2004). The neural bases of cognitive conflict and control in moral judgment. *Neuron, 44*(2), 389–400.

Greene, J. D., Sommerville, R. B., Nystrom, L. E., Darley, J. M., & Cohen, J. D. (2001). An fMRI investigation of emotional engagement in moral judgment. *Science, 293*, 2105–2108.

Handjaras, G., Ricciardi, E., Leo, A., Lenci, A., Cecchetti, L., Cosottini, M.,

Marotta, G., & Pietrini, P. (2016). How concepts are encoded in the human brain: A modality independent, category-based cortical organization of semantic knowledge. *NeuroImage, 135*, 232–242.

Harbaugh, W. T., Mayr, U., & Burghart, D. R. (2007). Neural responses to taxation and voluntary giving reveal motives for charitable donations. *Science, 316*(5831), 1622–1625.

Henrich, J., Boyd, R., Bowles, S., Camerer, C., Fehr, E., Gintis, H., McElreath, R., Alvard, M., Barr, A., Ensminger, J., Henrich, N. S., Hill, K., Gil-White, F., Gurven, M., Marlowe, F. W., Patton, J. Q., & Tracer, D. (2005). "Economic man" in cross-cultural perspective: Behavioral experiments in 15 small-scale societies. *The Behavioral and Brain Sciences, 28*(6), 795–855.

Jeurissen, D., Sack, A. T., Roebroeck, A., Russ, B. E., & Pascual-Leone, A. (2014). TMS affects moral judgment, showing the role of DLPFC and TPJ in cognitive and emotional processing. *Frontiers in Neuroscience, 8*, 18.

Koenigs, M., Young, L., Adolphs, R., Tranel, D., Cushman, F., Hauser, M., & Damasio, A. (2007). Damage to the prefrontal cortex increases utilitarian moral judgements. *Nature, 446*, 908–911.

Quiroga, R. Q., Reddy, L., Kreiman, G., & Koch, C. (2005). Invariant visual representation by single neurons in the human brain. *Nature, 435*, 1102–1107.

Shenhav, A., & Greene, J. D. (2014). Integrative moral judgment: Dissociating the roles of the amygdala and ventromedial prefrontal cortex. *The Journal of Neuroscience, 34*(13), 4741–4749.

Striem-Amit, E., Wang, X., Bi, Y., & Caramazza, A. (2018). Neural representation of visual concepts in people born blind. *Nature Communications, 9*, 5250.

Zheng, H., Lu, X., & Huang, D. (2018). tDCS over DLPFC leads to less utilitarian response in moral-personal judgment. *Frontiers in Neuroscience, 12*, 193.

38 自我意识：如何回答人生的终极问题

Bertenthal, B. I., & Fischer, K. W. (1978). Development of self-recognition in the infant. *Developmental Psychology, 14*(1), 44–50.

Cammaerts Tricot, M. C., & Cammaerts, R. (2015). Are ants (Hymenoptera, Formicidae) capable of self-recognition? *Journal of Science, 5*(7), 521–532.

Dunphy-Lelii, S., & Wellman, H. M. (2012). Delayed self-recognition in autism: A unique difficulty? *Research in Autism Spectrum Disorders, 6*(1), 212–223.

Gallup, G. G., Jr. (1970). Chimpanzees: Self-recognition. *Science, 167*, 86–87.

Gazzaniga, M. S. (2000). Cerebral specialization and interhemispheric communication: Does the corpus callosum enable the human condition? *Brain: A Journal of Neurology, 123*(Pt 7), 1293–1326.

Gusnard, D. A., Akbudak, E., Shulman, G. L., & Raichle, M. E. (2001). Medial prefrontal cortex and self-referential mental activity: Relation to a default mode of brain function. *Proceedings of the National Academy of Sciences of the United States of America, 98*(7), 4259–4264.

Kelley, W. M., Macrae, C. N., Wyland, C. L., Caglar, S., Inati, S., & Heatherton, T. F. (2002). Finding the self? An event-related fMRI study. *Journal of Cognitive Neuroscience, 14*(5), 785–794.

Keysers, C., & Gazzola, V. (2010). Social neuroscience: Mirror neurons recorded in humans. *Current Biology, 20*(8), R353–R354.

Merker, B. (2007). Consciousness without a cerebral cortex: A challenge for neuroscience and medicine. *The Behavioral and Brain Sciences, 30*(1), 63–134.

Mitchell, P., & Lacohée, H. (1991). Children's early understanding of false belief. *Cognition, 39*(2), 107–127.

Philippi, C. L., Duff, M. C., Denburg, N. L., Tranel, D., & Rudrauf, D. (2012). Medial PFC damage abolishes the self-reference effect. *Journal of Cognitive Neuroscience, 24*(2), 475–481.

Rizzolatti, G., & Fabbri-Destro, M. (2010). Mirror neurons: From discovery to autism. *Experimental Brain Research, 200*, 223–237.

Rochat, P. (2003). Five levels of self-awareness as they unfold early in life. *Consciousness and Cognition, 12*(4), 717–731.

Wellman, H. M., Cross, D., & Watson, J. (2001). Meta-analysis of theory-of-mind development: The truth about false belief. *Child Development, 72*(3), 655–684.

39 自由意志：是人的尊严还是脑的幻觉

Baumeister, R. F., Masicampo, E. J., & Dewall, C. N. (2009). Prosocial benefits of feeling free: Disbelief in free will increases aggression and reduces helpfulness. *Personality & Social Psychology Bulletin, 35*(2), 260–268.

Dorfman, H. M., Bhui, R., Hughes, B. L., & Gershman, S. J. (2019). Causal inference about good and bad outcomes. *Psychological Science, 30*(4), 516–525.

Fried, I., Mukamel, R., & Kreiman, G. (2011). Internally generated preactivation of single neurons in human medial frontal cortex predicts volition. *Neuron, 69*(3), 548–562.

Libet, B., Gleason, C. A., Wright, E. W., & Pearl, D. K. (1983). Time of conscious intention to act in relation to onset of cerebral activity (readiness-potential): The unconscious initiation of a freely voluntary act. *Brain: A Journal of Neurology, 106*(Pt 3), 623–642.

Schultze-Kraft, M., Birman, D., Rusconi, M., Allefeld, C., Görgen, K., Dähne, S., Blankertz, B., & Haynes, J. D. (2016). The point of no return in vetoing self-initiated movements. *Proceedings of the National Academy of Sciences of the United States of America, 113*(4), 1080–1085.

Soon, C., Brass, M., Heinze, H. J., & Haynes, J. D. (2008). Unconscious determinants of free decisions in the human brain. *Nature Neuroscience, 11*, 543–545.

Soon, C. S., He, A. H., Bode, S., & Haynes, J. D. (2013). Predicting free choices for abstract intentions. *Proceedings of the National Academy of Sciences of the United States of America, 110*(15), 6217–6222.

Vohs, K. D., & Schooler, J. W. (2008). The value of believing in free will: Encouraging a belief in determinism increases cheating. *Psychological Science, 19*(1), 49–54.

Wegner, D. M., & Wheatley, T. (1999). Apparent mental causation: Sources of the experience of will. *American Psychologist, 54*(7), 480–492.

Wegner, D. M., Sparrow, B., & Winerman, L. (2004). Vicarious agency: Experiencing control over the movements of others. *Journal of Personality and Social Psychology, 86*(6), 838–848.

第六部分
作为生物器官的脑

40 起源：最早的神经元从何而来

Bargmann, C. I. (1998). Neurobiology of the *Caenorhabditis elegans* genome. *Science, 282*(5396), 2028–2033.

Doyle, D. A., Morais Cabral, J., Pfuetzner, R. A., Kuo, A., Gulbis, J. M., Cohen, S. L., Chait, B. T., & MacKinnon, R. (1998). The structure of the potassium channel:

Molecular basis of K+ conduction and selectivity. *Science, 280*(5360), 69–77.

Goldin, A. L. (2002). Evolution of voltage-gated Na(+) channels. *The Journal of Experimental Biology, 205*(Pt 5), 575–584.

Goodman, M. B., Hall, D. H., Avery, L., & Lockery, S. R. (1998). Active currents regulate sensitivity and dynamic range in C. elegans neurons. *Neuron, 20*(4), 763–772.

Hayakawa, E., Guzman, C., Horiguchi, O., Kawano, C., Shiraishi, A., Mohri, K., Lin, M. F., Nakamura, R., Nakamura, R., Kawai, E., Komoto, S., Jokura, K., Shiba, K., Shigenobu, S., Satake, H., Inaba, K., & Watanabe, H. (2022). Mass spectrometry of short peptides reveals common features of metazoan peptidergic neurons. *Nature Ecology & Evolution, 6*(10), 1438–1448.

Kay, A. R. (2017). How cells can control their size by pumping ions. *Frontiers in Cell and Developmental Biology, 5*, 41.

Kristan, W. B., Jr. (2016). Early evolution of neurons. *Current Biology, 26*(20), R949–R954.

Leys, S. P. (2015). Elements of a 'nervous system' in sponges. *The Journal of Experimental Biology, 218*(Pt 4), 581–591.

MacKinnon, R., Cohen, S. L., Kuo, A., Lee, A., & Chait, B. T. (1998). Structural conservation in prokaryotic and eukaryotic potassium channels. *Science, 280*(5360), 106–109.

Morais-Cabral, J. H., Zhou, Y., & MacKinnon, R. (2001). Energetic optimization of ion conduction rate by the K+ selectivity filter. *Nature, 414*(6859), 37–42.

Musser, J. M., Schippers, K. J., Nickel, M., Mizzon, G., Kohn, A. B., Pape, C., Ronchi, P., Papadopoulos, N., Tarashansky, A. J., Hammel, J. U., Wolf, F., Liang, C., Hernández-Plaza, A., Cantalapiedra, C. P., Achim, K., Schieber, N. L., Pan, L., Ruperti, F., Francis, W. R., Vargas, S., … Arendt, D. (2021). Profiling cellular diversity in sponges informs animal cell type and nervous system evolution. *Science, 374*(6568), 717–723.

Najle, S. R., Grau-Bové, X., Elek, A., Navarrete, C., Cianferoni, D., Chiva, C., Cañas-Armenteros, D., Mallabiabarrena, A., Kamm, K., Sabidó, E., Gruber-Vodicka, H., Schierwater, B., Serrano, L., & Sebé-Pedrós, A. (2023). Stepwise emergence of the neuronal gene expression program in early animal evolution. *Cell, 186*(21), 4676–4693.e29.

Weiss, M. C., Sousa, F. L., Mrnjavac, N., Neukirchen, S., Roettger, M., Nelson-Sathi, S., & Martin, W. F. (2016). The physiology and habitat of the last universal common ancestor. *Nature Microbiology, 1*(9), 16116.

41 诞生：神经元如何分化出不同的功能

Anderson, P. W. (1972). More is different: Broken symmetry and the nature of the hierarchical structure of science. *Science, 177*(4047), 393–396.

Casas Gimeno, G., & Paridaen, J. T. M. L. (2022). The symmetry of neural stem cell and progenitor divisions in the vertebrate brain. *Frontiers in Cell and Developmental Biology, 10*, 885269.

De Paepe, C., Krivega, M., Cauffman, G., Geens, M., & Van de Velde, H. (2014). Totipotency and lineage segregation in the human embryo. *Molecular Human Reproduction, 20*(7), 599–618.

Guo, Z., Zhang, L., Wu, Z., Chen, Y., Wang, F., & Chen, G. (2014). In vivo direct reprogramming of reactive glial cells into functional neurons after brain injury and in an Alzheimer's disease model. *Cell Stem Cell, 14*(2), 188–202.

Hill, K. A. (1985). Hartsoeker's homunculus: A corrective note. *Journal of the History of the Behavioral Sciences, 21*(2), 178–179.

Lim, D. A., Tramontin, A. D., Trevejo, J. M., Herrera, D. G., García-Verdugo, J. M., & Alvarez-Buylla, A. (2000). Noggin antagonizes BMP signaling to create a niche for adult neurogenesis. *Neuron, 28*(3), 713–726.

Mollinari, C., Zhao, J., Lupacchini, L., Garaci, E., Merlo, D., & Pei, G. (2018). Transdifferentiation: A new promise for neurodegenerative diseases. *Cell Death & Disease, 9*(8), 830.

Shen, Q., Zhong, W., Jan, Y. N., & Temple, S. (2002). Asymmetric Numb distribution is critical for asymmetric cell division of mouse cerebral cortical stem cells and neuroblasts. *Development, 129*(20), 4843–4853.

Sunchu, B., & Cabernard, C. (2020). Principles and mechanisms of asymmetric cell division. *Development, 147*(13), dev167650.

Wang, L. L., Serrano, C., Zhong, X., Ma, S., Zou, Y., & Zhang, C. L. (2021). Revisiting astrocyte to neuron conversion with lineage tracing in vivo. *Cell, 184*(21), 5465–5481.

Wang, L. L., & Zhang, C. L. (2022). In vivo glia-to-neuron conversion: pitfalls and solutions. *Developmental Neurobiology, 82*(5), 367–374.

Zhou, B., Lin, W., Long, Y., et al. (2022). Notch signaling pathway: architecture, disease, and therapeutics. *Signal Transduction and Targeted Therapy, 7*, 95.

42 分叉：神经元的标志性外观是如何形成的

Barnes, A. P., & Polleux, F. (2009). Establishment of axon-dendrite polarity in developing neurons. *Annual Review of Neuroscience, 32*, 347–381.

Jiang, H., Guo, W., Liang, X., & Rao, Y. (2005). Both the establishment and the maintenance of neuronal polarity require active mechanisms: Critical roles of GSK-3β and its upstream regulators. *Cell, 120*(1), 123–135.

Lefebvre, J. L., Kostadinov, D., Chen, W. V., Maniatis, T., & Sanes, J. R. (2012). Protocadherins mediate dendritic self-avoidance in the mammalian nervous system. *Nature, 488*(7412), 517–521.

Matthews, B. J., Kim, M. E., Flanagan, J. J., Hattori, D., Clemens, J. C., Zipursky, S. L., & Grueber, W. B. (2007). Dendrite self-avoidance is controlled by Dscam. *Cell, 129*(3), 593–604.

Meyer, R. L. (1998). Roger Sperry and his chemoaffinity hypothesis. *Neuropsychologia, 36*(10), 957–980.

Polleux, F., & Snider, W. (2010). Initiating and growing an axon. *Cold Spring Harbor Perspectives in Biology, 2*(4), a001925.

Popa, L. S., Streng, M. L., & Ebner, T. J. (2019). Purkinje cell representations of behavior: diary of a busy neuron. *The Neuroscientist, 25*(3), 241–257.

Shi, S. H., Jan, L. Y., & Jan, Y. N. (2003). Hippocampal neuronal polarity specified by spatially localized mPar3/mPar6 and PI 3-kinase activity. *Cell, 112*(1), 63–75.

Sperry, R. W. (1943). Effect of 180 degree rotation of the retinal field on visuomotor coordination. *Journal of Experimental Zoology, 92*(3), 263–279.

Tahirovic, S., & Bradke, F. (2009). Neuronal polarity. *Cold Spring Harbor Perspectives in Biology, 1*(3), a001644.

Tessier-Lavigne, M., & Goodman, C. S. (1996). The molecular biology of axon guidance. *Science, 274*(5290), 1123–1133.

Yogev, S., & Shen, K. (2017). Establishing neuronal polarity with environmental and intrinsic mechanisms. *Neuron, 96*(3), 638–650.

Zang, Y., Chaudhari, K., & Bashaw, G. J. (2021). New insights into the molecular mechanisms of axon guidance receptor regulation and signaling. *Current Topics in Developmental Biology, 142*, 147–196.

Ziemba, K. S., Chaudhry, N., Rabchevsky, A. G., Jin, Y., & Smith, G. M. (2008). Targeting axon growth from neuronal transplants along preformed guidance pathways in the adult CNS. *The Journal of Neuroscience, 28*(2), 340–348.

43 连接：神经元间的突触是如何打通的

Attardo, A., Fitzgerald, J., & Schnitzer, M. (2015). Impermanence of dendritic spines in live adult CA1 hippocampus. *Nature, 523*, 592–596.

Dalva, M., McClelland, A., & Kayser, M. (2007). Cell adhesion molecules: Signalling functions at the synapse. *Nature Reviews Neuroscience, 8*, 206–220.

Emperador-Melero, J., & Kaeser, P. S. (2020). Assembly of the presynaptic active zone. *Current Opinion in Neurobiology, 63*, 95–103.

Hensch, T. K., & Quinlan, E. M. (2018). Critical periods in amblyopia. *Visual Neuroscience, 35*, E014.

Huttenlocher, P. R., de Courten, C., Garey, L. J., & Van der Loos, H. (1982). Synaptogenesis in human visual cortex—Evidence for synapse elimination during normal development. *Neuroscience Letters, 33*(3), 247–252.

Nusser, Z. (2018). Creating diverse synapses from the same molecules. *Current Opinion in Neurobiology, 51*, 8–15.

Sanes, J. R., & Lichtman, J. W. (1999). Development of the vertebrate neuromuscular junction. *Annual Review of Neuroscience, 22*, 389–442.

Südhof, T. C. (2018). Towards an understanding of synapse formation. *Neuron, 100*(2), 276–293.

Südhof, T. C. (2021). The cell biology of synapse formation. *The Journal of Cell Biology, 220*(7), e202103052.

Wiesel, T. N., & Hubel, D. H. (1963). Single-cell responses in striate cortex of kittens deprived of vision in one eye. *Journal of Neurophysiology, 26*, 1003–1017.

44 枢纽：为什么需要一颗中心化的脑

Bargmann, C. I., Hartwieg, E., & Horvitz, H. R. (1993). Odorant-selective genes and neurons mediate olfaction in *C. elegans*. *Cell, 74*(3), 515–527.

Brittin, C. A., Cook, S. J., Hall, D. H., et al. (2021). A multi-scale brain map derived from whole-brain volumetric reconstructions. *Nature, 591*, 105–110.

Chen, B. L., Hall, D. H., & Chklovskii, D. B. (2006). Wiring optimization can relate neuronal structure and function. *Proceedings of the National Academy of Sciences of the United States of America, 103*(12), 4723–4728.

Holland, L. Z., Carvalho, J. E., Escriva, H., Laudet, V., Schubert, M., Shimeld, S. M., & Yu, J. K. (2013). Evolution of bilaterian central nervous systems: A single origin? *EvoDevo, 4*(1), 27.

Macosko, E. Z., Pokala, N., Feinberg, E. H., Chalasani, S. H., Butcher, R. A., Clardy, J., & Bargmann, C. I. (2009). A hub-and-spoke circuit drives pheromone attraction and social behaviour in *C. elegans. Nature, 458*(7242), 1171–1175.

Martindale, M. Q., Finnerty, J. R., & Henry, J. Q. (2002). The Radiata and the evolutionary origins of the bilaterian body plan. *Molecular Phylogenetics and Evolution, 24*(3), 358–365.

Michel, K., Kuch, B., Dengler, S., Demir, I. E., Zeller, F., & Schemann, M. (2022). How big is the little brain in the gut? Neuronal numbers in the enteric nervous system of mice, guinea pig, and human. *Neurogastroenterology and Motility, 34*(12), e14440.

Sterling, P., & Laughlin, S. (2015). *Principles of neural design*. MIT Press.

Weissbourd, B., Momose, T., Nair, A., Kennedy, A., Hunt, B., & Anderson, D. J. (2021). A genetically tractable jellyfish model for systems and evolutionary neuroscience. *Cell, 184*(24), 5854–5868.e20.

White, J. G., Southgate, E., Thomson, J. N., & Brenner, S. (1986). The structure of the nervous system of the nematode *Caenorhabditis elegans. Philosophical Transactions of the Royal Society of London. Series B, Biological Sciences, 314*(1165), 1–340.

45 微雕：脑的精细化结构是如何产生的

Clowry, G., Molnár, Z., & Rakic, P. (2010). Renewed focus on the developing human neocortex. *Journal of Anatomy, 217*(4), 276–288.

Greig, L., Woodworth, M., Galazo, M., et al. (2013). Molecular logic of neocortical projection neuron specification, development and diversity. *Nature Reviews Neuroscience, 14*, 755–769.

Le Dréau, G., & Martí, E. (2012). Dorsal-ventral patterning of the neural tube: A tale of three signals. *Developmental Neurobiology, 72*(12), 1471–1481.

McGrew, L. L., Hoppler, S., & Moon, R. T. (1997). Wnt and FGF pathways cooperatively pattern anteroposterior neural ectoderm in *Xenopus. Mechanisms of Development, 69*(1–2), 105–114.

Molyneaux, B. J., Arlotta, P., Menezes, J. R., & Macklis, J. D. (2007). Neuronal subtype specification in the cerebral cortex. *Nature Reviews Neuroscience, 8*(6), 427–437.

Philippidou, P., & Dasen, J. S. (2013). Hox genes: Choreographers in neural development, architects of circuit organization. *Neuron, 80*(1), 12–34.

Rakic, P. (1973). Kinetics of proliferation and latency between final cell division and onset of differentiation of cerebellar stellate and basket neurons. *The Journal of Comparative Neurology, 147*(4), 523–546.

Rakic, P. (1988). Specification of cerebral cortical areas. *Science, 241*(4862), 170–176.

Rakic, P., & Sidman, R. L. (1969). Telencephalic origin of pulvinar neurons in the fetal human brain. *Zeitschrift für Anatomie und Entwicklungsgeschichte, 129*(1), 53–82.

Yadav, A., Matson, K. J. E., Li, L., Hua, I., Petrescu, J., Kang, K., Alkaslasi, M. R., Lee, D. I., Hasan, S., Galuta, A., Dedek, A., Ameri, S., Parnell, J., Alshardan, M. M., Qumqumji, F. A., Alhamad, S. M., Wang, A. P., Poulen, G., Lonjon, N., Vachiery-Lahaye, F., ⋯ Levine, A. J. (2023). A cellular taxonomy of the adult human spinal cord. *Neuron, 111*(3), 328–344.e7.

46 智慧载体：人脑为何与众不同

Borrell, V., & Götz, M. (2014). Role of radial glial cells in cerebral cortex folding. *Current Opinion in Neurobiology, 27*, 39–46.

Fernández, V., & Borrell, V. (2023). Developmental mechanisms of gyrification. *Current Opinion in Neurobiology, 80*, 102711.

Fernández, V., Llinares-Benadero, C., & Borrell, V. (2016). Cerebral cortex expansion and folding: What have we learned? *The EMBO Journal, 35*(10), 1021–1044.

Gómez-Robles, A., Nicolaou, C., Smaers, J. B., et al. (2024). The evolution of human altriciality and brain development in comparative context. *Nature Ecology & Evolution, 8*, 133–146.

Herculano-Houzel, S., Avelino-de-Souza, K., Neves, K., Porfírio, J., Messeder, D., Mattos Feijó, L., Maldonado, J., & Manger, P. R. (2014). The elephant brain in numbers. *Frontiers in Neuroanatomy, 8*, 46.

Hofman, M. A. (2014). Evolution of the human brain: when bigger is better. *Frontiers in Neuroanatomy, 8*, 15.

Karbowski, J. (2003). How does connectivity between cortical areas depend on brain size? Implications for efficient computation. *Journal of Computational Neuroscience, 15*(3), 347–356.

Klyachko, V. A., & Stevens, C. F. (2003). Connectivity optimization and the positioning of cortical areas. *Proceedings of the National Academy of Sciences of the United States of America, 100*(13), 7937–7941.

Merker, B. (2007). Consciousness without a cerebral cortex: A challenge for neuroscience and medicine. *The Behavioral and Brain Sciences, 30*(1), 63–134.

Oberlaender, M., de Kock, C. P., Bruno, R. M., Ramirez, A., Meyer, H. S., Dercksen, V. J., Helmstaedter, M., & Sakmann, B. (2012). Cell type-specific three-dimensional structure of thalamocortical circuits in a column of rat vibrissal cortex. *Cerebral Cortex, 22*(10), 2375–2391.

Pulvers, J. N., Journiac, N., Arai, Y., & Nardelli, J. (2015). MCPH1: A window into brain development and evolution. *Frontiers in Cellular Neuroscience, 9*, 92.

Shi, L., Luo, X., Jiang, J., Chen, Y., Liu, C., Hu, T., Li, M., Lin, Q., Li, Y., Huang, J., Wang, H., Niu, Y., Shi, Y., Styner, M., Wang, J., Lu, Y., Sun, X., Yu, H., Ji, W., & Su, B. (2019). Transgenic rhesus monkeys carrying the human MCPH1 gene copies show human-like neoteny of brain development. *National Science Review, 6*(3), 480–493.

Somel, M., Franz, H., Yan, Z., Lorenc, A., Guo, S., Giger, T., Kelso, J., Nickel, B., Dannemann, M., Bahn, S., Webster, M. J., Weickert, C. S., Lachmann, M., Pääbo, S., & Khaitovich, P. (2009). Transcriptional neoteny in the human brain. *Proceedings of the National Academy of Sciences of the United States of America, 106*(14), 5743–5748.

47 谢幕：如何预防脑的衰老和死亡

Alshebib, Y., Hori, T., Goel, A., Fauzi, A. A., & Kashiwagi, T. (2023). Adult human neurogenesis: A view from two schools of thought. *IBRO Neuroscience Reports, 15*, 342–347.

Association of Mediterranean-DASH Intervention for Neurodegenerative Delay and Mediterranean Diets With Alzheimer Disease Pathology. *Neurology, 100*(22), e2259–e2268.

Campbell, J. M., Bellman, S. M., Stephenson, M. D., & Lisy, K. (2017). Metformin reduces all-cause mortality and diseases of ageing independent of its effect on diabetes control: A systematic review and meta-analysis. *Ageing Research Reviews,*

40, 31–44.

Deng, W., Aimone, J. B., & Gage, F. H. (2010). New neurons and new memories: How does adult hippocampal neurogenesis affect learning and memory? *Nature Reviews Neuroscience, 11*(5), 339–350.

Eriksson, P. S., Perfilieva, E., Björk-Eriksson, T., Alborn, A. M., Nordborg, C., Peterson, D. A., & Gage, F. H. (1998). Neurogenesis in the adult human hippocampus. *Nature Medicine, 4*(11), 1313–1317.

Kulkarni, A. S., Gubbi, S., & Barzilai, N. (2020). Benefits of Metformin in Attenuating the Hallmarks of Aging. *Cell Metabolism, 32*(1), 15–30.

Lanoiselée, H. M., Nicolas, G., Wallon, D., Rovelet-Lecrux, A., Lacour, M., Rousseau, S., Richard, A. C., Pasquier, F., Rollin-Sillaire, A., Martinaud, O., ... & collaborators of the CNR-MAJ project. (2017). APP, PSEN1, and PSEN2 mutations in early-onset Alzheimer disease: A genetic screening study of familial and sporadic cases. *PLoS Medicine, 14*(3), e1002270.

Lodato, M. A., & Walsh, C. A. (2019). Genome aging: Somatic mutation in the brain links age-related decline with disease and nominates pathogenic mechanisms. *Human Molecular Genetics, 28*(R2), R197–R206.

López-Otín, C., Blasco, M. A., Partridge, L., Serrano, M., & Kroemer, G. (2023). Hallmarks of aging: An expanding universe. *Cell, 186*(2), 243–278.

Michaeli, D. T., Michaeli, J. C., & Michaeli, T. (2023). Advances in cancer therapy: Clinical benefit of new cancer drugs. *Aging, 15*(12), 5232–5234.

Padki, M. M., & Stambler, I. (2022). Targeting Aging with Metformin (TAME). In *Encyclopedia of Gerontology and Population Aging* (pp. 4908–4910). Cham: Springer International Publishing.

Sakamoto, M., Imayoshi, I., Ohtsuka, T., Yamaguchi, M., Mori, K., & Kageyama, R. (2011). Continuous neurogenesis in the adult forebrain is required for innate olfactory responses. *Proceedings of the National Academy of Sciences, 108*(20), 8479–8484.

Sender, R., & Milo, R. (2021). The distribution of cellular turnover in the human body. *Nature Medicine, 27*, 45–48.

Sorrells, S., Paredes, M., Cebrian-Silla, A., et al. (2018). Human hippocampal neurogenesis drops sharply in children to undetectable levels in adults. *Nature, 555*, 377–381.

Spalding, K. L., Bergmann, O., Alkass, K., Bernard, S., Salehpour, M., Huttner, H. B., Boström, E., Westerlund, I., Vial, C., Buchholz, B. A., ... & Frisén, J. (2013). Dynamics of hippocampal neurogenesis in adult humans. *Cell, 153*(6), 1219–1227.

Stern, Y. (2012). Cognitive reserve in ageing and Alzheimer's disease. *The Lancet Neurology, 11*(11), 1006–1012.

Valley, M. T., Mullen, T. R., Schultz, L. C., Sagdullaev, B. T., & Firestein, S. (2009). Ablation of mouse adult neurogenesis alters olfactory bulb structure and olfactory fear conditioning. *Frontiers in Neuroscience, 3*, 51.

van Dyck, C. H., Swanson, C. J., Aisen, P., Bateman, R. J., Chen, C., Gee, M., Kanekiyo, M., Li, D., Reyderman, L., Cohen, S., ... & Iwatsubo, T. (2023). Lecanemab in Early Alzheimer's Disease. *The New England Journal of Medicine, 388*(1), 9–21.

第七部分
脑的未解难题

48 先天和后天：大脑功能到底如何造就

Bisiach, E., & Luzzatti, C. (1978). Unilateral neglect of representational space. *Cortex, 14*(1), 129–133.

Bouchard, T. J., Jr, & McGue, M. (1981). Familial studies of intelligence: A review. *Science, 212*(4498), 1055–1059.

Bouchard, T. J., Jr, & McGue, M. (2003). Genetic and environmental influences on human psychological differences. *Journal of Neurobiology, 54*(1), 4–45.

Bouchard, T. J. (2013). The Wilson Effect: The increase in heritability of IQ with age. *Twin Research and Human Genetics, 16*(5), 923–930.

Driver, J., & Mattingley, J. B. (1998). Parietal neglect and visual awareness. *Nature Neuroscience, 1*(1), 17–22.

Ferro, J. M., & Santos, M. E. (1984). Associative visual agnosia: A case study. *Cortex, 20*(1), 121–134.

Hatemi, P. K., & McDermott, R. (2012). The genetics of politics: discovery, challenges, and progress. *Trends in Genetics, 28*(10), 525–533.

Hatemi, P. K., Medland, S. E., Klemmensen, R., Oskarsson, S., Littvay, L., Dawes, C. T., Verhulst, B., McDermott, R., Nørgaard, A. S., Klofstad, C. A., Christensen,

K., Johannesson, M., Magnusson, P. K., Eaves, L. J., & Martin, N. G. (2014). Genetic influences on political ideologies: twin analyses of 19 measures of political ideologies from five democracies and genome-wide findings from three populations. *Behavior Genetics, 44*(3), 282–294.

Jameson, K. A., Highnote, S. M., & Wasserman, L. M. (2001). Richer color experience in observers with multiple photopigment opsin genes. *Psychonomic Bulletin & Review, 8*(2), 244–261.

Jang, K. L., Livesley, W. J., & Vernon, P. A. (1996). Heritability of the Big Five personality dimensions and their facets: A twin study. *Journal of Personality, 64*(3), 577–591.

Perola, M., Sammalisto, S., Hiekkalinna, T., Martin, N. G., Visscher, P. M., Montgomery, G. W., Benyamin, B., Harris, J. R., Boomsma, D., Willemsen, G., Hottenga, J. J., Christensen, K., Kyvik, K. O., Sørensen, T. I., Pedersen, N. L., Magnusson, P. K., Spector, T. D., Widen, E., Silventoinen, K., Kaprio, J., GenomEUtwin Project. (2007). Combined genome scans for body stature in 6,602 European twins: Evidence for common Caucasian loci. *PLoS Genetics, 3*(6), e97.

Ptak, R., Lazeyras, F., Di Pietro, M., Schnider, A., & Simon, S. R. (2014). Visual object agnosia is associated with a breakdown of object-selective responses in the lateral occipital cortex. *Neuropsychologia, 60*, 10–20.

Rahman, M. S., Guban, P., Wang, M., Melas, P. A., Forsell, Y., & Lavebratt, C. (2017). The serotonin transporter promoter variant (5-HTTLPR) and childhood adversity are associated with the personality trait openness to experience. *Psychiatry Research, 257*, 322–326.

Genome-wide association meta-analysis in 269,867 individuals identifies new genetic and functional links to intelligence. *Nature Genetics, 50*, 912–919.

Tellegen, A., Lykken, D. T., Bouchard, T. J., Jr, Wilcox, K. J., Segal, N. L., & Rich, S. (1988). Personality similarity in twins reared apart and together. *Journal of Personality and Social Psychology, 54*(6), 1031–1039.

Todd, R. M., Müller, D. J., Palombo, D. J., Robertson, A., Eaton, T., Freeman, N., Levine, B., & Anderson, A. K. (2014). Deletion variant in the ADRA2B gene increases coupling between emotional responses at encoding and later retrieval of emotional memories. *Neurobiology of Learning and Memory, 112*, 222–229.

Visscher, P. M., Hill, W. G., & Wray, N. R. (2008). Heritability in the genomics era-Concepts and misconceptions. *Nature Reviews Genetics, 9*, 255–266.

49 灵魂和肉身：灵魂离体的感觉是怎么回事

Buckner, R. L., Andrews-Hanna, J. R., & Schacter, D. L. (2008). The brain's default network: Anatomy, function, and relevance to disease. *Annals of the New York Academy of Sciences, 1124*(1), 1–38.

Carhart-Harris, R. L., Erritzoe, D., Williams, T., Stone, J. M., Reed, L. J., Colasanti, A., Tyacke, R. J., Leech, R., Malizia, A. L., Murphy, K., Hobden, P., Evans, J., Feilding, A., Wise, R. G., & Nutt, D. J. (2012). Neural correlates of the psychedelic state as determined by fMRI studies with psilocybin. *Proceedings of the National Academy of Sciences of the United States of America, 109*(6), 2138–2143.

Carhart-Harris, R. L., Muthukumaraswamy, S., Roseman, L., Kaelen, M., Droog, W., Murphy, K., Tagliazucchi, E., Schenberg, E. E., Nest, T., Orban, C., Leech, R., Williams, L. T., Williams, T. M., Bolstridge, M., Sessa, B., McGonigle, J., Sereno, M. I., Nichols, D., Hellyer, P. J., Hobden, P., ⋯ Nutt, D. J. (2016). Neural correlates of the LSD experience revealed by multimodal neuroimaging. *Proceedings of the National Academy of Sciences of the United States of America, 113*(17), 4853–4858.

Dupret, D., O'Neill, J., Pleydell-Bouverie, B., & Csicsvari, J. (2010). The reorganization and reactivation of hippocampal maps predict spatial memory performance. *Nature Neuroscience,13*(8), 995–1002.

George, D. R., Hanson, R., Wilkinson, D., & Garcia-Romeu, A. (2022). Ancient roots of today's emerging renaissance in psychedelic medicine. *Culture, Medicine, and Psychiatry, 46*(4), 890–903.

Mitra, P., & Jain, A. (2023). Dissociative identity disorder. In *StatPearls*. StatPearls Publishing.

Modesti, M. N., Rapisarda, L., Capriotti, G., & Del Casale, A. (2022). Functional neuroimaging in dissociative disorders: A systematic review. *Journal of Personalized Medicine, 12*(9), 1405.

Muzur, A., Pace-Schott, E. F., & Hobson, J. A. (2002). The prefrontal cortex in sleep. *Trends in Cognitive Sciences, 6*(11), 475–481.

Nir, Y., & Tononi, G. (2010). Dreaming and the brain: From phenomenology to neurophysiology. *Trends in Cognitive Sciences, 14*(2), 88–100.

Peigneux, P., Laureys, S., Fuchs, S., Collette, F., Perrin, F., Reggers, J., Phillips, C., Degueldre, C., Del Fiore, G., Aerts, J., Luxen, A., & Maquet, P. (2004). Are spatial memories strengthened in the human hippocampus during slow wave sleep? *Neuron, 44*(3), 535–545.

Skaggs, W. E., & McNaughton, B. L. (1996). Replay of neuronal firing sequences in rat hippocampus during sleep following spatial experience. *Science, 271*(5257), 1870–1873.

Wamsley, E. (2021). 034 Dreaming as constructive episodic future simulation. *Sleep, 44*(Supplement_1), A15.

Wilson, M. A., & McNaughton, B. L. (1994). Reactivation of hippocampal ensemble memories during sleep. *Science, 265*(5172), 676–679.

Zacharias, N., Musso, F., Müller, F., Lammers, F., Saleh, A., London, M., de Boer, P., & Winterer, G. (2020). Ketamine effects on default mode network activity and vigilance: A randomized, placebo-controlled crossover simultaneous fMRI/EEG study. *Human Brain Mapping, 41*(1), 107–119.

50 现在和未来：脑机接口能否带来脑的升级

Anumanchipalli, G. K., Chartier, J., & Chang, E. F. (2019). Speech synthesis from neural decoding of spoken sentences. *Nature, 568*(7753), 493–498.

Beauchamp, M. S., Oswalt, D., Sun, P., Foster, B. L., Magnotti, J. F., Niketeghad, S., Pouratian, N., Bosking, W. H., & Yoshor, D. (2020). Dynamic stimulation of visual cortex produces form vision in sighted and blind humans. *Cell, 181*(4), 774–783.e5.

Dobelle, W. H., Mladejovsky, M. G., Evans, J. R., Roberts, T. S., & Girvin, J. P. (1976). "Braille" reading by a blind volunteer by visual cortex stimulation. *Nature, 259*(5539), 111–112.

Ma, Y., Bao, J., Zhang, Y., Zhao, Y., Han, G., & Xue, T. (2019). Mammalian near-infrared image vision through injectable and self-powered retinal nanoantennae. *Cell, 177*(2), 243–255.e15.

Metzger, S. L., Littlejohn, K. T., Silva, A. B., Moses, D. A., Seaton, M. P., Wang, R., Dougherty, M. E., Liu, J. R., Wu, P., Berger, M. A., Zhuravleva, I., Tu-Chan, A., Ganguly, K., Anumanchipalli, G. K., & Chang, E. F. (2023). A high-performance neuroprosthesis for speech decoding and avatar control. *Nature, 620*(7976), 1037–1046.

Shanechi, M. M. (2019). Brain-machine interfaces from motor to mood. *Nature Neuroscience, 22*(10), 1554–1564.

Willett, F. R., Avansino, D. T., Hochberg, L. R., Henderson, J. M., & Shenoy, K. V. (2021). High-performance brain-to-text communication via handwriting. *Nature, 593*(7858), 249–254.

Yang, R., Zhao, P., Wang, L., Feng, C., Peng, C., Wang, Z., Zhang, Y., Shen, M., Shi, K., Weng, S., Dong, C., Zeng, F., Zhang, T., Chen, X., Wang, S., Wang, Y., Luo, Y., Chen, Q., Chen, Y., ... Liu, J. (2024). Assessment of visual function in blind mice and monkeys with subretinally implanted nanowire arrays as artificial photoreceptors. *Nature Biomedical Engineering, 8*, 1018–1039.

Zhang, Q., Hu, S., Talay, R., Xiao, Z., Rosenberg, D., Liu, Y., Sun, G., Li, A., Caravan, B., Singh, A., Gould, J. D., Chen, Z. S., & Wang, J. (2021). A prototype closed-loop brain–machine interface for the study and treatment of pain. *Nature Biomedical Engineering, 7*(4), 533–545.

图书在版编目（CIP）数据

脑科学讲义 / 王立铭著 . -- 北京：新星出版社，2025. 8. -- ISBN 978-7-5133-6149-1

Ⅰ . R338.2-49

中国国家版本馆 CIP 数据核字第 20257B67H8 号

脑科学讲义

王立铭　著

责任编辑	汪　欣	装帧设计	周　跃
策划编辑	翁慕涵	版式设计	别境Lab
特约编辑	王青青	内文制作	吴　九
营销编辑	陈宵晗　许　晶　张羽彤　丛　靓	责任印制	李珊珊

出 版 人	马汝军
出版发行	新星出版社
	（北京市西城区车公庄大街丙 3 号楼 8001　100044）
网　　址	www.newstarpress.com
法律顾问	北京市岳成律师事务所
印　　刷	北京盛通印刷股份有限公司
开　　本	880mm×1230mm　1/32
印　　张	17.5
字　　数	373 千字
版　　次	2025 年 8 月第 1 版　2025 年 8 月第 1 次印刷
书　　号	ISBN 978-7-5133-6149-1
定　　价	99.00 元

版权专有，侵权必究；如有质量问题，请与发行公司联系。
发行公司：400-0526000